MANUEL DE DIÉTÉTIQUE

en pratique médicale courante

CHEZ LE MÊME ÉDITEUR

Du même auteur :

DIÉTÉTIQUE SPORTIVE – PHYSIOLOGIE NUTRITIONNELLE ET DIÉTÉTIQUE DES ACTIVITÉS PHYSIQUES, par A.-F. CREFF, L. BÉRARD. *Monographies de médecine de sport.* 1987, 4e édition, 192 pages.

MANUEL PRATIQUE DE L'ALIMENTATION DU SPORTIF, par A.-F. CREFF, L. BÉRARD. 1980, 520 pages.

Autres ouvrages :

NUTRITION DU SPORTIF, par X. BIGARD, Y. GUEZENNEC. *Collection Sport.* 2003, 256 pages.

NUTRITION : PRINCIPES ET CONSEILS, par L. CHEVALLIER. *Abrégés de médecine.* 2005, 2e édition, 280 pages.

NUTRITION HUMAINE, par B. JACOTOT, B. CAMPILLO, J.-L. BRESSON, M. CORCOS, R. HANKARD, P. JEAMMET, G. PERES. *Abrégés Connaissances et pratique.* 2003, 328 pages.

DIABÈTE ET MALADIES MÉTABOLIQUES, par L. PERLEMUTER, G. COLLIN DE L'HORTET, JEAN-LOUIS SÉLAM. *Abrégés Connaissances et pratique.* 2003, 4e édition. 352 pages.

LA BOULIMIE – COMPRENDRE ET TRAITER, par M. FLAMENT, P. JEAMMET. *Collection Médecine et psychothérapie.* 2002, 240 pages.

ANOREXIE MENTALE ET BOULIMIE, par A. GUILLEMOT. *Collection Médecine et psychothérapie.* 2001, 2e édition, 144 pages.

DIÉTÉTIQUE ET NUTRITION, par M. APFELBAUM, C. FORRAT, P. NILLUS, I. DURACQ, J. FAIVRE, V. VANBUSTEL. *Abrégés de médecine.* 1999, 5e édition, 496 pages.

HYPERCHOLESTÉROLÉMIE, par G. TURPIN, E. BRUCKERT. *Abrégés de médecine.* 1999, 112 pages.

MANUEL DE DIÉTÉTIQUE

en pratique médicale courante

Albert-François Creff

5e édition revue et mise à jour
par Daniel Layani

MASSON

ISBN : 978-2-294-01346-1

ELSEVIER MASSON SAS – 62, rue Camille-Desmoulins, 92442 Issy-les-Moulineaux Cedex

Table des matières

Introduction

La santé ne va pas de soi
Elle se crée
Elle s'entretient.

La diétothérapie n'est pas que la diététique. C'est l'ensemble des moyens naturels mis à la disposition de l'homme pour garder ou retrouver sa santé.

C'est la *Diaita* d'Hippocrate.

C'est la *Bonne Manière de Vivre,* la *Diéta* d'Ambroise Paré.

C'est l'hygiène au sens large du mot. Non seulement l'hygiène alimentaire – la diététique –, mais aussi l'hygiène du mouvement – l'éducation physique – l'hygiène du travail, l'hygiène mentale, l'hygiène génésique, l'hygiène du sommeil, l'hygiène corporelle.

La diétothérapie permet donc à l'homme sain d'entretenir sa santé, mais elle est aussi, pour l'homme malade, un excellent adjuvant pour la recouvrer.

Vue par le praticien, par le généraliste surtout, la diétothérapie est un état d'esprit : elle l'incite à se comporter en hygiéniste et, pour nombre d'affections, à ne pas utiliser les médicaments en première intention.

La diétothérapie est une médecine lente : expliquer un régime et son corollaire culinaire, convaincre un patient de l'utilité de l'activité physique, l'aider à trouver des solutions pour mieux utiliser ses temps contraints et précontraints, et pour profiter intelligemment de ses loisirs, est assurément une démarche plus longue et plus laborieuse que de prescrire des médicaments, lesquels, je dois le dire, gardent cependant toute leur utilité.

La diétothérapie est avant tout une affaire de bon sens. Mais elle procède tout de même :

• *D'une stratégie diagnostique,* un peu particulière; c'est la raison pour laquelle le premier chapitre de cet ouvrage sera consacré à l'obésité commune. Il s'agit en effet d'une affection fréquente, pour laquelle le praticien est souvent sollicité, qui demande une approche spécifique, certes, mais pouvant servir de base, et même, par extrapolation, de modèle aux autres maladies métaboliques.

• *D'un minimum de connaissances,* notamment en sitiologie, science des aliments, et en diététique, science des régimes, auxquelles le généraliste, pendant sa scolarité, n'a guère consacré de temps; car, d'emblée je dois insister sur la nécessité pour tout diétothérapeute de connaître, ne serait-ce que de façon succincte, la valeur nutritionnelle, quantitative et qualitative des grands groupes d'aliments. Faute de quoi, toute tentative thérapeutique risque d'être entachée d'erreurs.

C'est la raison pour laquelle, dès le début de ce livre, je proposerai :

- un schéma d'enquête diététique,
- un tableau permettant de faire le bilan chiffré de la consommation calorique quotidienne moyenne,

- un tableau simplifié de la composition des aliments,
- un tableau simplifié de la richesse de certains aliments courants en différents nutriments (Ca, P, Mg, K, Na, Fe, vitamines A, D, E, K, B_1, B_2, PP (B_3), B_5, B_6, B_9 (acide folique), B_{12}, C).
- un tableau simplifié de la teneur des aliments en cholestérol, acide urique, acide oxalique,
- une table simplifiée de la composition des principales eaux de boisson.

Il reste bien entendu, qu'on pourra toujours se référer à des ouvrages spécialisés si l'on veut faire des bilans très précis. Mais outre que ceux-ci ne peuvent intéresser que des services spécialisés, l'approximation obtenue grâce à ces tableaux est, l'expérience le montre, bien suffisante.

L'ENQUÊTE DIÉTÉTIQUE

Elle est un temps capital de l'examen clinique.

Elle permet de mettre en évidence des anomalies, voire des invraisemblances dans l'alimentation.

Un moyen simple de calculer la consommation calorique moyenne d'un sujet, et de ne pas perdre de temps, est de lui faire répondre par écrit, pendant qu'il attend dans la salle d'attente, à un interrogatoire comportant un certain nombre de questions, de façon à ce que, au moment où il est interrogé verbalement, il ait déjà réfléchi et se trouve prêt à des réponses rapides et précises.

NOM :
Date :

ÉVALUATION MOYENNE DE LA CONSOMMATION ALIMENTAIRE QUOTIDIENNE

Que prenez-vous au petit déjeuner?

Boisson : thé, café ou autres : ....
quantité évaluée en bols : ....
Lait : entier, écrémé, en poudre : ....
quantité en cuillers à soupe : ....
Sucre : combien de morceaux? ....
de quelle taille? ....
Beurre : évaluation par rapport aux plaquettes individuelles employées dans les restaurants, en grammes : ....
Confitures : quantité en cuillers à café : ....
Jambon : nombre de tranches : ....
Œufs : combien? ....
Autres : noter le poids : ....

Matinée :

Que mangez-vous? ....
Fruits, fromages, biscuits, pain, etc. ....
Quantité : ....
Que buvez-vous?

Les deux principaux repas :

Où déjeunez-vous?
Chez vous? ....
Restaurant? ....
Gamelle? ....
Cantine? ....

		Déjeuner	Dîner
Hors d'œuvres :			
Charcuterie :		....	....
Potage :		....	....
Crudités :		....	....
Conserves de poissons :		....	....
Autres :		....	....
Plat principal :			
Viandes :	Poids :	....	....
Poissons :	Poids :	....	....
Légumes verts :	Poids :	....	....
Féculents :	Poids : (sec)	....	....
Farineux :		....	....
Mode de cuisson des viandes et poissons :		....	....
Mode de cuisson des légumes :		....	....
Salade :			
Fromage : lequel?	Poids :	....	....
Yoghourt : lequel?	Nombre :	....	....
Fromage blanc :		....	....
avec sucre?	combien?	....	....
Desserts :			
Fruits :	combien?	....	....
Pâtisseries :	combien?	....	....
Crèmes :	combien?	....	....
Glaces :	combien?	....	....
Café : avec sucre?	combien?	....	....

Collation :

Que mangez-vous? ....
Fruits, fromages, biscuits, pain
Quantité :
Que buvez-vous?

Faites-vous d'autres repas?
A quelle heure?
De quoi se composent-ils?

Combien de pain ou de biscottes par jour?

Combien de vin par jour?
de bière par jour?
d'apéritifs par semaine?
de digestifs par semaine?

Quelle quantité d'huile utilisez-vous chaque semaine?

Utilisez-vous d'autres corps gras d'assaisonnement?
Quel poids par semaine?

Combien de bonbons par semaine?
chocolats par semaine?
pâtisseries par semaine?

Combien de jus de fruits par semaine?
boissons gazeuses par semaine?
ou de sodas?

Combien d'eau par jour?

« Grignotez »-vous?
Quoi?

TABLE SIMPLIFIÉE DE COMPOSITION DES ALIMENTS
Valeur en grammes pour 100 grammes de la partie comestible avant cuisson

Aliments	Protides	Lipides	Glucides	Calories[1]
Protidiques :				
Viandes (moyenne)	20	10	–	170
Foie	20	4	–	115
Jambon cuit	22	10	–	135
Charcuterie (moyenne)	30	40	–	480
Poisson gras	20	10	–	170
Poisson demi-gras	18	7	–	135
Poisson maigre	18	1	–	80
Sardines (à l'huile)	20	12	–	190
Œufs	13	12	–	160
Lait entier	3,5	3,5	5	70
Lait 1/2 écrémé	3,5	1,5	5	48
Lait écrémé	3,5	–	5	35
Lait en poudre entier	25	25	35	500
Lait en poudre écrémé	40	–	53	380
Yaourt (moyenne)	3,5	1,5	5	47
Fromages frais (moyenne)	10	2 à 20	4	100 à 220
Fromages à pâte molle	18 à 25	15 à 25	3	200 à 340
Fromages pressés cuits	30	25 à 30	2	350 à 400
Fromages fondus	18	22	2,5	230
Lipidiques :				
Beurre	–	83	–	750
Huiles	–	99	–	900
Margarines	–	83	–	750
Glucidiques :				
Farine de blé	10	–	75	350
Pain	7	–	55	255
Pain complet	8	–	50	240
Biscottes	10	2,5	75	360
Gâteaux secs	10	10	72	410
Farines cacaotées	9	8	75	400
Riz (pesés crus)	7,5	2	75	350
Pâtes et semoule (pesés crus)	13	1,5	77	375
Pommes de terre	2	–	20	85
Légumes secs pesés crus	23	1,5	60	340
Racines (moyenne)	2,5	–	8	40
Légumes verts (moyenne)	1,5	–	6	30
Salades	1,5	–	5	30
Agrumes	–	–	10	45
Fruits (moyenne)	1	–	13	50
Sucre	–	–	100	400
Confitures	–	–	70	280
Miel	–	–	75	300
Chocolat (moyenne)	7	25	65	500

Alcool : pour 100 g

Vin 10°" : 70 Cal	Apéritifs (moyenne : 20°") : 150 Cal
Bière bock : 35 Cal	Digestifs (moyenne : 40°") : 300 Cal
Cidre : 40 Cal	Whisky : 300 Cal

La valeur calorique des divers nutriments indiqués dans ce tableau sont des aliments crus.

La cuisson des légumes entraîne une perte glucidique, une imprégnation d'eau et donc le plus souvent, une diminution de la valeur calorique pour 100 g.

Le tableau suivant illustre quelques exemples :

Valeur calorique pour 100 g		
	Crus	*Cuits*
Carottes	42	31
Céleri	17	14
Céleri rave	44	27
Chou-fleur	27	22
Haricots verts	32	25
Pomme de terre	76	65
Petits pois	84	71

TABLEAU SIMPLIFIÉ DE LA TENEUR DE CERTAINS ALIMENTS EN CERTAINS NUTRIMENTS

- **Aliments les plus riches en calcium** (plus de 100 mg/100 g) :
  - fromages,
  - laitages,
  - betteraves, choux, cresson, navet, oignon vert, persil, pissenlit,
  - légumes secs, olives,
  - sons,
  - fruits oléagineux,
  - fruits secs,
  - Vittel (Hépar et Grande source), Contrexéville,
  - Badoit, Perrier.
- **Aliments riches en phosphore** (plus de 100 mg/100 g) :
  - fromages
  - laitages
  - œufs,
  - viandes et poissons, charcuteries, abats, crustacés, mollusques,
  - soja, petits pois, champignons,
  - pain, riz, pâtes, son,
  - légumes secs,
  - chocolat,
- **Aliments riches en potassium** (plus de 200 mg/100 g) :
  - viandes, poissons, charcuteries, abats, crustacés, mollusques,
  - lait concentré,
  - levure,
  - légumes secs,
  - soja,
  - la plupart des légumes verts frais,
  - pommes de terre,
  - fruits secs,
  - la plupart des fruits frais,
  - vin, cidre, bière,
  - chocolat en poudre,
  - olives vertes.
- **Aliments riches en magnésium** (plus de 100 mg/100 g) :
  - cacao,
  - fruits oléagineux,
  - légumes secs, soja, maïs,
  - pain complet.
- **Aliments riches en sodium** (plus de 100 mg/100 g) :
  - charcuteries, abats,
  - viandes fumées, séchées,
  - crustacés, coquillages,
  - maquereaux, sardines,
  - conserves, plats cuisinés,
  - pain, biscottes, biscuits,
  - céleri (rave et branche), épinards, choucroute,
  - lait concentré,
  - fromages,
  - margarine, beurre salé,
  - blanc d'œuf.
- **Aliments riches en fer** (plus de 2 mg/100 g) :
  - cacao, soja,
  - abats, foie (bœuf, agneau),
  - légumineuses,
  - crustacés, moules, écrevisses,
  - jaunes d'œufs,
  - fruits secs,
  - épinards, persil,
  - viandes.

VITAMINES LIPOSOLUBLES

• Carotène (Provitamine A)	: Les légumes, surtout carottes, épinards, fenouil, choux ; les abricots.
• Vitamine A	: Foies de poissons, foies de volailles et de viande, jaunes d'œuf, beurre, matières grasses du lait.
• Vitamine D	: Huile de foie de morue, foies de poisson, poissons gras, jaunes d'œuf.
• Vitamine E	: Germes de blé, huiles végétales, épinards, choux, pissenlits, œufs, beurre, beurre d'arachide.
• Vitamine K	: Épinards, choux, foie, elle est synthétisée par la flore intestinale.

VITAMINES HYDROSOLUBLES

• Vitamine B1	: Viande de porc, viande, poisson, abats, germes de céréales, levures, choux.
• Vitamine B2	: Lait, fromages, œufs, viande, abats.
• Vitamine PP (B3)	: Foie, abats, viande, poisson, jaunes d'œuf, céréales, légumes secs, fruits secs. Elle est synthétisée par la flore intestinale à partir du tryptophane.
• Vitamine B5 (acide pantothénique)	: Foie, abats, viande, poissons, jaunes d'œuf, fruits secs, germes de blé, levures.
• Vitamine B6	: Viande, abats, germes de blé, céréales, levures.
• Vitamine H (B8 : Biotine)	: Abats, viande, jaunes d'œuf, lait, légumes verts, céréales, fruits oléagineux, chocolat. Elle est synthétisée par la flore intestinale.
• Vitamine B9 (acide folique)	: Abats, viande, légumes verts, épinards, choux-fleurs, haricots, pois, germes de céréales.
• Vitamine C	: Les fruits, surtout les agrumes, les baies acides, les kiwi et les fruits exotiques ; les légumes verts ; le foie.

TABLE SIMPLIFIÉE DES ALIMENTS LES PLUS RICHES EN :

• Cholestérol :
- *plus de 60 mg pour 100 g :*
  - crème, beurre,
  - fromages à 40 % de matières grasses,
  - œufs,
  - viandes, gibiers, poissons,
  - abats
  - crustacés.

• Acide urique :
- *plus de 75 mg pour 100 g :*
  - abats, viandes, gibiers, poissons,
  - mollusques, crustacés,
  - légumineuses, champignons, épinards.

• Acide oxalique :
- *plus de 100 mg pour 100 g :*
  - cacao, chocolat amer,
  - thé, poivre,
  - épinards, oseille, bettes, céleri rave, betterave, rhubarbe, figue, groseille, persil.

Tout au long de cet ouvrage, il est conseillé de boire suffisamment afin d'assurer une diurèse de l'ordre de 1,5 l par jour. Chez l'adulte, le besoin est estimé de 40 ml/kg de poids. Ceci justifie un tableau simplifié des principales eaux de boisson et de leur composition.

Composition en mg/litre		Minéralisation	CO_3H^-	Calcium Ca	Sodium Na	Mg	Potassium K	Fluor F	Chlore Cl	Sulfates S	Nitrates N
Eau du robinet (législation)	P	< 2 000	–	–	–	< 125	–	0,5-1,5	< 200	< 250	< 44
Eau de source	P	< 2 000	–	–	–	< 125	–	0,5-1,5	< 200	< 250	< 44
Contient moins de plomb, de cuivre, de fer que l'eau du robinet											
EAUX MINÉRALES											
Charrier	P	17	6,1	0,28	2,5	0,45	0,3	0,5	5,6	0	1,4
Volvic	P	120	70	10,5	8	6,2	5	0,2	7	6,5	2
Évian - Cachat	P	450	350	70	7	25	1,1	0,5	1,5	4	3
Contrexéville - Source légère	P	2 100	*340*	*490*	8	47	10	0,5	8	*1 050*	–
Contrexéville - Pavillon	P	2 300	*340*	*530*	16	53	3	0,7	6	*1 200*	0,3
Vittel - grande source	P	900	*390*	210	4	36	2	0,5	2	290	3
Vittel - Hépar	P	2 520	*400*	*590*	22	110	4	0,7	9	*1 500*	2
Perrier	G	550	335	100	14	12	0,5	0,4	25	45	12
Vals - St Jean	G	870	*573*	33	180	27	18	0,8	7	35	0,5
Badoit	G	1 950	*1 350*	174	*190*	90	17	*1,3*	55	38	14
Vichy - Célestins	G	4 900	*3 056*	67	*1 400*	12	70	4,5	213	85	1,3
Vichy - St-Yorre	G	6 400	*4 200*	71	*1 400*	12	130	7	*280*	75	0,5

(P : plate ; G : gazeuse)

L'équilibre alimentaire

- *L'équilibre alimentaire repose essentiellement sur la diversification des apports.*
- *« De tout, un peu; de peu, assez. »*

Bases

De 1955 à 1958, nous avons eu le privilège de pouvoir suivre, tant au laboratoire que sur le terrain, une population de 400 athlètes, hommes et femmes, préparant les Jeux olympiques.

Après avoir « manipulé » leur ration pendant quatre ans, tant sur le plan quantitatif que, surtout, sur le plan qualitatif, il est apparu que les meilleurs résultats étaient obtenus chez ceux d'entre eux qui inscrivaient leur alimentation dans les standards suivants (à ± 5 %) :

- 15 % de protéines avec respect du rapport :

$$\frac{\text{Protéines animales}}{\text{Protéines végétales}} \geq 1$$

parce que les protéines d'origine animale ont une meilleure valeur biologique que les protéines d'origine végétale. L'ANC en protéines est inférieur à 1 g/jour : pour un adulte jeune il est actuellement estimé à 0,8 g/kg et par jour.

Un équilibre s'impose entre protéines animales et protéines végétales.

Les protéines végétales sont riches en acides gras insaturés et en substances antioxydantes (vitamine C, caroténoïdes, polyphénols).

Parmi les protéines végétales, les céréales (blé, riz, maïs) ont des teneurs basses en lysine et élevées en acides aminés soufrés. Les légumineuses au contraire, comme les pois, haricots, lentilles sont déficitaires en acides aminés soufrés mais sont riches en lysine.

Les protéines animales ont des teneurs élevées en acides aminés indispensables et sont, en outre, riches en calcium, fer, zinc, vitamines A et B_{12}.

• 30 % de lipides avec respect du rapport :

$$\frac{\text{Lipides végétaux et de poisson}}{\text{Lipides totaux}} \geq \frac{2}{5}$$

parce que les lipides d'origine végétale sont moins impliqués dans les phénomènes d'athérosclérose que les corps gras d'origine animale.

La répartition recommandée des différents acides gras au sein de la ration lipidique est la suivante :

- acides gras (AG) saturés : 25 % (8 % de la ration calorique globale).
- AG mono-insaturés : 60 % (20 % de la ration calorique).
- AG poly-insaturés : 15 % (5 % de la ration calorique globale).

On insiste actuellement sur la nécessité d'un apport suffisant en acide gras poly-insaturé N-3 à longue chaîne et sur l'intérêt de respecter la valeur de *5* pour le rapport acide linoléique/acide alpha-linolénique. Certains des acides gras poly-insaturés sont *essentiels* : il faut noter que *l'acide linolénique* (n-3) est associé à la baisse du risque coronarien et que les acides gras poly-insaturés à longue chaîne qui en dérivent peuvent diminuer la fréquence de certains types de cancers : sein, côlon, prostate. Par ailleurs l'acide *linoléique (n-6)* en proportions élevées favoriserait la croissance tumorale. C'est pour cela que l'apport en acide linoléique ne doit pas dépasser 1/8 des apports lipidiques avec *un rapport n-6/n-3 ne devant pas excéder 5.*

Pour compenser ce que nous absorbons en acides gras saturés d'origine animale, il est préférable de cuisiner avec *des corps gras d'origine végétale.*

• 55 % de glucides avec respect du rapport :

$$\frac{\text{kilocalories des sucres simples}}{\text{kilocalories totales}} \leq \frac{1}{10}$$

pour éviter l'abus des sucres « rapides ».

Pas plus de 5 % de la ration totale sous forme de boisson alcoolique.

Mais un millilitre d'eau par calorie de la ration, pour assurer une diurèse minimale de 1,5 l par jour[1].

Il est également apparu que les athlètes qui réussissent le mieux leur vie sportive étaient aussi, dans l'ensemble, ceux qui réussissaient le mieux, parallèlement ou après la fin des compétitions, leur vie universitaire, professionnelle ou affective.

Enfin, 25 ans après, ceux qui ont conservé la même hygiène alimentaire et continué à faire du sport ont, par rapport à une population témoin :

- 25 à 30 % d'accidents cardio-vasculaires en moins,
- 30 à 35 % de « consommation médicale » en moins.

Répartition qualitative d'une ration type

Sur le plan pratique, la répartition qualitative d'une ration type se fait de la façon suivante :

1. La formule 1 ml d'eau par calorie ne se conçoit que pour des rations normo- ou hypercaloriques. Pour les rations hypocaloriques (au-dessous de 1 200 calories), l'apport hydrique doit être suffisant pour assurer une diurèse minimale à 1 litre.

a. ***Pour un homme consommant 2 600 kcal***

Aliments	*Quantités*	*Protides* g	*Lipides* g	*Glucides* g
Lait demi-écrémé	0,400 ml	14	6	20
Fromages (moyenne)	40 g	10	10	
Viandes ou poissons ou volailles (moyenne) (poids nets) .... ou œuf 4/semaine	240 g	48	24	
Pain	200 g	14		110
Féculents (poids cuits)	400 g	8		80
Légumes verts (moyenne) (poids net).............	500 g	6		35
Fruits (poids net)..	400 g			48
Beurre...	20 g		16	
Huile...	30 g		30	
Confiture (ou miel) .... Sucre	70 g	–		70
Vin 10 % vol. = 4 % du total calorique		–	–	
kcal 2 620		100 15 %	86 30 %	363 55 %
		du total calorique		

b. ***Pour une femme consommant 1 900 kcal***

Aliments	*Quantités*	*Protides* g	*Lipides* g	*Glucides* g
Lait demi-écrémé	0,400 ml	14	7	20
Fromages (moyenne)	30 g	7	7	
Viandes ou poissons (moyenne) .... ou œuf	180 g	36	18	
Pain	100 g	7		55
Féculents (poids cuits)	250 g	5		60
Légumes verts (moyenne) (poids net).............	400 g	4		28
Fruits (moyenne) (poids net)..........................	400 g			48
Beurre...	10 g		8	
Huile...	25 g		25	
Sucre .... Confiture	50 g			50
Vin 10 % vol. = 2,5 % du total calorique			–	
kcal 1 920		73 15 %	65 30 %	261 55 %
		du total calorique		

La consommation calorique quotidienne moyenne peut varier beaucoup quantitativement d'un sujet à l'autre. Par exemple, deux champions français de même morphologie, subissant la même dépense énergétique, ont des consommations quantitatives bien différentes, avec lesquelles ils gardent cependant un poids stable : 2 500 kcal pour A.M. et 6 000 kcal pour J.A.

L'équilibre alimentaire par la formule 421-G.P.L

Mais, dans les faits, il est difficile de faire comprendre aux patients ce que sont les protides, les lipides, les glucides, les calories.

Si l'on veut promouvoir une éducation nutritionnelle, il faut parler un langage dépouillé de la terminologie des spécialistes, et qui soit compris de tous, surtout des enfants.

La formule 421-G.P.L n'est peut-être pas idéale, mais elle a l'avantage d'être simple.

La formule 421-G.P.L permet d'éviter les erreurs d'hygiène alimentaire les plus fréquentes et les plus grossières en diversifiant l'alimentation, ce qui est une des bases de l'équilibre.

Dans cette formule :

- G représente la famille des GLUCIDES,
- P représente la famille des PROTIDES,
- L représente la famille des LIPIDES.

Les chiffres 4, 2 et 1 représentent le nombre de portions de chacune des familles G, P et L qui doivent obligatoirement rentrer dans la composition de chacun des trois repas, y compris, et surtout, l'indispensable petit déjeuner, qui en France est souvent un repas délaissé.

À quelle famille appartiennent nos aliments?

Aucun aliment n'entre entièrement dans ces trois grandes familles (à part certains d'entre eux, déjà transformés par l'homme, comme l'huile, exclusivement lipidique, ou le sucre, exclusivement glucidique).

On classe donc les aliments en fonction de leur teneur principale.

a. *Famille G (Glucides)*

• *Crudités*

Légumes : artichaut, carotte, céleri, champignon de Paris, chou rouge et vert, chou-fleur, concombre, cresson, laitue, mâche et autres salades, endive, fenouil, radis, pousse de soja, tomate.

Fruits : abricot, ananas, avocat, banane, brugnon, cerise, citron, clémentine, cassis, figue, fraise, framboise, grenade, groseille, kaki, mandarine, melon, mûre, nèfle, orange, pamplemousse, pêche, pastèque, poire, pomme, prune, raisin et les fruits exotiques, tels que mangue, papaye… Jus de ces fruits, non sucrés.

> ***La famille G – Crudités apporte des glucides en quantité faible (légumes) ou moyenne (fruits), des éléments minéraux, des fibres (cellulose) et pour la plupart, de la vitamine C et du carotène (provitamine A).***

N.B. Les fruits secs qui ont perdu leur eau et, en grande partie, leur vitamine C, sont à rapprocher des aliments sucrés.
- La banane et la figue sont aussi riches en glucides que la pomme de terre.
- L'avocat est riche en lipides (20 %).

• *Cuidités*

Légumes : ceux ci-dessus, cuits ou en conserve, + asperge, aubergine, betterave, champignons divers, choucroute, choux de Bruxelles, rutabaga, citrouille, courge, épinard, fèves, haricot vert, navet, salsifis, topinambour.

Fruits : cuits ou en conserve ou au naturel.

> ***La famille G – Cuidités apporte les mêmes quantités de sucres que sous forme crue, des fibres attendries, des éléments minéraux et, si la cuisson a été bien conduite, de petites quantités de vitamine C.***

• *Farineux et féculents :*
- farines, céréales pour petit déjeuner, semoule, tapioca,
- pains divers de froment et de seigle,
- pains grillés et biscottes,
- biscuits secs, gâteaux et pâtisseries,
- pommes de terre, pâtes, riz, légumes secs,
- châtaigne, igname, makabo, manioc, taro.

La famille G – Farineux-féculents apporte en quantités importantes de l'amidon, sucre d'utilisation lente, assurant une certaine constance de la glycémie. Ils apportent aussi :
- ***des protéines végétales (céréales, légumes secs),***
- ***de la vitamine B (quand ils ne sont pas trop raffinés),***
- ***des éléments minéraux (magnésium notamment),***
- ***lorsqu'ils ne sont pas raffinés, des fibres (son).***

N.B. Il n'y a pas plus de glucides dans 100 g de pâtes ou de riz cuits (= 30 g de pâtes ou de riz crus) que dans 1 pomme de terre de 100 g. Mais la pomme de terre, elle, contient un peu de vitamine C. Biscuits et gâteaux contiennent aussi des glucides et des corps gras.

• *Produits sucrés :*
- sucre blanc, sucre roux, miel, mélasse,
- confitures et gelées,
- bonbons, confiseries,
- chocolats,
- boissons rafraîchissantes (limonades, sodas, colas, tonics, bitters).

La famille G – Produits sucrés apporte essentiellement du saccharose, sucre d'utilisation rapide, « starter » à énergie immédiatement utilisable qui sera, ensuite, entretenue par les glucides complexes. Leur consommation doit rester modérée.

N.B. Il ne faut pas oublier le sucre rajouté (dans le café, dans le thé, les infusions, les desserts aux fruits ou au lait) ni le sucre invisible (boissons, rafraîchissements, biscuits…).

b. *Famille P (Protides) :*

• *Protides lactés :*
- lait entier, écrémé, demi-écrémé, pasteurisé, stérilisé, condensé en poudre,
- lait fermenté (yaourts, kefir),
- fromages frais : fromages blancs, petits suisses, demi-sel, Fontainebleau, fromages de chèvre frais,
- fromages fermentés :
  . à pâte molle et moisissures externes : Camembert, Brie, Coulommiers…, croûte lavée : Pont-l'Évêque, Livarot, Munster… ; moisissures internes : Bleus et Roquefort,
  . à pâte dure : pressée non cuite : type Saint-Paulin, Hollande, Cantal ; pressée cuite : type Gruyère, Parmesan,
  . fromages de chèvre.

N.B. Sans une consommation suffisante de produits laitiers, il est impossible d'avoir une ration de calcium convenable. Le pourcentage de matières grasses des fromages est calculé légalement par rapport à l'extrait sec. Les plus gras sont les moins riches en eau (gruyère, comté, emmenthal…).

La famille P – Protides lactés apporte surtout :
- des protides de bonne valeur biologique,
- du calcium et du phosphore,
et aussi :
- des vitamines du groupe B,
- des lipides en plus ou moins grande quantité.

• *Protides non lactés :*
- produits de boucherie, charcuterie, triperie :
  . viandes de bœuf, cheval, agneau, mouton, porc, gibiers à poils et à plumes,
  . volailles : poulet, pintade, canard, dinde, pigeon, oie,
  . charcuteries : saucisses et saucissons, jambons, pâtés et galantines, andouilles, andouillettes, boudins,
  . abats : cervelle, foie, langue, rognons, ris, cœur, tripes…
- produits de la pêche : poissons de mer et d'eau douce, mollusques, coquillages et crustacés.
- œufs.
- légumes secs.
- soja.

La famille P – Protides non lactés apporte surtout :
- des protides de bonne valeur biologique,
- du fer, du phosphore,
et aussi :
- des vitamines du groupe B,
- des lipides en plus ou moins grande quantité.

N.B. Le foie et le jaune d'œuf sont d'excellentes sources de vitamine A.
Certaines charcuteries (rillettes par exemple) sont tellement grasses (+ de 50%) qu'elles pourraient presque appartenir à la catégorie suivante.

c. *Famille L (Lipides) :*

• *Lipides animaux :*
- beurre, crème fraîche,
- saindoux, graisse d'oie, de bœuf et de mouton.

La famille L – Lipides animaux apporte surtout :
- des lipides aux acides gras saturés (comme ceux des aliments ci-dessus),
- le plus employé, le beurre, est aussi une bonne source de vitamine A.

N.B. Le beurre ne contient que 84 % de lipides (c'est une émulsion qui comporte 16 % d'eau) ; la crème ne contient que 30 à 35 % de lipides.

• *Lipides végétaux :*
- huiles fluides : arachide, olive, tournesol, maïs, soja, pépins de raisin, colza, noix ou mélanges,
- huile compacte : végétaline (coprah),
- margarines,
- fruits oléagineux.

La famille L – Lipides végétaux apporte surtout des lipides, plus ou moins riches en acides gras mono-insaturés (arachide, olive, colza) et poly-insaturés (tournesol, maïs, pépins de raisin, soja) et de la vitamine E.

N.B. Les margarines sont des émulsions qui ne contiennent que 84 % de lipides. Elles sont plus ou moins riches en acides gras insaturés suivant les matières grasses de base et le degré d'hydrogénation. Un petit nombre d'entre elles contiennent des huiles de poisson hydrogénées.
Les fruits oléagineux sont souvent consommés salés.
La végétaline, hydrogénée, ne contient pratiquement que des acides gras saturés.

Composition d'un repas équilibré selon la formule 421 = GPL

a. *Chaque repas doit apporter :*

- 4 portions de G (glucides),
- 2 portions de P (protides),
- 1 portion de L (lipides).

• *4 portions de G* (glucides) dont :
- 1 portion de crudités,
- 1 portion de « cuidités »,
- 1 portion de farineux,
- 1 portion de produits sucrés.

• *2 portions de P* (protides) dont :
- 1 portion de P lactés,
- 1 portion de P non lactés.

• *1 portion de L* (lipides) divisés en deux :
- 1/2 portion de L animaux,
- 1/2 portion de L végétaux.

b. *Qu'est-ce qu'une portion ?*

Chacun de nous a de la « portion » une notion individuelle.

Quand on a fait trois repas par jour aux heures habituelles, l'appétit est sensiblement le même d'un jour à l'autre, et on prend l'habitude de manger des quantités d'aliments sensiblement identiques.

La « portion » peut bien entendu varier d'un individu à l'autre.

Ce qu'il faut surtout, c'est manger à chaque repas :
- 4 portions de G,
- 2 portions de P,
- 1 portion de L.

c. *Un exemple :*

Un sujet a mangé du haddock poché avec des pommes vapeur et une salade d'endives, soit en moyenne :

150 g de haddock.. 1 P
2 pommes de terre moyennes............................... 1 G (farineux)
+ 10 à 15 g de beurre.. 1/2 L
1 endive .... 1 G (crudité)
+ 1 cuillère à dessert d'huile .... 1/2 L
et du pain .... 1 G (farineux)

Cela fait 311 GPL - II manque donc 1 G (sucre rapide) et 1 P lacté (produit laitier).

S'il n'a plus faim pour consommer un produit laitier (yaourt, fromage...), c'est que les portions ci-dessus étaient trop importantes.

Il pourra donc agencer différemment son menu :

Haddock poché + beurre .... 1 P 1/2 L (animal)
Épinards. .... 1 G (cuidité)
Sauce béchamel avec lait .... 1 P (lacté)
et margarine .... 1/2 L (végétal)
Fruit... 1 G (crudité)
Clafoutis aux cerises .... 1 G (farineux) + 1 G (sucre rapide)

Il pourrait aussi diminuer sa consommation de haddock (100 à 120 g), de pommes de terre et de pain (ces deux dernières à moduler l'une sur l'autre de toute façon) et terminer sur une portion de camembert et 1 fruit cuit ou sur une petite portion de clafoutis (aux cerises, aux prunes, aux poires).

Il vaut toujours mieux manger de moins grosses « portions » et *diversifier.*

Le seul élément qu'on peut fort bien omettre dans un menu, c'est le produit sucré. Il est souvent consommé entre les repas (café, thé, infusion sucrée, boissons rafraîchissantes...).

Enfin, il faut se rappeler qu'une préparation culinaire peut, à elle seule, représenter 2, parfois 3 « portions » (ci-dessus les épinards sauce béchamel). Lorsqu'on consomme des aliments très gras (rillettes par exemple ou avocat) ou très sucrés (raisins, figues...), il faut en tenir compte également dans le 421.

Les boissons

Une seule boisson est indispensable : l'**eau.** Il faut en boire au moins 1 litre et demi par jour, de préférence entre les repas. Les boissons alcooliques et alcoolisées ne sont jamais nécessaires.

Néanmoins, puisque nous sommes en France, on peut boire un verre de vin à la fin de chacun des deux principaux repas.

Le café, le thé, les infusions représentent une façon différente de consommer de l'eau (attention au sucre ajouté).

Le petit déjeuner

Le petit déjeuner doit apporter 25 % de la ration calorique journalière, soit environ 750 Cal et 25 g de protéines pour un adulte à activité physique moyenne. Dans ces conditions, il permet d'attendre, sans diminution d'activité et de vigilance, le repas de midi. Sinon, l'organisme, à jeun pendant 16 heures (du dîner de la veille à 20 heures au déjeuner du lendemain à midi), accusera en fin de matinée une défaillance que de nombreuses études ont mise en évidence : dans l'industrie (accidents du travail), dans la conduite automobile (accidents de la circulation), et en milieu scolaire (baisse de l'attention).

Le petit déjeuner est un grand repas qui ne doit jamais être escamoté : sa consommation quotidienne repose en grande partie sur sa diversité, la formule 421 GPL peut très bien lui être appliquée.

EXEMPLE DE PETIT DÉJEUNER 421 GPL				
Aliments	*Portions*	*G*	*P*	*L*
Jus de fruits	Crudité	1		
Pain	Féculent-farineux	1		
Beurre	Corps gras animal			1/2
Viande froide, œuf, jambon	Protéine sans calcium		1	
Compote	Cuidité	1		
Lait ou yaourt	Protéine avec calcium		1	
1 ou 2 morceaux de sucre	Produit sucré	1		
Fruits oléagineux	Corps gras végétal			1/2
Repas équilibré + eau (thé ou café)		4	2	1

EXEMPLE DE REPAS 421 GPL				
Aliments	*Portions*	*G*	*P*	*L*
Salade de tomates	Crudité	1		
à l'huile	Corps gras végétal			1/2
Foie d'agneau	Protéine sans calcium		1	
Jardinière de légumes	Cuidité	1		
+ beurre	Corps gras animal			1/2
Pain	Féculent-farineux	1		
Crème au caramel	Lait (protéine avec calcium)		1	
Sucre de la crème au caramel	Produit sucré	1		
Repas équilibré (+ eau)		4	2	1

MENUS DE PRINTEMPS					
	Préparations	*« Portions »*	*G*	*P*	*L*
Mars	- salade de mâche............................	crudité	1		
	à l'huile..	corps gras végétal			1/2
	- rôti de veau	protéine non lactée		1	
	- jardinière de légumes	« cuidité »	1		
	avec beurre	corps gras animal			1/2
midi	- yaourt..	produit laitier		1	
		sucre	1		
	- pain	farineux	1		
	+ eau		4	2	1
	- potage julienne (carottes, poireaux, navets)	« cuidité »	1		
	- maquereau grillé...........................	protéine non lactée		1	
	avec huile.......................................	corps gras végétal			1/2
	- purée de pommes de terre.............	farineux	1/2		
soir	avec lait	produit laitier		1	
	et beurre...	corps gras animal			1/2
	- salade d'oranges	crudité	1		
		sucre	1		
	- pain (suivant consommation de pommes de terre)	farineux	1/2		
	+ eau		4	2	1

MENUS DE PRINTEMPS					
Avril Mai	- chou-fleur	« cuidité »	1		
	vinaigrette	corps gras végétal			1/2
	- poulet rôti à la broche	protéine non lactée		1	
	- riz au curry	farineux	1/2		
	(à modeler avec pain)				1/2
midi	+ beurre	corps gras animal		1	
	- bleu de Bresse	produit laitier	1		
	- fraises	crudité	1		
	au sucre	sucre	1/2		
	- pain (à moduler avec riz)	farineux			
	+ eau		4	2	1
	- concombre	crudité	1		
	à la crème	corps gras animal			1/2
	- laitue farcie	1/2 « cuidité »	1/2		
soir	avec restes de viande	protéine non lactée		1	
	étuvée à l'huile	corps gras végétal			1/2
	- Saint-Paulin	produit laitier		1	
	- compote de rhubarbe	« cuidité »	1/2		
		sucre	1		
	- pain	farineux	1		
	+ eau		4	2	1

MENUS D'ÉTÉ					
	Préparations	*« Portions »*	*G*	*P*	*L*
Juin	- petits champignons	« cuidité »	1		
	à la grecque (huile)	corps gras végétal			1/2
	- rôti de dindonneau	protéine non lactée		1	
	- coquillettes	farineux	1/2		
	(à moduler avec pain) + beurre	corps gras animal			1/2
midi	- Reblochon	produit laitier		1	
	- cerises	crudité	1		
	- pain (à moduler avec pâtes)	farineux	1/2		
	+ eau	(pas de sucre)	4-1	2	1
	- omelette aux fines herbes	protéine non lactée		1	
	- salade de laitue	crudité	1		
		corps gras végétal			1/2
	- chèvre frais	produit laitier		1	
soir	- tarte aux abricots	farineux	1/2		
		corps gras animal			1/2
		« cuidité »	1		
		sucre	1		
	- pain	farineux	1/2		
	+ eau		4	2	1

MENUS D'ÉTÉ					
Août	- melon	crudité	1		
	- côtes d'agneau grillées	protéine non lactée		1	
	(enduites d'huile)	corps gras végétal			1/2
	- petits pois frais	1/2 farineux	1/2		
	+ beurre	corps gras animal			1/2
midi	- clafoutis aux cerises	produit laitier		1	
		« cuidité »	1		
		sucre	1		
	- pain	farineux	1/2		
	+ eau		4	2	1
	- pintadeau rôti	protéine non lactée		1	
	(entouré d'une barde)	corps gras animal			1/2
	- ratatouille	« cuidité »	1		
	+ huile	corps gras végétal			1/2
soir	- fromage blanc	produit laitier		1	
	+ sucre	sucre	1		
	- pêche	crudité	1		
	- pain	farineux	1		
	+ eau		4	2	1

MENUS D'AUTOMNE					
	Préparations	*« Portions »*	*G*	*P*	*L*
Sept.	- céleri au citron	crudité	1		
	et à l'huile	corps gras végétal			1/2
	- côte de porc grillée	protéine non lactée		1	
	- haricots blancs frais	farineux	1/2		
	+ beurre	corps gras animal			1/2
midi	- Cantal	produit laitier		1	
	- compote de quetsches	« cuidité »	1		
		sucre	1		
	- pain (suivant consommation haricots)	farineux	1/2		
	+ eau		4	2	1
	- poulet froid	protéine non lactée		1	
	mayonnaise	corps gras végétal			1/2
	- girolles sautées	« cuidité »	1		
soir	(+ beurre)	corps gras animal			1/2
	- Chabichou	produit laitier		1	
	- raisin (20 % de sucre)	crudité	1		
		sucre	1		
	- pain	farineux	1		
	+ eau		4	2	1

MENUS D'AUTOMNE

Nov.	- ratatouille froide	« cuidité »	1		
	- faisan rôti	protéine non lactée		1	
	(avec barde)	corps gras animal			1/2
	- pommes de terre sautées	farineux	1/2		
	(avec huile ou margarine)	corps gras végétal			1/2
midi	- Brie	produit laitier		1	
	- sorbet à la poire	crudité	1		
		sucre	1		
	- pain (suivant consommation de pommes de terre)	farineux	1/2		
	+ eau		4	2	1
	- salade de tomates	crudité	1		
	huile	corps gras végétal			1/2
	- jambon cru et cuit	protéine non lactée		1	
	- haricots princesse	« cuidité »	1		
soir	+ beurre	corps gras animal			1/2
	- crème à la vanille	produit laitier		1	
		sucre	1		
	- pain	farineux	1		
	+ eau		4	2	1

MENUS D'HIVER

	Préparations	*« Portions »*	*G*	*P*	*L*
Déc.	- carottes râpées au jus de citron	crudité	1		
	- escalope panée	protéine non lactée		1	
	+ huile	corps gras végétal			1/2
	- pommes de terre vapeur	farineux	1/2		
midi	+ beurre	corps gras animal			1/2
	- Camembert	produit laitier		1	
	- poire cuite	« cuidité »	1		
		sucre	1		
	- pain (à moduler avec pommes de terre)	farineux	1/2		
	+ eau		4	2	1
	- saucisson et	corps gras animal		1	
	rôti de porc froid cornichons	protéine non lactée			1/2
	- endives braisées	« cuidité »	1		
	+ huile	corps gras végétal			1/2
soir	- fromage blanc	produit laitier		1	
	+ sucre	sucre	1		
	- pomme	crudité	1		
	- pain	farineux	1		
	+ eau		4	2	1

MENUS D'HIVER					
Fév.	- frisée	crudité	1		
	aux lardons	corps gras animal			1/2
	- bœuf	protéine non lactée		1	
	aux carottes	« cuidité »	1		
midi	avec huile	corps gras végétal			1/2
	- petits pots de crème	produit laitier		1	
	au chocolat	sucre	1		
	- pain	farineux	1		
	+ eau		4	2	1
	- macédoine de légumes	« cuidité »	1		
	vinaigrette	corps gras végétal			1/2
	- filets de poisson pochés	protéine non lactée		1	
	- spaghetti	farineux	1/2		
soir	sauce tomate + beurre	corps gras animal			1/2
	- yaourt	produit laitier		1	
	sucré	sucre	1		
	- orange	crudité	1		
	- pain (à moduler avec spaghetti)	farineux	1/2		
	+ eau		4	2	1

L'obésité commune

Les dernières enquêtes épidémiologiques publiées en 2003 ont montré que le poids moyen des Français est passé de 68,4 en 1997 à 70,1 en 2003, soit un gain moyen de *1,7 kg en 6 ans.*

30,3 % des Français sont en surpoids, 11,3 % sont obèses (le pourcentage d'obèses en 1997 n'était que de 8,2 %). Il existe maintenant plus de 5,3 millions de personnes obèses et 14,4 millions en surpoids.

Le pourcentage de personnes victimes d'obésité massive morbide a par ailleurs doublé en 6 ans : la prévalence de *l'obésité massive* est passée de 0,3 % de la population en 1997 à 0,6 % en 2003. Si rien ne change dans cette progression, la France rejoindra vers 2020-2025 le niveau actuel préoccupant des États-Unis. Les hommes avec un excès pondéral sont plus nombreux en France que les femmes (37,4 % contre 23,7 % des femmes) mais en ce qui concerne l'obésité, le taux de prévalence est identique quel que soit le sexe (11,4 et 11,3 %).

L'enquête effectuée en 2000 a montré par ailleurs que *30 % des obèses étaient hypertendus, 20 % hyperlipidémiques et 16 % tabagiques.*

Première consultation

Évaluer l'obésité

- *Poids idéal :* $\left(\text{T} - 100 + \frac{\text{âge}}{10}\right) \times 0{,}9 \pm 10\ \%$

Exemple :
- femme de 30 ans : 1,65 m/70 kg de morphotype gracile
  . 165 – 100 = 65 + 3 = 68 kg
  . 68 × 0,9 = 61,2 kg
  . 61,2 – 10 % = *55,7 kg*
- homme de 40 ans : 1,80 m/98 kg de morphotype large :
  . 180 – 100 = 80 + 4 = 84
  . 84 × 0,9 = 75,6
  . 75,6 + 10 % = *83,1 kg*

- *« Le coup d'œil du maquignon. »*

- On utilise également
- le BMI (*body mass index*) ou IMC (index de masse corporelle)

$\frac{\text{P}}{\text{T}^2}(\text{kg/m}) = 20\text{-}25$ (moyenne)

$> 25\text{-}30$ (obésité)

Le seuil de 30 a été retenu pour parler d'obésité. Le surpoids se définit par un IMC entre 25 et 30.

- la formule de Lorentz

$$P(kg) = T(cm) - 100 - \frac{T(cm) - 150}{\begin{array}{c}4 \text{ (homme)}\\ 2 \text{ (femme)}\end{array}}$$

Situer la demande

• *La première question à poser : pourquoi voulez-vous maigrir ?*

• *Rechercher les raisons de la demande d'amaigrissement :*
- physiques : les signes cardinaux de l'obésité (dyspnée, céphalées, vertiges, jambes lourdes),
- médicales (hypertension, coxarthrose, pancréatite...),
- psychologiques : le rejet du corps, les pressions extérieures (entourage, famille...),
- esthétiques et/ou vestimentaires,
- préventives,
- professionnelles (profession de mode...),
- sportives.

• *Ne jamais rejeter les petites obésités car :*
- on ne peut savoir ce qui se cache derrière une demande qui paraît insolite,
- l'obésité peut être évolutive et mieux vaut la soigner le plus tôt possible, surtout chez les sujets jeunes.

Histoire de la maladie

• *Le terrain :* père, mère, fratrie, enfants obèses?

• *Poids de naissance.*

• *Circonstances d'apparition :*
- étapes de la vie génitale chez la femme (puberté, fausse couche, IVG, grossesse, poids des enfants à la naissance, ménopause),
- traitement chirurgical (adénoïdectomie, tonsillectomie, appendicectomie, intervention sur le petit bassin),
- traitement médical (surtout pour affections nerveuses : lithium, neuroleptiques, antidépresseurs, sulpiride),
- changement de mode de vie (arrêt du sport, rentrée dans la vie active...) ou de mode d'alimentation (cantine, restaurant...),
- perturbations psychoaffectives (deuil, séparation, stress socioprofessionnel).

Traitements antérieurs

• *Quel régime ? ses résultats.*

• *Utilisation de médicaments à visée amaigrissante :* anorexigènes, extraits thyroïdiens et surtout diurétiques (risque d'hyperaldostéronisme, d'aldostéronisme secondaire entraînant une importante résistance physiologique à l'amaigrissement).

• *Autres modalités de traitement.*

Examen psychologique

• *Comportement alimentaire :*
- perturbations des conduites alimentaires : grignotage, compulsions, boulimie, *night eating syndrom...*
- valeur symbolique de l'aliment ; est-il un tranquillisant?

• *Stabilité émotionnelle :* anxiété, dépression, sommeil...

• *Comportement sexuel et ses rapports avec l'alimentation.*

• *Le goût de l'effort physique.*

Examen somatique : *obligatoirement complet*

• *Portant surtout :*
- sur les caractères anatomiques de l'obésité : gynoïde, androïde, mixte, lipodystrophie.
- mesure des circonférences, en particulier rapport taille, hanche (bon marqueur d'insulinorésistance). On parle de rapport androïde des graisses si le rapport taille-hanche est supérieur *à 0,80 chez la femme et 0,95 chez l'homme*. Ce rapport favorise l'insulinorésistance, elle-même facteur d'hyperinsulinisme, d'hyperglycémie mais aussi d'hypertension, d'hyperlipidémie et de d'hypofibrinolyse donc de *risque cardio-vasculaire.*
- sur les appareils que la surcharge rend vulnérables :
  . appareil cardio-vasculaire,
  . appareil pulmonaire,
  . appareil locomoteur.

• *Et également :*
sur les appareils dont certaines expressions pathologiques sont souvent associées :
- appareil digestif (hernie hiatale, lithiase biliaire, diverticulose),
- appareil urinaire (lithiase),
- appareil cutané (intertrigo des plis).

• *Recherche de signes endocriniens* (thyroïde, surrénales, gonades, hypophyse). Peu fréquents.

Examen biologique

• *Examens systématiques* car leurs résultats peuvent influencer le régime :
- numération - formule - V.S. - ionogramme.
- série glucidique :
  . glycémie à jeun et deux heures après le début du repas principal.
  . HGPO sur 3 heures, si présomption d'hyperinsulinisme ou de diabète.
- Série protidique :
  . azotémie,
  . uricémie,
  . créatininémie.
- Série lipidique :
  . cholestérolémie totale, cholestérol des HDL, calcul des LDL, dosage des apoprotéines A_1 et B,
  . triglycérides,
  . densité optique du sérum.
- sucre et albumine urinaires.

• *Le cas échéant :*
- dosages hormonaux ; surtout :
  . T4 libre TSH ultra-sensible
  . cortisol libre urinaire (urines de 24 heures)
  . aldostérone - debout, couché
  . radiographie de la selle turcique.

Enquête diététique

Elle est indispensable et fondamentale. Elle permet d'évaluer :
- le niveau calorique de la ration quotidienne moyenne : hyper-, hypo-, normophagie,
- les déséquilibres qualitatifs : hyperlipidique, hyperglucidique, hypoprotidique,
- l'apport vitaminique (C, B, A et D), minéral (Ca, Mg, Na, Fe) et hydrique (hypohydrie fréquente),
- les rythmes alimentaires (repas unique, absence d'un vrai petit déjeuner),
- le mode d'alimentation (familial, cantine, restaurants),
- la consommation d'alcool,

Aucun régime n'est prescriptible sans enquête diététique préalable. Exemple : les obèses hypophages ne peuvent maigrir que si l'on *augmente* leur ration protidique.

Deuxième consultation

La diétothérapie de l'obésité commune est basée sur quatre points fondamentaux :
1) *Le régime.*
2) *L'abstention de médicaments à visée amaigrissante.*
3) *L'activité physique.*
4) *Le soutien moral.*

Le régime

En partant de six régimes (*cf.* tableau p. 29) :
- H1, H2, H3,
- FI, F2, F3,

on personnalisera la diététique en fonction de neuf paramètres :

a. *Le coefficient d'obésité :*

- le régime est fonction du degré de surcharge pondérale ;
- paradoxalement, plus la surcharge est importante, moins il est sévère. Pour deux raisons :
  . dans les obésités discrètes, le patient souhaite retrouver rapidement un poids normal et accepte des restrictions importantes,
  . dans les obésités importantes, la situation métabolique et psychologique est différente : difficultés pour rompre les anciennes habitudes alimentaires, voies métaboliques de gaspillage qui ne peuvent être modifiées du jour au lendemain.

b. *Les résultats du bilan biologique :*

- s'ils sont normaux, le régime amaigrissant est le régime standard,
- si l'inflation métabolique est modérée – ce qui est d'ailleurs souvent le cas – le régime est encore le régime standard. Il suffit à lui seul à normaliser le bilan biologique. Ne jamais prescrire de thérapeutique à visée correctrice métabolique sans avoir fait l'épreuve de la seule diététique,
- s'ils sont très perturbés et impliquent la nécessité de tenir compte d'une dyslipidémie majeure, d'un trouble de la glycorégulation, d'une hyperuricémie importante, d'une créatininémie élevée, il faut exclure du régime standard les aliments entraînant l'inflation spécifique (voir régime des dyslipoprotéinémies, des hyperuricémies, des insuffisances rénales; par exemple : les abats interdits en cas de goutte, les crustacés en cas d'hypercholestérolémie).

c. *La pathologie associée*

L'obèse est fréquemment un « polypathologique ». Par exemple, il est souvent :
- un petit hypertendu. Le recours d'emblée aux hypotenseurs n'est justifié qu'en cas d'hypertension sévère (ou rebelle). Savoir attendre l'effet hypotenseur de la perte de poids. Se contenter de recommander l'abstention de sel d'ajout,
- un dyspeptique : gastrite hypersthénique, hernie hiatale. Associer au régime standard les éléments du régime d'épargne gastrique (voir régime dyspeptique),
- un constipé : insister sur la consommation de fibres (légumes verts, son),
- un hyperuricémique : assurer une diurèse minimale de 1,5 l (recommandation valable pour tous).

d. *Le degré de dépense physique*

Il faut savoir être d'autant plus libéral (protéines et aliments riches en fibres) que l'obèse a une activité physique importante. Mais, dans ce cas, augmenter d'autant l'apport hydrique (1 calorie protidique doit obligatoirement être couverte par 7 ml d'eau).

e. *L'aspect socioculturel :*

- il faut tenir compte de la réalité économique et sociale,
- il faut faire prendre conscience du fait que régime n'est pas synonyme de cherté,
- le régime commence au marché dans le choix judicieux des denrées (de saison...) et n'exige pas une consommation quotidienne de viande. Les sources de protéines animales sont suffisamment variées (laitages écrémés, poissons, volailles, gibier),
- la profession et ses astreintes ne doivent pas être un obstacle à la cure d'amaigrissement et il est toujours possible d'allier impératifs professionnels et alimentaires (choix du restaurant, gamelle, repas froid),
- il faut tenir compte des habitudes personnelles, familiales, régionales.

f. *La gastronomisation de la diététique :*

- elle est le garant indispensable de l'adhérence au traitement,
- il faut faire un effort pour expliquer à l'obèse qu'il ne doit pas s'enfermer dans un régime monotone et triste,
- l'aspect hédonique de l'alimentation doit être obligatoirement mis en exergue,

- le régime doit être varié, appétissant, agréable. Il doit faire appel à des aliments inhabituels (poissons, crustacés, triperie, gibier, volailles variées, conserves...).

g. ***Les rythmes alimentaires***

Le fractionnement de l'alimentation (trois repas et deux collations, à 10 h et à 17 h) permet :
- d'éviter l'hypoglycémie de fin de matinée,
- d'écrêter les pics d'hyperglycémie,
- de diminuer le besoin de manger,
- d'améliorer la qualité de l'amaigrissement (le coût calorique du travail digestif étant multiplié par le nombre de repas).

Cependant, le fractionnement ne doit en aucun cas déboucher sur une hyperphagie, mais sur une meilleure répartition journalière de la ration.

h. ***Le semainier***

Relatant la composition de chacun des repas, il ne doit pas être un pensum, mais un outil pédagogique et de contrôle de régime. L'obèse soulignera lui-même de rouge les aliments interdits qu'il aura consommés.

i. ***La courbe de poids***

Sur la dernière page de son semainier, le sujet dessinera sa courbe de poids (pesée hebdomadaire et non quotidienne), en noir tant qu'elle descend, en rouge si elle remonte.

L'abstention de médicaments à visée amaigrissante

- pas d'anorexigènes : le régime permet de manger à volonté sans avoir faim ;
- pas d'extraits thyroïdiens, même sous forme de métabolites actifs ;
- et surtout pas de diurétiques qui entraîneraient un hyperaldostéronisme secondaire très difficile à réduire ;
- les seules prescriptions utiles sont, le cas échéant :
  . en cas de constipation : mucilages, sorbitol, huile de paraffine (le mucilage peut être prescrit 1/2 heure avant les repas pour donner, en outre, une sensation de plénitude gastrique) ;
  . en cas de fatigue : préparations polyvitaminées (type *Alvityl, Survitine, Quotivit),* préparations contenant des oligo-éléments ;
  . selon les cas, un apport de sels minéraux (Ca, Mg, K, Fe) ;
  . sédatifs légers à doses filées.

L'activité physique

C'est un complément thérapeutique indispensable et irremplaçable car :
- le sport a une action lipolytique indéniable, à condition d'en faire suffisamment (être prudent avant d'autoriser un obèse sédentaire à retrouver une activité physique : la progression doit être surveillée et contrôlée) ;
- l'exercice physique augmente le HDL_2 cholestérol et favorise l'effet lipolytique des catécholamines,

- l'amaigrissement ne doit porter que sur la masse grasse, pas sur la masse maigre : l'activité physique favorise le développement musculaire (hyperplasie et hypertrophie des myofibrilles),
- le sport constitue une première démarche psychothérapeutique : il tend à réconcilier l'obèse avec son corps. De plus, quand on fait du sport, on ne se supporte pas gros.

Le soutien moral

- dans la grande majorité des cas, l'obèse n'a pas faim, il a envie de manger,
- il ne sait pas résister à la tentation,
- l'aliment est un tranquillisant, d'autant plus qu'il est sapide (sucré, gras, alcoolisé),
- l'obèse a besoin d'être aidé, conforté,
- toutes les techniques psychothérapeutiques visent en fin de compte à lui donner la «volonté de vouloir» :
  . pour maigrir, dans la majorité des cas,
  . pour vivre en meilleure harmonie avec son corps, parfois,
- une cure d'amaigrissement sans soutien moral est vouée sinon à l'échec, du moins à la rechute,
- la qualité du soutien est fonction du trouble psychoaffectif qui sous-tend la névrose de l'oralité :
  . entretien à l'occasion des consultations,
  . orientation vers des associations d'obèses dont se dégage une dynamique de groupe à la condition formelle qu'elles soient sous surveillance médicale,
  . orientation vers des techniques d'expression corporelle (yoga, mime, danse),
  . orientation vers des techniques de relaxation visant à modifier le schéma corporel (Schultz, Jacobson, Klotz...),
  . orientation vers le Globalisme – technique personnelle de groupe. Globale, car elle intègre à la conscience les trois niveaux d'organisation du système nerveux : structure, fonctionnement et comportement, et permet par des exercices de tension et de relaxation de «redessiner» un nouveau schéma corporel.

Surveillance de la cure d'amaigrissement

L'expérience montre que le rythme mensuel des consultations est un bon rythme. L'amaigrissement est apprécié :
- par la pesée,
- et surtout par la prise des mensurations (tour de cou, périmètre scapulaire, tour de poitrine, tour de taille, tour de hanche, tour de cuisse à 20 cm et 10 cm au-dessus de la pointe supérieure de la rotule).

La vitesse de l'amaigrissement varie d'un sujet à l'autre :
- la chute pondérale est plus marquée les premières semaines ;
- puis elle se fait par paliers ;
- dans l'ensemble : 0,5 à 1 kg par semaine.

Lorsque le poids idéal (ou souhaité, d'un commun accord entre le thérapeute et son patient) est atteint, on substitue au régime initial un régime de stabilisation (voir tableau p. 36) durant 8 à 12 semaines permettant une réintroduction progressive des aliments jusque-là interdits ou limités. Cette phase de stabilisation est indispensable. Sans elle, la reprise du poids réapparaît. Si tel est le cas, il faut tout mettre en œuvre pour convaincre le sujet qu'il ne doit jamais brûler les étapes.

Après le régime amaigrissant et après le régime de stabilisation, la troisième partie du régime est constituée par l'apprentissage de l'équilibre alimentaire (*cf.* 421 = GPL p. 11) seul garant à long terme de l'absence de rechute et du respect des règles élémentaires de l'hygiène alimentaire.

Mais, en tout état de cause, du début à la fin de la cure d'amaigrissement, il faudra en toute honnêteté, sans relâche, dire au malade que :

- les individus diffèrent par leur corpulence aussi bien que par leur taille ou que par la couleur de leurs yeux. Il faut savoir faire comprendre qu'une baisse de 10 à 15 % du poids initial est susceptible dans la plupart des cas de faire régresser les complications somatiques et qu'il n'est pas toujours souhaitable d'atteindre le poids idéal théorique. Des régimes excessivement restrictifs répétés peuvent en effet favoriser le développement de résistances à la perte de poids et rendent les tentatives de régime de moins en moins efficace (*syndrome du yo-yo pondéral).*
- ce qui compte, ce n'est pas tellement maigrir, mais ne pas regrossir, donc réapprendre à manger,
- l'obésité n'est pas une maladie, mais un « tempérament » ; on ne guérit pas un tempérament, mais on peut lui adapter une autre façon de manger,
- que 50 g de confitures resteront toujours 50 g de confitures et que si l'on grossit avec 50 g et pas avec 30, il faudra, sa vie restante durant, savoir se contenter de 30 g – ce qui n'exclut tout de même pas, cependant, qu'il faille à jamais se passer de confitures !

Le régime amaigrissant : bases fondamentales

Trois catégories d'aliments

a. ***Permis :***

- les aliments protidiques (viandes, poissons, laitages écrémés),
- les aliments riches en fibres (légumes verts, salades).

b. ***Interdits :***

- les aliments riches en glucides et en lipides ;
- l'alcool.

c. Autorisés en quantités limitées (mais obligatoires pour des raisons vitaminiques, enzymatiques ou minérales élémentaires) :

- le beurre à cause de la vitamine A et des acides gras à chaîne courte,
- l'huile à cause des acides mono- et poly-insaturés,
- le fruit à cause de la vitamine C et du glucose,
- le pain ou les biscottes (sucres complexes) car le névraxe consomme 120 g de glucose par jour, faute de quoi il fait appel à la néoglucogenèse, ce qui entame le capital azoté,
- le sucre pour les mêmes raisons,
- le fromage, pour le calcium, chez le sujet qui ne supporte pas le lait,
- les œufs et le jambon, pour des raisons organoleptiques élémentaires et pour la facilitation du régime.

Ne pas avoir faim

Manger à volonté même en dehors des repas les aliments autorisés. Ne pas tenir compte de leur valeur calorique. Seule compte leur possibilité de se transformer en graisses de réserves.

Ne pas avoir soif

Boire à volonté, de préférence entre les repas. Veiller à assurer une diurèse minimale d'1,5 l par jour.

Varier le plus possible les menus

De façon à éviter les subcarences, et à satisfaire l'appétit. (La faim est un besoin, l'appétit est un désir.)

Personnaliser le régime

- FI, F2, F3 pour les femmes,
- H1, H2, H3 pour les hommes.
- FI et H1 pour sujets ayant moins de 10 kg à perdre,
- F2 et H2 pour sujets ayant de 10 à 25 kg à perdre,
- F3 et H3 pour sujets ayant plus de 25 kg à perdre.

Ces 6 régimes sont finalement identiques et ne varient guère que par la proportion des aliments « permis en quantités limitées » laquelle est fonction de chaque cas. En outre, leur prescription sera nuancée selon l'activité physique du malade, son morphotype et son bilan biologique. Il ne s'agit donc que de régime-type servant de base à d'autres prescriptions diététiques.

Aliments	*FI*	*H1*	*F2*	*H2*	*F3*	*H3*
Beurre (par jour) en g	5	5	10	10	10	10
Huile (par jour) en g	5	5	10	10	15	15
Fromage (par jour) en g				20		30
Jambon maigre bien dégraissé (par semaine)	2	2	2	3	3	3
Œufs (à la coque, durs, pochés, mollets) par semaine	2	3	3	4	4	4
Féculents[1]			100	150	150	
Fruits (par jour)[2]	150	150	200	250	250	300
Pain	30	40	40	50	60	80
Sucre n° 4 (par jour)	0	0	2	3	3	4

1. Féculents autorisés parfois, selon l'enquête diététique.
2. 1 pomme moyenne ou 1 poire ou 1 pêche ou 1 agrume ou 3 abricots ou 15 fraises ou 10 cerises ou 15 framboises,
3. ou équivalent pain : 8 biscottes = 100 g pain = 1/2 baguette.
1 biscotte = 15 g de pain.

> **Au total,** ***la diétothérapie de l'obésité repose sur 4 points :***
> - ***un régime, indispensable, mais pas n'importe quel régime,***
> - ***l'activité physique,***
> - ***le soutien moral,***
> - ***l'abstention de tout médicament à visée amaigrissante.***

Aliments diététiques

Il en existe de nombreux.
Certains sont très utiles, d'autres moins ou pas du tout.

a. ***Les aliments protidiques***

Dans l'obésité commune féminine, on peut faciliter le régime en proposant la consommation un jour sur deux, à la place d'un des principaux repas, de repas lactés et/ou d'un substitut de repas hyperprotéiné.

b. ***Les aliments de grignotage***

En cas de fringale, entre les repas, on peut proposer une ou deux tablettes de protéines qui ont l'avantage de réaliser la « compensation orale » et de permettre d'attendre le repas suivant.

c. ***Les édulcorants de synthèse***

Il est conseillé d'apprendre au patient à se débarrasser du goût sucré. En cas d'impossibilité, on en limitera la consommation.

d. ***L'huile de paraffine***

Elle n'offre plus vraiment d'intérêt dans les régimes amaigrissants (voir constipation, pages 188-189). On peut parfois utiliser ses succédanés récents.

L'obésité chez l'enfant

La définition de *l'obésité chez l'enfant* tient compte des variations physiologiques de l'adiposité au cours de la croissance et prend donc en compte la distribution statistique en fonction de l'âge.

L'enfant *obèse* est ainsi défini *comme un enfant dont l'IMC est supérieur au 97e centile de distribution pour une classe d'âge.* L'obésité infantile est devenue dans les pays industrialisés un problème majeur de santé publique.

En France, ces dernières années, le nombre d'enfants obèses a été multiplié par trois : la proportion d'enfants obèses est passée de 5 % en 1980 à 15 % en 2000 ; il existerait en France maintenant plus d'un million d'enfants obèses.

La fréquence de l'obésité majeure augmente par ailleurs plus rapidement que celle de l'obésité modérée. On voit de plus en plus d'enfants superobèses qui ont d'autant plus de risques de rester obèse à l'âge adulte que leurs parents le sont aussi.

Les causes de la progression de cette obésité sont multiples :
- il pourrait s'agir *d'une sélection génétique* des obèses du fait de leur meilleure résistance aux privations. La corpulence est l'un des traits humains les plus *héréditaires*.

Ainsi, l'étude de vrais jumeaux élevés dans des familles différentes montre que ces enfants développent une obésité proche de celle de leurs parents biologiques et non de leurs parents adoptifs. La réponse au régime riche en graisses est génétiquement déterminée. Certains sujets résistent à l'obésité alors que d'autres y sont très sensibles;

- les raisons *environnementales* sont également déterminantes dans la genèse de l'obésité. La disponibilité mondiale accrue des aliments de haute valeur énergétique et de meilleur palatibilité est sûrement un facteur expliquant la fréquence accrue de l'obésité. Dans les pays émergents, on a pu parler de « macdomination » et de « coca-colonisation », préjudiciables à la santé;
- à ces facteurs s'associe chez les enfants une *sédentarité* accrue renforcée par le temps passé devant la télévision, les jeux vidéo et les ordinateurs. D'ailleurs, depuis quelques années les apports nutritionnels recommandés spécialement chez l'enfant sont calculés non seulement en fonction du *sexe et de l'âge* mais aussi de *l'activité physique*.

Les conséquences de l'obésité infantile sont d'autant plus importantes que l'on sait qu'une obésité apparue avant la puberté risque dans 50 % des cas de persister à l'âge adulte. Or une obésité constituée dès l'enfance et persistant à l'âge adulte *est très pathogène, en effet* :

- l'obésité, à l'origine d'augmentations du cholestérol et de la tension artérielle, provoque une *augmentation des maladies cardio-vasculaires à l'âge adulte* surtout chez les garçons;
- *les apnées du sommeil* ne sont pas assez souvent diagnostiquées et prises en compte. Or, les conséquences de ces dernières sur l'apprentissage et la mémorisation de l'enfant justifient une demande d'enregistrement polygraphique ventilatoire nocturne chez un enfant obèse atteint de ronflements nocturnes;
- les adolescents en surpoids développent plus de *goutte* et de *cancers du côlon* à l'âge adulte que les autres adolescents;
- chez les femmes, on trouve davantage de *diabète*, de pathologie *articulaire*, de *troubles des règles* et de *pathologie gestationnelle* chez celles qui avaient été obèses pendant l'enfance;
- *les lithiases biliaires*, de même que les *stéatoses hépatiques,* sont plus fréquentes chez les adolescents obèses;
- enfin, aux États-Unis, une maladie nouvelle a frappé les enfants obèses de onze ans en moyenne au sein des populations ethniques pauvres : une forme ultra-précoce de *diabète de type gras*. Cette affection est maintenant observée en France.

C'est le plus précocement possible que doit être entrepris le traitement de la surcharge pondérale de l'enfant, car :

- le pourcentage de réussite est supérieur chez l'enfant;
- 30 % des obèses adultes l'ont été dans leur enfance;
- il ne faut pas croire que la puberté va arranger la situation pondérale;
- plus tôt sera atteint l'équilibre pondéral et moins marquée sera l'empreinte métabolique (voies de gaspillage) et psychoaffective (conditionnements alimentaires de compensation);
- enfin, l'enfance constitue assurément le moment privilégié pour aborder l'éducation nutritionnelle, espérant pouvoir de ce fait diminuer à moyen et à long termes, l'incidence des affections diéto-dépendantes.

Le meilleur critère diagnostique et pronostique chez l'enfant semble être *l'indice de masse corporelle,* l'IMC étant défini par le rapport poids (en kg) sur la taille (en m) au carré. Le pourcentage de graisse de l'enfant variant au cours de la croissance, il est nécessaire de tenir compte de l'âge.

Le critère de l'obésité le plus souvent utilisé est l'étude du rapport du poids mesuré sur le poids attendu pour la taille. Il se calcule à partir des courbes de Sempe et Pedron présentes sur tous les carnets de santé, la limite de 120 % étant retenue pour parler d'obésité. Un *IMC supérieur à 2 déviations standards*, selon les courbes établies en fonction de l'âge et du sexe, présentes dans les carnets de santé les plus récents, définit ainsi l'obésité. La *surveillance* des courbes de corpulence montre chez l'enfant normal une augmentation de l'IMC durant la première année de la vie, suivie d'une diminution jusqu'à environ 6 ans, suivie d'une nouvelle augmentation caractérisant *le rebond adipeux*.

Cette surveillance de la courbe de poids est très importante car elle permet de noter l'âge d'apparition du rebond d'adiposité. *Plus celui-ci est précoce*, plus le risque que l'obésité persiste à l'âge adulte est important.

Ainsi, un enfant gros ayant un rebond précoce sera vraisemblablement gros à l'âge adulte mais un enfant maigre ayant un rebond très précoce risque aussi de devenir obèse.

C'est *le plus précocement possible après l'âge de trois ans* que l'obésité de l'enfant sera traitée, surtout si l'un des deux parents est obèse.

• *Certaines erreurs hygiéno-diététiques* sont systématiquement recherchées par l'interrogatoire. Elles sont plus fréquentes chez l'enfant obèse :

- une tendance chez l'enfant obèse à écarter tout ce qui est nouveau (néophobie) : cette tendance entraîne souvent une alimentation monotone excluant fruits et légumes ;
- un régime dit « cafétéria » avec tachyphagie et grignotage continu entraînant une prise alimentaire excessive ;
- un petit déjeuner souvent escamoté ;
- un abus de boissons sucrées ;
- une sédentarité excessive : l'exercice physique est conseillé dans tous les cas. Il a été démontré que plus un sujet est entraîné, plus l'exercice favorise la combustion des graisses. Les sports conseillés seront ludiques plus que compétitifs, pratiqués de façon individuelle plutôt qu'en groupe et en endurance plutôt qu'en résistance. Les sports tels que natation, vélo, course et aviron sont particulièrement indiqués.

• On recherchera toujours des problèmes *psychologiques* plus ou moins importants.

Le thérapeute doit établir un dialogue dans un climat de confiance et c'est à l'enfant lui-même qu'il doit expliquer le bien-fondé du régime.

Si l'enfant, malgré toutes les explications, n'est pas désireux de maigrir, il faut reporter parfois la prescription de régime.

Les rapports, parfois conflictuels avec et entre les parents ou avec les frères et sœurs, sont parfois à l'origine des troubles du comportement alimentaire et une psychothérapie est parfois indiquée avant même d'attaquer le symptôme prise de poids.

Cet enfant, trop souvent montré du doigt par ses petits camarades mais aussi par les adultes, sera valorisé au maximum. La mésestime de soi entraîne en effet des attitudes compensatoires alimentaires.

Il faut chercher aussi à déculpabiliser cet enfant, le plus souvent victime d'injustice génétique.

• Le régime prescrit ne sera ni laxiste ni trop rigide. L'orthodoxie nutritionnelle peut être transgressée et le gâteau d'anniversaire lors d'un repas familial ou lors de goûters avec des copains peut être autorisé.

Le cas échéant, on apprendra au jeune patient à organiser son grignotement. De toutes façons, le rythme de trois repas et deux collations doit être respecté.

L'amaigrissement n'interfère en rien avec les exigences nutritionnelles de la croissance si toutefois l'on respecte :

- un apport suffisant en protéines animales (porteuses d'acides aminés indispensables) ;
- un apport adéquat en corps gras insaturés ;
- une ration minérale et vitaminique appropriée (lait et laitages pour le calcium, fruits et légumes pour la vitamine C et les fibres, etc.).

RÉGIME DE L'OBÉSITÉ COMMUNE NON COMPLIQUÉE

► **Aliments permis**

- *Toutes les viandes de boucherie :* bœuf, veau, cheval, porc maigre (rôti de porc froid dégraissé, par exemple), gigot et côtes de mouton dégraissés,
  . grillées, bouillies, rôties sans graisse, ou à la broche.
- *Toutes les volailles* (sauf oie ou canard d'élevage) : poulet, pintade, dinde, dindonneau, pigeon,
  . grillées, bouillies, à la broche, rôties (mais ne pas consommer la peau).
- *Tous les gibiers non faisandés :* lapin de garenne, lièvre, faisan, perdrix, canard sauvage, chevreuil, sanglier.
- *Les abats :* cœur, foie, langue, rognons, tripes.
- *Tous les poissons :*
  . cuits au court-bouillon, grillés, en papillote, au four, avec aromates.
- *Les coquillages :*
  . crus ou cuits en marinière.
- *Les crustacés :* par exemple : crabes, crevettes, langoustines, langoustes, homards,
  . cuits au court-bouillon, grillés, en papillote, au four, avec aromates.
- *Tous les légumes verts* (frais, en conserves, ou surgelés) : asperges, aubergines, blettes, céleris branche, champignons, choux, choux-fleurs, choux de Bruxelles, cœurs de palmier, concombres, courges, courgettes, endives, épinards, fenouil, haricots verts, oseille, poireaux, poivrons, radis, tomates.
- *Certains légumes verts* sont également autorisés *mais pas en grande quantité :* artichauts, betteraves rouges, carottes, céleris rave, navets, oignons, petits pois extra-fins, potirons, salsifis,
  . cuits à l'anglaise, à la vapeur ou au four.
- Toutes les crudités et salades à l'huile de paraffine et au citron ou au vinaigre.
- Les fromages à *0 %* de matière grasse *nature.*
- Les yoghourts *nature.*
- Le lait écrémé (liquide ou en poudre).
- Le café, le thé, les infusions.
- Les eaux minérales non gazeuses faiblement minéralisées (Vittel Grande Source, Évian, Volvic), eau du robinet.
- Épices faibles, fines herbes, aromates, condiments.

► **Aliments interdits**

- Bouillons de viandes et de poissons, potages aux pommes de terre ou aux pâtes.
- Graisses, margarines, fritures, sauces, ragoûts, mayonnaise, béarnaise, charcuterie, conserves de viandes et de poissons (sauf conserves de poissons au naturel).
- Porc gras, mouton gras, oie, canard d'élevage, agneau gras.
- Sucreries, confitures, gelées, miel, bonbons, chocolat.
- Pâtisseries, entremets, crèmes.
- Les fruits secs : raisins, figues, pruneaux, abricots.
- Les fruits oléagineux : noix, noisettes, amandes, cacahuètes, olives, avocats.
- Les glaces et sorbets (sauf sorbets « maison » sucrés avec édulcorants de synthèse), les sodas, sirops, jus de fruits.
- Les alcools : apéritifs, digestifs, vins, bière, cidre.

► **Aliments permis en quantité limitée (mais obligatoire) :**
À déterminer selon les cas (voir tableau p. 29)

- Huile .... par jour
- Beurre .... par jour

- Fromage .... par jour
- Jambon maigre, bien dégraissé .... tranches par semaine
- Œufs .... par semaine
- Féculents .... par jour
- Fruits .... par jour
- Biscottes .... par jour
  ou pain .... par jour
- Sucre n° 4 .... par jour

QUELQUES RÈGLES POUR LE RÉGIME DE L'OBÉSITÉ

► Ne pas boire pendant les repas, boire librement entre ceux-ci, de préférence dans la demi-heure qui précède ou dans les 2 heures qui suivent les repas. Assurer une diurèse quotidienne minimale de 1,5 l par jour.

► *Manger peu salé.*

► Préparer les aliments sans graisse de cuisson (à l'eau, au four, au gril, à la broche, dans une poêle à revêtement antiadhésif).

► *Petit déjeuner :*

. thé léger ou café noir léger ou lait écrémé (mais ne pas mélanger le thé ou le café avec du lait si le mélange provoque des troubles dyspeptiques).
. avec les biscottes et le beurre permis,
. et viande froide, fromage à 0 % de matières grasses ou œufs ou jambon (dans les quantités permises) ou yaourt nature.

► *Ne pas avoir faim :*

. manger à volonté, et même en dehors des repas, les aliments autorisés (par exemple faire un goûter dans l'après-midi avec un morceau de viande froide ou du fromage blanc maigre ou un yoghourt ou un verre de lait écrémé). Réserver le fruit pour la collation.

► *Ne pas avoir soif :*

. boire à satiété les boissons permises mais en dehors des repas.

► Se peser régulièrement, mais *pas plus d'une fois par semaine.* Assurer si possible 9 heures de lit et 8 heures de sommeil.

► Reprendre progressivement contact avec les activités physiques (marche, cyclisme, natation…) ou continuer à pratiquer le sport habituel.

► Faire une cuisine aussi variée que possible.

MENUS POUR UNE SEMAINE DE RÉGIME POUR L'OBÉSITÉ

	Lundi	*Mardi*	*Mercredi*	*Jeudi*	*Vendredi*	*Samedi*	*Dimanche*
Petit déjeuner	thé biscottes beurrées 1 œuf coque (ou dur)	café biscottes beurrées 1 tranche de jambon	thé biscottes beurrées fromage blanc	café biscottes beurrées poulet froid	thé biscottes beurrées 1 œuf coque (ou dur)	café biscottes beurrées 1 tranche de jambon blanc	thé biscottes beurrées rôti de veau froid
Déjeuner	crevettes rosés filets de merlan pochés carottes Vichy pomme au four	salade de tomates foie grillé au citron aubergines au four camembert	radis au sel faux-filet sur gril petits pois aux laitues Saint-Marcellin	1/2 pamplemousse brochettes de mouton provençales et abats haricots verts persillés 1 yoghourt nature	grillade de porc asperges vinaigrette Brie orange	salade de céleri rôti de veau jardinière de légumes fraises	assiette de fruits de mer lapin à la moutarde laitues braisées sorbet au citron
Dîner	concombre au yoghourt escalope de dinde en papillote choux-fleurs persillés demi-sel	veau en gelée fonds d'artichauts aux herbes yoghourt orange	salade de céleri poulet rôti à l'estragon épinards au lait écrémé compote de fruits	tomates farcies à la viande salade de laitue mimolette pomme	endives en salade truite au four champignons de Paris hachés fromage blanc	poireaux en salade côte d'agneau grillée Saint-Paulin flan à la vanille	assiette anglaise salade composée vacherin pomme

- Chaque repas peut comporter un yoghourt ou du fromage blanc.
- Le fruit peut être gardé pour l'après-midi.

PRINCIPES DU RÉGIME DE STABILISATION

1re semaine : régime de base + un plat de féculents dans la semaine.
2e semaine : régime de la 1re semaine + un autre plat de féculents dans la semaine.
3e semaine : régime de la 2e semaine + un autre plat de féculents dans la semaine.
4e semaine : régime de la 3e semaine + un autre plat de féculents et une portion de fromage de 40 g par semaine.
5e semaine : régime de la 4e semaine + une autre portion de fromage 40 g par semaine et un verre de vin.
6e semaine : régime de la 5e semaine + une cuillerée à soupe d'huile par jour.
7e semaine : régime de la 6e semaine + une pâtisserie par semaine.
8e semaine : régime de la 7e semaine + 50 g de pain par jour.

LES ALIMENTS ALLÉGÉS DANS LA RÉDUCTION PONDÉRALE

Ce sont des aliments analogues aux produits naturels, mais dont la teneur en lipides et/ou en glucides est fortement réduite. Ces allégés sont soutenus par une publicité importante et sont souvent étiquetés de manière à induire certaines erreurs.

Si le beurre allégé ne donne lieu à aucune interprétation (41 % de matière grasse), pour les fromages et les produits laitiers (sauf le lait écrémé et demi-écrémé), il faut savoir calculer la teneur en matière grasse suivant qu'il s'agit de pourcentage du poids sec ou de celui du produit entier.

Quant aux laitages, le pourcentage est calculé sur le produit pur : une crème à 15 % contient 15 g de graisse pour 100 g, alors qu'un fromage blanc à 20 % n'en contient que 4 g (soit 20 % du produit sec).

Pour les aliments sans sucre, c'est-à-dire sans saccharose ajouté, ils peuvent contenir d'autres glucides également hyperglycémiants et insulino-sécréteurs (ex. jus de fruits riches en fructose).

Par ailleurs, il existe une réaction métabolique devant les aliments allégés :

1° Il semble que la consommation de ces aliments augmente en quantité, soit par l'absence de sensation de satiété, soit pour des raisons psychologiques : « on peut en manger ».

2° Il apparaît également que l'organisme devant un apport calorique insuffisant abaisse à la longue ses dépenses. C'est ce qui arrive d'ailleurs chaque fois que l'on utilise des régimes trop restrictifs.

En somme, même ces aliments allégés doivent être rationnés dans un régime de réduction pondérale.

Dyslipoprotéinémies

La diétothérapie des dyslipoprotéinémies a pour finalité essentielle la réduction du taux plasmatique du cholestérol et des triglycérides ainsi que la modification du taux des particules et de leurs apoprotéines qui les transportent. L'inflation des lipides dans le sang peut avoir une expression :

1° Extra-vasculaire :

a) dépôts : xanthomes
- tendineux (types II a, II b)
- cutanés (types II a, II b, IV)
- éruptifs (types I, IV, V)
- tubéreux (type III)
- des plis plantaires (type III).

xanthélasma (types II a, II b, III)

arc cornéen (types II a, II b, III)

b) pancréatite (types I, V)

2° Intravasculaire :
- athérome
- thrombose

Il est important de comprendre que le régime ne sera efficace sur ces pathologies que dans la mesure où l'on aura bien cerné la typologie de la dyslipoprotéinémie.

Bases physiopathologiques

Les dyslipoprotéinémies sont pour la plupart très diétosensibles; il est donc indispensable d'explorer le sujet dans des conditions alimentaires habituelles, sans régime particulier.

Le prélèvement sanguin doit être fait le matin après douze heures de jeûne.

On demandera les dosages suivants :
- la densité optique du sérum
- les triglycérides
- le cholestérol total
- selon les cas, le HDL cholestérol (par précipitation) qui permet le calcul du LDL cholestérol par la formule de Friedewald :

$$LDL = CT - HDL - \frac{TG}{5} \text{ (en g/l, valable si } TG \leq 4 \text{ g/l)}$$

- lorsque ce bilan est tout à fait normal chez un homme jeune à risque cardio-vasculaire, exceptionnellement, on peut demander d'autres dosages, comme la lipoprotéine (a) très athérogène et thrombogène.

Normalité de ces dosages :

TG	homme < 1,50 g/l	femme < 1,30 g/l
CT	non supérieur à 2 g/l	
HDL	homme > 0,50 g/l	femme > 0,45/l
LDL	inférieur à 1,30 g/l	
Apo A1	supérieure à 1,20 g/l	
Apo B	inférieure à 1,30 g/l	
Lp (a)	inférieure à 0,30 g/l	

Concernant la normalité du taux de cholestérol, on ne tient plus compte de l'âge et l'on conseille un taux de cholestérol non supérieur à 2 g par litre. Bien entendu chez l'enfant, et au moins jusqu'à l'adolescence, on conseille un taux bien inférieur à 2 g/1 (non supérieur à 1,70 g/1). À l'opposé, après l'âge de 60/70 ans, il est justifiable d'être moins strict, d'autant plus que l'on ne retrouverait plus de corrélation entre le taux de cholestérol et la pathologie athéromateuse.

Concernant le taux des triglycérides, il faut avoir en mémoire sa labilité. Celle-ci est en partie due à une demi-vie plus courte. Il peut être alors conseillé dans certains cas de demander un dosage de ces triglycérides après 8 h de jeûne.

En cas d'anomalie très importante, ne pas hésiter à refaire les examens une deuxième fois, voire une troisième fois, car, à partir du moment où le diagnostic est posé, la diétothérapie sera l'affaire de toute la vie. Les résultats permettent de typer la dyslipoprotéinémie selon deux classifications :

- celle de l'OMS issue de celle de Fredrikson qui est assez compliquée,
- celle de De Gennes, plus simple, et qui débouche sur des données très pratiques. Nous en proposerons également une troisième, basée sur la simple appréciation de limpidité ou de la turbidité du sérum.

Rappel de la classification de l'OMS

Elle est basée sur l'électrophorèse (classification de Fredrikson). L'étude des lipoprotéines permet, selon leur taille ou leur vitesse de migration (progression sur gel de polyacrylamide ou d'agarose) de distinguer :

- les chylomicrons;
- les lipomicrons ou pré β-lipoprotéines ou VLDL (*Very low density lipoproteins*) ou lipoprotéines de très basse densité;
- les β-lipoprotéines ou LDL (*Low density lipoproteins*) ou lipoprotéines de basse densité;
- les α-lipoprotéines ou HDL (*High density lipoproteins*) ou lipoprotéines de haute densité;
- une cinquième, qui n'est normalement pas présente à jeun, a été mise en évidence, la broad-β-lipoprotein, ou lipoprotéine intermédiaire, dont la densité est celle des VLDL, mais qui migre comme les LDL.

À partir de ces notions, la classification de l'OMS propose 6 types :

Type I ou hypertriglycéridémie exogène ou hyperchylomicronémie :

- les triglycérides sont très élevés,
- le cholestérol est normal ou à peine augmenté,

- chylomicrons à l'électrophorèse,
- mais les chylomicrons ne sont pas athérogènes : le risque est essentiellement pancréatique, car le type I peut provoquer une sécrétion anarchique et brutale du suc pancréatique.

Type II a ou hypercholestérolémie pure essentielle :
- le cholestérol est élevé,
- les triglycérides sont normaux,
- les β-lipoprotéines sont augmentées à l'électrophorèse,
- elle est athérogène. L'athérome touche principalement les artères coronaires.

Type II b ou hyperlipidémie mixte :
- le cholestérol est élevé, habituellement le HDL cholestérol est abaissé,
- les triglycérides sont élevés,
- les β et pré β sont élevés à l'électrophorèse,
- à cholestérol total égal, risque athérogène plus important que dans l'hypercholestérolémie pure, du fait d'un HDL cholestérol abaissé.

Type III – association de la forme II et de la forme IV : hyperlipidémie mixte :
- le cholestérol est élevé,
- les triglycérides sont élevés,
- à l'électrophorèse : augmentation des VLDL – présence la broad-β, lipoprotéine (entre les β et pré β),
- haut potentiel athérogène pouvant toucher les 3 territoires : membres inférieurs, cœur et cerveau.

L'âge moyen de survenue des complications est de 38 ans. Ce type est caractérisé cliniquement par sa rareté.

Type IV ou hypertriglycéridémie endogène ou hyperlipomicronémie :
- le cholestérol est modérément augmenté,
- les triglycérides sont élevés,
- à l'électrophorèse : les pré β (ou lipomicrons) sont élevés,
- risque athérogène et thrombogène (augmentation du Facteur VII et du PAI_1 inhibiteur de l'activateur du plasminogène).

50 % des patients de type IV ont une hyperuricémie. L'association hyperuricémie, hypertriglycéridémie et troubles du métabolisme glucidique est fréquente et connue sous le nom de trisyndrome métabolique.

L'hypertriglycéridémie au-delà de 15 g/l fait craindre une pancréatite aiguë.

Type V – association des types I et IV :
- le cholestérol est modérément augmenté,
- les triglycérides sont élevés,
- à l'électrophorèse : augmentation des chylomicrons et des lipomicrons (pré β),
- risque de pancréatite.

Classification pratique

Le recours à l'électrophorèse n'est le plus souvent pas nécessaire.

On peut se servir en pratique :
- de la formule lipidique (cholestérol total triglycérides),
- de la densité optique du sérum à jeun.

Après 12 heures de jeûne, à partir de plasma frais, on obtient 3 types de sérum :

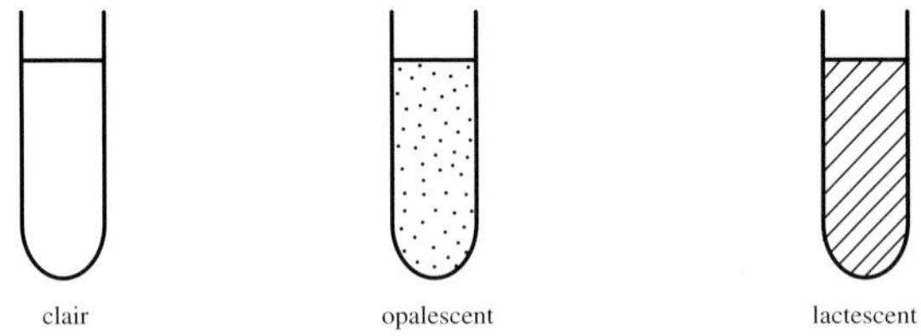

Alors qu'après 24 h de décantation à 4°, on peut obtenir 6 types :

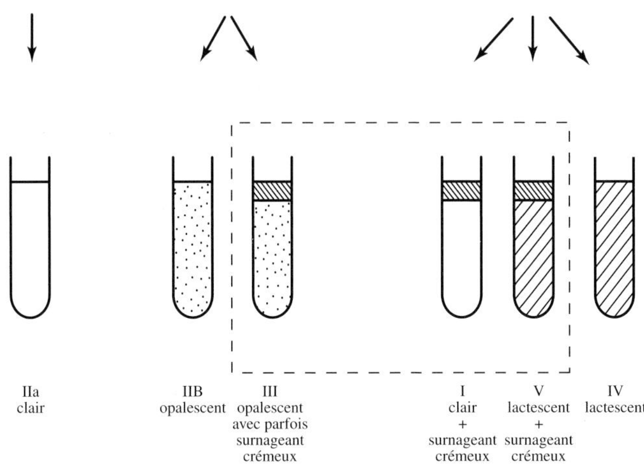

Ce schéma précise qu'après 12 heures de jeûne un sérum opalescent frais ne permet pas de faire la distinction entre un type II b et un type III. De même, un sérum lactescent frais ne permet pas de savoir s'il s'agit d'un type I, V ou IV. Il faut donc attendre 24 h à 4° pour obtenir les six types correspondant à ceux décrits dans la classification de l'OMS.

Le passage d'un type à l'autre est possible. Les raisons en sont la demi-vie brève des triglycérides, une erreur ou une modification diététique rendant possible le passage d'un type V à un type IV, d'un type II b à un type II a, d'un type I à un type IV ou V par une compensation excessive en glucides lors de la restriction en graisses; bien entendu, un type IV avec une hypertriglycéridémie modérée, peut donner un sérum opalescent.

Les types I, V, III étant peu fréquents (encadré en pointillés sur le schéma ci-dessus; type 1 : 1/1 million; type III : 1/10 000) on se trouve en pratique le plus souvent devant 3 types principaux : un type clair (II a), un type opalescent (II b), un type lactescent (IV). Ces 3 types représentent au moins 90 % des cas.

Cette lecture que le praticien peut faire lui-même, confrontée aux résultats du laboratoire (un sérum clair avec un taux de cholestérol correct correspond à la normale) permet de classer les dyslipoprotéinémies en 3 catégories :

1) sérum clair : hypercholestérolémie pure ou prédominante
   - Type II a
2) sérum opalescent : hyperlipidémie mixte
   - Types II b et Type III (II + IV ou non typable)
3) sérum lactescent : hypertriglycéridémie pure ou prédominante
   - exogène : Type I
   - endogène : Type IV
   - endogène et exogène : Type V (IV + I)

Il convient ici d'ajouter les formes dites « latentes » survenant chez des sujets sans facteur de risque apparent avec un cholestérol total normal et des triglycérides normaux mais avec :
- une hyper-LDLémie isolée ou,
- une hypo-HDLémie isolée,
- une diminution isolée des Apo Al,
- une augmentation isolée des Apo B,
- une lipoprotéine (a) : Lp (a) qui, favorisant la formation de cellules spumeuses et inhibant la fibrinolyse (compétition avec le plasminogène) se révèle très athérogène et thrombogène.

Les dyslipoprotéinémies à sérum clair (type II a) sont peu diétosensibles (un régime sérieux, par exemple à moins de 300 mg de cholestérol par jour ne fait baisser le cholestérol total que de 10 à 15 % alors qu'un demi régime reste pratiquement inefficace). Lorsque le sérum est opalescent (II b et III) elles sont moyennement diétosensibles. Lorsque le sérum est lactescent elles sont très diétosensibles. Il est établi que plus le rôle de l'environnement est important, plus le rôle du régime est important. À l'opposé, plus l'empreinte génétique est importante (ex. autosomique dominant dans le type II a dans sa forme hypermajeure ou majeure), moins la diététique est efficace. Les formes latentes peuvent être également diétosensibles (ex. diminution d'une hyper-LDLémie isolée par des acides gras poly-insaturés, ou augmentation d'une HDLémie basse par des acides gras mono-insaturés ou par la pratique du sport).

Bases diététiques

Les recommandations actuelles en matière de traitement diététique et médicamenteux des patients dyslipidémiques tiennent essentiellement compte du taux de LDL cholestérol exprimé en g/l (mmol/l). Nous avons vu comment calculer ce dernier à l'aide de la formule de Friedewald.

La prise en charge diététique est de règle dès que le taux de LDL cholestérol excède :
- 1,60 g/l (4,1 mmol/l);
- 1,30 g/l (3,4 mmol/l) pour les sujets ayant plus de deux autres facteurs de risque ou ayant une maladie coronarienne.

Les facteurs de risque qui doivent être pris en compte en dehors du LDL cholestérol sont :

1 : l'âge (homme de 45 ans ou plus, femme de 55 ans ou plus, ou femme ayant une ménopause précoce sans traitement hormonal substitutif)
2 : les antécédents familiaux de maladie coronaire précoce ou d'artériopathie
3 : le tabagisme actuel
4 : l'hypertension artérielle permanente
5 : le diabète sucré
6 : l'HDL cholestérol < 0,35 g/l, quel que soit le sexe

Il faudra tenir compte à l'inverse du facteur *protecteur* que constitue un *HDL cholestérol = à 0,60 g/l.* Dans ce dernier cas on soustrait alors *un « risque »* au score de niveau de risque.

La thérapeutique médicamenteuse est instituée :
- pour un *LDL cholestérol > 2,20 g/l* (5,7 mmol) chez un sujet n'ayant pas d'autre facteur de risque;
- pour un LDL cholestérol > 1,90 g/l chez un sujet ayant un facteur de risque;

- pour un LDL cholestérol > 1,60 g/l (4,1 mmol) chez un sujet ayant deux autres facteurs de risque;
- et pour un LDL cholestérol > 1,30 g/l au-delà de deux facteurs ou en cas de maladie coronarienne.

Dans tous les cas, il faut souligner que la thérapeutique médicamenteuse ne doit en aucun cas être un prétexte pour arrêter le régime prescrit. En effet un médicament hypolipémiant est plus efficace, lorsqu'il est associé à la diététique et la non-observance du régime peut annuler tous les espoirs mis dans un traitement médicamenteux.

De toutes façons ce régime qui privilégie les fruits, les céréales et les poissons a d'autres vertus bénéfiques pour la santé.

Le régime vise à :

- diminuer les apports *des aliments riches en cholestérol* : œufs, abats, beurre et les aliments riches en cholestérol (*cf.* tableau p. 45) afin de réduire le cholestérol alimentaire à 300 mg/jour;
- diminuer globalement la consommation de lipides dont l'apport calorique ne doit pas dépasser 30 % de la ration calorique quotidienne;
- diminuer *les apports en graisses saturées* : fritures, charcuteries, viandes, matières grasses d'origine laitière. Pour cela il faudra privilégier le poisson aux dépens de la viande, favoriser la consommation de volaille sans la peau et de jambon maigre et préférer toujours les viandes blanches : veau, dinde, poulet.

L'apport quotidien devra apporter :

- 1/3 d'acides gras saturés (8 % maximum de la ration calorique globale);
- 1/3 d'acides gras mono-insaturés;
- 1/3 d'acides gras poly-insaturés (tournesol, colza, maïs, pépins de raisin) : apport égal ou supérieur à 10 % de la ration calorique globale.

La consommation deux à trois fois par semaine de poissons et surtout de poissons gras (maquereau, saumon, hareng, sardine, thon) sera encouragée dans le but d'augmenter la consommation *d'acides gras de type oméga 3*. Certaines huiles végétales telles l'huile de colza et l'huile de noix présentent aussi un apport intéressant en oméga 3.

Enfin, on conseille maintenant l'utilisation de margarines enrichies *en phytostérols* qui interfèrent avec l'absorption intestinale du cholestérol provoquant ainsi une diminution du taux plasmatique du cholestérol total et du LDL cholestérol.

L'apport glucidique compensera la réduction calorique liée à la restriction en graisses (un apport essentiellement de glucides complexes est recommandable à environ 50-55 % de la ration calorique totale).

La consommation de féculents et plus particulièrement de lentilles et haricots sera conseillée.

Le régime comprendra également 20 à 30 grammes de fibres alimentaires par jour.

L'utilisation de fromages blancs, yaourt et lait demi-écrémé sera recommandée.

Dans tous les cas il faut garder à l'esprit :

- qu'un sujet obèse doit d'abord maigrir avant toute autre forme de régime;
- qu'en cas d'échec de la diétothérapie : il faut se souvenir que la dyslipoprotéinémie peut ne pas être primitive mais secondaire : voir tableau page 44.

Il faut s'assurer du bon typage de la dyslipoprotéinémie afin de ne pas prescrire une diétothérapie erronée.

Ainsi, dans les dyslipoprotéinémies à sérum lactescent :

a) En cas de type IV (hypertriglycéridémie endogène), il faut rechercher une sensibilité aux sucres, à l'alcool, au surpoids :

• dans la forme glucido-dépendante :
- suppression des sucres simples,
- si besoin limitation des sucres complexes en tenant compte de l'index glycémique;

• dans la forme alcoolo-dépendante :
- arrêt de toute boisson alcoolisée.
  Dans tous les cas, réduction importante de la consommation en cas de prise excessive.
• dans la forme pléthoro-dépendante. Le régime sera hypocalorique (voir Obésité page 21).

b) Dans les types I et V :
• au-dessus de 20 g/l : apporter moins de 30 g de lipides par jour. Le recours à des triglycérides à chaîne moyenne et courte n'entraînant pas la formation de chylomicrons mais se rendant directement au foie par le sang porte est nécessaire (voir tableau p. 46);
• entre 15 et 20 g/l : pas plus de 40 g de lipides par jour;
• en dessous de 15 g/l : on testera un apport de 60 g de lipides par jour.
- On évitera la compensation par trop de glucides afin d'éviter le passage d'un type I à un type IV ou V.
- Le régime sera hyperprotidique (aliments protidiques les plus pauvres en lipides).
- Hypoalcoolique (< 5 %) ou sans alcool.

Le cas échéant, il est bien entendu indispensable de traiter les autres facteurs de risque :

• tabagisme,
• hypertension artérielle,
• hyperuricémie,
• sédentarité,
• troubles de la glycorégulation.

Ne pas oublier de rechercher une anomalie chez les autres membres de la famille

Au total, la diétothérapie des dyslipoprotéinémies paraît compliquée, mais elle ne l'est pas si :
- on sait faire le typage de l'affection,
- dans les formes à sérum clair : c'est la restriction du cholestérol alimentaire qui prévaut en association avec la diminution des graisses saturées et l'augmentation des graisses insaturées,
- dans les formes à sérum opalescent : la restriction du cholestérol, des acides gras saturés, des glucides simples, de l'alcool est liée à l'augmentation de l'apport en acides gras insaturés,
- dans les formes à sérum lactescent :

a) dans le type IV : selon les cas, amaigrissement, arrêt de l'alcool, arrêt des sucres simples.

Dans tous les cas effet bénéfique des acides gras poly-insaturés de type ω3 (docosa-hexa-énoïque, eïcosa-penta-enoïque).

b) dans les types I et V :
- restriction lipidique,
- complémentation par des AGM (acides gras à chaîne moyenne, voir tableau p. 46).

On veillera à un apport suffisant en vitamines E et A, étant donné leur action antioxydante et neutralisante des radicaux libres.

On veillera également à un apport adapté en fibres, celles-ci diminuant la lipémie postprandiale.

QUELQUES-UNS DE NOS PRÉJUGÉS SUR LES CORPS GRAS

Toutes les huiles sont équivalentes sur le plan calorique. Qu'il s'agisse d'huiles riches en acides gras poly-insaturés (souvent appelées huile « de régime ») ou bien d'huile d'arachide ou d'olive, toutes ces huiles apportent 9 kilocalories par gramme. On a, trop souvent et longtemps, cru que les corps gras cuits dégageaient de *l'acroléine*. Ceci n'est vrai que pour les cuissons atteignant *330 °C (cuissons industrielles)*. Or, *les cuissons ménagères ne vont que jusqu'à 180 °C;* à cette température, les corps gras ne laissent échapper que des acides gras libres, on ne risque donc pas de toxicité par l'acroléine dans ce cas. Il ne faut pas pour autant laisser chauffer la friture. Il est donc possible de chauffer jusqu'à 180 °C toutes les huiles sans les dénaturer, même les huiles riches en acides gras poly-insaturés (type soja ou tournesol). *Toutefois, si ces huiles ne deviennent pas toxiques à la cuisson, leurs propriétés spécifiques sont* alors *modifiées,* et de ce fait, *leur intérêt diminué.* Il est donc conseillé de ne pas chauffer plusieurs fois de suite ces huiles. La friture, si elle est bien conduite, n'est pas nocive, même pour les dyslipidémiques. Mais si le patient pour des raisons digestives (hypersensibilité des voies biliaires) ne supporte pas les corps gras cuits, il faudra lui déconseiller fritures, sautés et ragoûts. Comme nous l'avons déjà vu, les poissons gras ne sont pas à écarter totalement du régime. Plus que l'origine, c'est la quantité totale des lipides qu'il faut savoir considérer. Par contre, il faut faire attention aux fromages fermes (Comté, Hollande et Gruyère) qui sont parmi les fromages les plus gras, apportant 30 g de lipides pour 100 grammes. *Un camembert ou un brie annonçant 45 ou 50 % de matières grasses sur l'étiquette ne contient en fait que 22 à 25 g de lipides.* Le pourcentage mentionné sur l'emballage correspond à l'extrait sec. Il ne faut pas oublier *qu'un camembert contient 50 % d'eau.*

HYPERLIPIDÉMIES ET HYPERLIPOPROTÉINÉMIES SECONDAIRES

Toutes les hyperlipidémies ne sont pas primaires ou essentielles. Un certain nombre d'entre elles sont secondaires à des affections qu'il convient de traiter en premier lieu (est indiqué le type le plus fréquemment rencontré).

- *Mauvaises habitudes alimentaires :*
  . abus de sucres, de corps gras.
- *Maladies métaboliques :*
  . obésité (Type IV)
  . goutte (Type II b)
  . diabète (Types IV, I, V).
- *Affections endocriniennes :*
  . hypothyroïdie
    - d'origine basse (Type II a)
    - d'origine haute (Types II b, III). hypercorticisme (Type II b). acromégalie (Types II b, IV)
- *Affections hépatiques :*
  . cholestase (Type III) (lipoprotéine « x »)
  . éthylisme (Type IV)
  . syndrome de Ziève
- *Pancréatites (Types IV ou V)*
- *Affections rénales :*
  . insuffisance rénale chronique (Type IV)
  . syndrome néphrotique (Types II b, IV)

- *Iatrogènes :*
  . corticothérapie (Types II b et IV)
  . iode : amiodarone, amplivix, pneumogéïne (II a)
  . antihypertenseurs
    - diurétiques
    - bêtabloquants
  . les estro-progestatifs
  . la perhexiline, l'isotrétinoïne
- *Grossesse*
- *Affections diverses :*
  . brûlures,
  . hépatome,
  . lupus érythémateux disséminé,
  . glycogénose,
  . thésaurismose,
  . maladies de Gaucher, Niemann-Pick, Tay-Sachs,
  . porphyries,
  . syndrome hémolytico-urémique,
  . hypocalcémie idiopathique,
  . sarcomes hématopoïétiques,
  . paraprotéinémie bénigne ou maligne (myélome),
  . maladies auto-immunes,
  . intoxication par les insecticides chlorés.

TENEUR EN CHOLESTÉROL DE CERTAINS ALIMENTS (pour 100 g) :

Produits laitiers :	
- lait entier	14 mg
- lait écrémé	3
- crème à 10 % de MG	36
- crème à 35 % de MG	124
- beurre	260
- fromage (30 à 45 % de MG)	125
Œufs :	
- jaunes d'œufs	1 560
- soit pour un œuf	270
Viandes :	
- bœuf	67
- veau	84
- porc	60
- mouton	77
- poulet	95
Graisses :	
- bœuf	90
- porc	100
- mouton	90
Abats :	
- foie de bœuf	265
de veau	314
de porc	340
- rognons de bœuf	300
de veau	400
de porc	365
de mouton	400
- ris de veau	225
- cervelle de veau	1 810
Poissons :	
- flétan	58
- morue	44
- maquereau	80
- saumon	60
- truite	57
- sprat	170
- merlan	55
- hareng	85
- thon	55
Crustacés[1] :	
- langouste	208
- crevette	226

1. Le cholestérol se trouve dans la tête, peu dans le corps qui peut donc être consommé en quantités raisonnables.

CORPS GRAS RICHES EN TRIGLYCÉRIDES À CHAÎNE MOYENNE

On désigne sous le nom de T.C.M., les triglycérides à chaîne moyenne (ou courte) type acide caprique (10 C) ou caprilique (8 C).

• Leur hydrolyse par la lipase pancréatique est plus courte que celle des triglycérides à chaîne longue.

• Leur solubilité est plus grande en milieu aqueux, ce qui permet leur absorption en l'absence de sels biliaires.

• Leur absorption est possible même sans hydrolyse préalable, et même par un entérocyte altéré.

• Leur hydrolyse est complète dans l'entérocyte.

• Ils ne peuvent pas être resynthétisés en triglycérides.

• Ils ne s'incorporent pas aux chylomicrons.

• Ils n'empruntent pas la voie lymphatique; ils sont directement transportés au foie en utilisant le système porte.

• On trouve dans le commerce :

– de l'huile :

. Tricème (100 % TCM) laboratoire Sopharga,

. Liprocil (67 % TCM) laboratoire Sopharga,

. Triceryl (67 % TCM),

. Liprogram 20 (80 % TCM) laboratoire Sopharga,

. Ceres (67 % TCM) laboratoire Astra-Calvé;

– de la margarine :

. Ceres (67 % TCM) laboratoire Astra-Calvé;

– du lait Triceryl.

• Au-delà de 50 g par jour, ils peuvent occasionner des nausées. Ils ne peuvent subir de cuisson.

VALEUR LIPIDIQUE DES ALIMENTS PROTIDIQUES

Les viandes, poissons, volailles, abats ont une valeur protidique à peu près identique représentant 20 % (de la partie comestible). Par contre, la teneur lipidique est variable d'une espèce à l'autre, et au sein d'une même espèce, d'un morceau à l'autre. Et on a commis un certain nombre de confusions à ce propos. Si la classification des poissons en maigres, demi-gras et gras, permet de les comparer entre eux, elle s'avère inexacte et impropre lorsqu'il s'agit de comparer les poissons aux autres aliments protidiques. Ainsi bon nombre de poissons dits demi-gras (tels harengs ou maquereaux) ne contiennent en fait pas plus de lipides qu'une viande dite maigre.

• *Aliments contenant de 0,5 à 5 % de lipides :*

Cheval, pigeon, gibier, jambon maigre mais aussi dorade, truite, sole, limande, raie, grondin, merlan et cabillaud.

• *Aliments contenant de 5 à 10 % de lipides :*

Lapin, poulet, pintade, bœuf maigre, maquereau, hareng, turbot, rouget.

• *Aliments contenant de 10 à 15 % de lipides :*

Veau, filet de porc, gigot d'agneau ou de mouton, dinde, canard, thon frais ou en conserve au naturel, sardine, saumon.

• *Aliments contenant de 20 à 25 % de lipides :*

Jambon, morceaux gras de mouton et d'agneau, anguille, lamproie, murène, morceaux de porc autres que le filet et le jambon. Certaines viandes sont très riches en lipides : l'oie (30 %) et les charcuteries (de 30 % pour le boudin à 60 % pour les rillettes).

De plus, les lipides des poissons sont très riches en acides gras poly-insaturés de la famille ω3 qui ont une action bénéfique sur la baisse des triglycérides, ainsi que sur les structures membranaires (perméabilité, disponibilité des enzymes et des récepteurs). Ces acides gras : acide *eicosapentaénoïque et acide docosahexaénoïque* entraînent également une augmentation de la LpA1 qui est antiathérogène et une diminution de l'agrégation plaquettaire et du fibrinogène sanguin.

MARGARINES ET HUILES RICHES EN ACIDES GRAS POLY-INSATURÉS (A.G.P.I.)

- Margarines :
  - Crok-Vitol : 50 % d'A.G.P.I. (laboratoire Charrasse)
  - Vitaquell : 48-52 % (Europ-labo-Munchaiisen)
  - au tournesol :
    type Reddy : 40 à 42 % d'A.G.P.I. (la plus riche)
    type Fruit d'Or : 40 % d'A.G.P.I. (Astra-Calvé)
- Huiles :
  - de Carthame .... : 77 % d'A.G.P.I.
  - de noix .... : 72 %
  - de pépins de raisins .... : 67 %
  - de tournesol .... : 61 %
  - de soja .... : 61 %
  - de maïs .... : 56 %
  - de sésame .... : 42 %
  - de colza .... : 34 %

HUILES RICHES EN ACIDES GRAS MONO-INSATURÉS

Olive : .... 68 %
Colza : .... 61 %

RÉGIME DES DYSLIPOPROTÉINÉMIES À SÉRUM CLAIR

► **Recommandations générales :**

- Manger lentement en mastiquant correctement chaque bouchée. Faire vérifier l'état de la denture.
- Répartir l'alimentation de la journée en 3 ou 4 repas.
- Ne pas sauter de repas. Faire un petit déjeuner copieux.
- Préparer les aliments de façon agréable et très variée. Il est préférable de les préparer sans graisse de cuisson (à l'eau, à la vapeur, au four, au gril, à la broche, en papillote, dans une poêle à revêtement antiadhésif). Si la quantité de graisse permise est suffisante, il sera possible pour varier les préparations de faire des sautés, ragoûts, fritures (ne jamais laisser fumer les corps gras).
- Si la quantité d'huile préconisée est insuffisante, utiliser, pour assaisonner les crudités de l'huile de paraffine (Acal ou Restrical), mais en quantités modérées.
- Ne consommer que les aliments autorisés (y compris le week-end).
- Éviter de boire au cours des repas. Ne pas boire dans la demi-heure qui précède, ou les 2 heures qui suivent les repas. Mais boire entre les repas en quantité suffisante pour assurer une diurèse minimale de 1,5 l.
- Éviter de trop saler les aliments.
- Éviter de fumer.
- Faire du sport (marche, footing, natation, cyclisme, éducation physique).
- Éviter l'alcool sous toutes ses formes (un verre de vin de bonne qualité est autorisé à la fin des 2 principaux repas).

► **Aliments autorisés :**

- *Les viandes maigres :* cheval, veau, bœuf bien maigre (filets de porc et gigot à condition qu'ils soient bien dégraissés), les gibiers : lapin, lièvre, faisan, perdrix, canard sauvage ; la volaille : pigeon, poulet, pintade, dinde (ne pas consommer la peau).
- *Les poissons :* dorade, truite, sole, limande, raie, grondin, cabillaud, merlan, maquereau, hareng, turbot, rouget, sardine, conserves de poisson au naturel.
- *Les farineux,* tes *féculents* (pâtes, riz, pommes de terre)
- *Les sucres simples* (avec modération)
- *Les produits laitiers écrémés :*
  lait à 0 % de matières grasses (liquide ou en poudre),
  yaourt à 0 % de MG et nature (sans sucre ni fruit),
  fromage blanc à 0 % de MG (sans sucre ni fruit).
- *Les légumes verts* (frais, en conserve, surgelés) crus ou cuits : tous. Les bouillons de légumes.
- *Les épices et herbes aromatiques, les condiments :* moutarde, cornichons, câpres, petits oignons au vinaigre, pickles, poivre.
- Les fruits secs et oléagineux (en quantité modérée).
- Fruits en quantité raisonnable (à ce propos, il faudrait manger au moins 5 pommes pour avoir un effet modeste sur le cholestérol. Il n'est pas pensable d'atteindre cette quantité, l'apport conseillé étant de 2 à 3 fruits par jour).

► **Aliments limités par jour**	*Quantités à ne pas dépasser*
- Viandes ou poisson	200 g/jour
- Jambon bien dégraissé	2 tranches/semaine
- Fromage	20 g/jour
- Margarine	30 g/jour
- Huile*	30 g/jour
- Vin	150 cc/jour

* Riches en acides gras poly-insaturés (mais qui ont l'inconvénient de faire baisser à la fois le LDL et le HDL) et huiles riches en acides gras mono-insaturés (type huile d'olive, ne faisant pas descendre le taux de HDL, et semblant même l'élever).

► **Aliments interdits** *(en dehors des quantités ci-dessus précisées) :*

- Les bouillons de viandes et de poissons,
- Le beurre, la crème fraîche, le saindoux,
- Toutes les huiles et margarines autres que celles indiquées,
- La charcuterie (sauf le jambon bien dégraissé si autorisé),
- L'oie, le gras de la viande, les morceaux gras de mouton et d'agneau, le gibier faisandé,
- Les abats,
- Les œufs,
- Les fromages (en dehors des quantités autorisées), le lait entier (liquide ou en poudre), demi-écrémé, les petits suisses, les fromages blancs gras.

CONSOMMATION QUOTIDIENNE MOYENNE RÉGIME DES DYSLIPOPROTÉINÉMIES À SÉRUM CLAIR					
ALIMENTS	QUANTITÉS	PROTIDES	LIPIDES	GLUCIDES	CHOLESTÉROL
Lait ou yoghourt 0 % M.G. Fromage maigre blanc 0 % M.G.	500 100	17 8	– –	25 3	15 15
Viandes ou poissons maigres	200	40	16	–	150
Pain Pommes de terre ou pâtes ou riz ou légumes secs ou farine ou céréales	200 300	14 6	– –	110 60	
Sucre ou miel ou bonbons	20	–	–	20	
Légumes verts Fruits	400 200	6 –	– –	28 24	
Margarine spéciale Huile spéciale	20 30	– –	17 30	– –	– –
Boissons hydriques	1,5 l				
Boissons alcoolisées : vin N = 5 % 4 %	150 cc 100 Cal.				
Total : 2 000 Cal. dont		91 = 364 Cal.	63 = 567 Cal.	270 = 1 080 Cal.	180 mg
Pourcentage..		18 %	28 %	54 %	
		N : 15 à 20 %	< 30 %	50 à 55 %	
$\frac{AGI}{AGS}$ = 2,9 – Graisses saturées = 16 g					

JOURNÉE TYPE : RÉGIME DES DYSLIPOPROTÉINÉMIES À SÉRUM CLAIR

- **Petit déjeuner :**
  - lait 0 % MG
  - + sucre
  - pain
  - margarine spéciale
- **10 h :**
  - 1 fruit + 1 yaourt 0 % MG sans sucre ou nature.
- **Déjeuner :**
  - crudités*
  - viande*
  - légumes verts*
  - féculents cuits
  - fromage blanc 0 % MG : + sucre
  - pain
- **Goûter :**
  - pain + fromage blanc 0 % MG ou yaourt 0 % MG
    boisson sucrée
- **Dîner :**
  - légumes verts crus ou cuits (potage)
  - viande*
  - féculents cuits*
  - 1 yaourt 0 % ou nature ou entremets au lait 0 % sucré
  - 1 fruit
  - pain

* margarine spéciale : 5 g, huile spéciale : 15 g. crues.

MENUS TYPES POUR 7 JOURS DE RÉGIME DES DYSLIPOPROTÉINÉMIES À SÉRUM CLAIR

	Lundi	*Mardi*	*Mercredi*	*Jeudi*	*Vendredi*	*Samedi*	*Dimanche*
Petit déjeuner	lait à 0 % MG chaud ou froid, nature ou aromatisé (thé, café, chicorée) si toléré avec 5 g de sucre (1 morceau) + pain : 50 g + margarine						
10 h	1/2 pamplemousse 1 yoghourt sans sucre	1 pomme 1 yoghourt sans sucre	1 poire cuite sans sucre 1 yoghourt sans sucre	1 banane 1 yoghourt sans sucre	1 orange 1 yoghourt sans sucre	reste salade fruits frais 1 yoghourt sans sucre	ananas frais 1 yoghourt sans sucre
Déjeuner	radis steak haché de cheval épinards et riz fromage blanc vanillé pain 1/2 verre de vin	chou rouge brochette de veau tomates au four + semoule au curry fromage blanc au zeste de citron pain 1/2 verre de vin	tomates lapin à la moutarde jardinière de légumes fromage blanc au caramel liquide (1 c à c) pain 1/2 verre de vin	concombre truite au gril ratatouille et riz fromage blanc nature pain 1/2 verre de vin	carottes râpées pintade rôtie haricots verts et pommes de terre sautées fromage blanc vanillé pain 1/2 verre de vin	endives en salade filets de merlan en papillote pommes de terre en robe des champs fromage blanc pain 1/2 verre de vin	pousses de soja rosbeef choux de Bruxelles et purée fromage blanc au zeste d'orange pain 1/2 verre de vin
Goûter	pain Thé + 1 sucre	pain + infusion sucrée	pain + café sucré	pain + 1/2 sel thé sucré	pain + infusion sucrée	pain + café sucré	pain + thé sucré
Dîner	betteraves en salade rôti de porc bien dégraissé purée yoghourt poire pain 1/2 verre de vin	potage à la tomate dorade au four pommes de terre à l'anglaise lait gélifié au cacao dégraissé (10 g) orange pain 1/2 verre de vin	poireaux vinaigrette steak grillé pâtes yoghourt brugnon pain 1/2 verre de vin	ratatouille froide en salade jambon bien dégraissé lentilles lait gélifié à la chicorée liquide (10 g) pomme pain 1/2 verre de vin	haricots verts et tomates en salade sardines fraîches grillées coquillettes yoghourt salade de fruits frais sans sucre pain 1/2 verre de vin	potage poireaux pommes de terre escalope de veau purée Crécy crème à la maïzena 1/2 pamplemousse pain 1/2 verre de vin	rosbeef froid + cornichons salade composée (riz, tomates, poivrons, haricots verts) yoghourt mangue pain 1/2 verre de vin

RÉGIME DES DYSLIPOPROTÉINÉMIES À SÉRUM OPALESCENT

I. Recommandations pour le type IIb (Ha + IV)

► **Recommandations générales :**

- Manger lentement en mastiquant correctement chaque bouchée. Faire vérifier l'état de la denture.
- Répartir l'alimentation de la journée en 3 ou 4 repas. Ne pas sauter de repas. Faire un petit déjeuner copieux.
- Préparer les aliments de façon agréable et très variée. Il est préférable de les préparer sans graisse de cuisson (à l'eau, à la vapeur, au four, au gril, à la broche, en papillote, dans une poêle à revêtement antiadhésif). Si la quantité de graisse permise est suffisante, il sera possible pour varier les préparations de faire des sautés, ragoûts, fritures (ne jamais laisser fumer les corps gras).
- Ne consommer que les aliments autorisés (y compris le week-end).
- Éviter de boire au cours des repas. Ne pas boire dans la demi-heure qui précède ou les 2 heures qui suivent les repas. Mais boire entre les repas en quantité suffisante pour assurer une diurèse minimale de 1,5 l.
- Éviter de trop saler les aliments.
- Éviter de fumer.
- Faire du sport (marche, footing, natation, cyclisme, éducation physique).
- Éviter l'alcool sous toutes ses formes.

► **Aliments autorisés :**

- *Les viandes maigres :* cheval, veau, bœuf bien maigre (filets de porc et gigot à condition qu'ils soient bien dégraissés), les gibiers : lapin, lièvre, faisan, perdrix, canard sauvage; la volaille : pigeon, poulet, pintade, dinde (ne pas consommer la peau).
- *Les poissons :* dorade, truite, sole, limande, raie, grondin, cabillaud, merlan, maquereau, hareng, turbot, rouget, sardine, conserves de poisson au naturel. 3 à 4 repas de poissons sont conseillés au minimum par semaine, les poissons gras étant particulièrement riches en acides gras poly-insaturés dont ceux de la famille ω3.
- *Les produits laitiers écrémés :*
  lait à 0 % de matières grasses (liquide ou en poudre),
  yaourt à 0 % de MG et nature (sans sucre ni fruit),
  fromage blanc à 0 % de MG (sans sucre ni fruit).
- *Les légumes verts* (frais, en conserve, surgelés) crus ou cuits : tous. Les bouillons de légumes.
- *Les épices et herbes aromatiques, les condiments :* moutarde, cornichons, câpres, petits oignons au vinaigre, pickles, poivre.

Assurer un bon apport en fibres (diminution de la lipémie postprandiale).

► **Aliments limités**	*Quantités à ne pas dépasser*
- Viandes ou poissons maigres	250 g/jour
- Jambon bien dégraissé	2 tranches par semaine
- Œufs	2 par semaine
- Fromage	30 g par jour
- Pain	250 g/jour
- Féculents ou équivalent	300 g/jour
- Fruits	100 g/jour = 1 petit fruit
- Margarine*	30 g/jour
- Huile*	40 g/jour

* Riches en AG mono- et poly-insaturés type tournesol, olive, maïs, pépin de raisin.

► **Aliments interdits** *(en dehors des quantités ci-dessus précisées) :*

- Les bouillons de viandes et de poissons,
- Le beurre, la crème fraîche, le saindoux,
- Toutes les huiles et margarines autres que celles indiquées,
- La charcuterie (sauf le jambon bien dégraissé si autorisé),
- L'oie, le gras de la viande, les morceaux gras de mouton et d'agneau, le gibier faisandé,
- Les abats,
- Les œufs,
- Les fromages (en dehors des quantités autorisées), le lait entier (liquide ou en poudre), demi-écrémé, les petits suisses, les fromages blancs gras,
- Les sucreries en dehors des quantités autorisées : sucre, confiture, gelée, miel, bonbons, tonics, bitters, sodas, sirops, cacao, chocolat, caramels, pâtes d'amandes,
- Les pâtisseries, biscuiteries, crèmes, glaces, sorbets,
- Les fruits secs : raisins, pruneaux, figues, abricots,
- Les fruits oléagineux : noix, noisettes, amandes, cacahuètes, olives, avocats,
- Les alcools : apéritifs, digestifs, cidre, bière, vin.

II. Recommandations pour le type III

- La diétosensibilité est voisine de celle des types IIb et IV ; il faut la tester selon les cas.

**CONSOMMATION QUOTIDIENNE MOYENNE
RÉGIME DES DYSLIPOPROTÉINÉMIES À SÉRUM OPALESCENT**

Aliments	Quantités	Protides	Lipides	Glucides	Cholestérol
Lait ou yoghourt 0 % M.G. Fromage Fromage blanc 0 % M.G.	500 150	17 12	– –	25 6	15 23
Viandes maigres ou poissons Œufs 2/semaine	200	40	16	– –	225
Pain ou biscottes Pommes de terre ou pâte ou riz ou légumes secs ou farine	200 300	14 6	– –	110 60	–
Sucre	0				
Légumes verts Fruits	400 150	6 –	– –	28 18	– –
Beurre Margarine Huile	0 20 35	 – –	 17 35	 – –	 – –
Boissons hydriques	1,5 l				
Boissons alcoolisées N = 5 %	0	95 380 Cal.	68 612 Cal.	247 988 Cal.	263 mg
Total : 1 980 Cal. dont					
Pourcentage			19 %	31 %	50 %
		N	15 %	30 %	50 %
$\frac{AGI}{AGS}$ = 3,2 – Graisses saturées – 16 g					

**JOURNÉE TYPE DU RÉGIME DES DYSLIPOPROTÉINÉMIES
À SÉRUM OPALESCENT**

- **Petit déjeuner :**
  - lait 0 % MG
  - pain
  - margarine spéciale
  - sucre de synthèse si nécessaire
- **10 h :**
  - verre de lait 0 % ou 1 yaourt 0 % ou nature (sucre de synthèse si nécessaire)
- **Déjeuner :**
  - crudités
  - viande ou poisson*
  - légumes verts*
  - fromage blanc 0 % MG
  - pain
- **Goûter :**
  - yaourt
  - fruit
  - boisson sans sucre (sucre de synthèse si nécessaire)
- **Dîner :**
  - légumes verts crus ou cuits
  - viande ou poisson**
  - féculents cuits**
  - 1 yoghourt 0 % ou nature ou entremets au lait 0 % (sucre de synthèse si nécessaire)
  - pain

* Margarine spéciale : 10 g, huile spéciale : 20 g.
** Margarine spéciale : 10 g, huile spéciale : 15 g.

MENUS TYPES POUR UNE SEMAINE DE RÉGIME DES DYSLIPOPROTÉINÉMIES À SÉRUM OPALESCENT :

	Lundi	*Mardi*	*Mercredi*	*Jeudi*	*Vendredi*	*Samedi*	*Dimanche*
Petit déjeuner	café ou thé ou chicorée – lait écrémé : 1 bol – pain : 100 g – margarine spéciale : 20 g.						
10 h	1 yoghourt sans sucre 1 orange	1 yoghourt sans sucre 1 pomme	1 yoghourt sans sucre 1 pêche	1 yoghourt sans sucre 1/2 pamplemousse	1 yoghourt sans sucre 1 poire	1 yoghourt sans sucre 1 banane	1 yoghourt sans sucre prunes
Déjeuner	fenouil cru râpé rôti de veau salade cuite et petits pois fromage blanc au curry pain	champignons vinaigrette rumsteck salsifis fromage blanc au zeste d'orange	laitue + 1/2 œuf dur maquereau à la moutarde haricots verts pommes de terre fromage blanc à la vanille pain	chou-fleur cru râpé pot-au-feu maigre carottes/navets pommes de terre fromage blanc à la ciboulette et au paprika pain	radis aubergine farcie à la viande maigre semoule fromage blanc nature pain	céleri en branches blanquette de lapin courgettes et riz fromage blanc au jus de citron pain	betteraves/ mâche/noix (1-2) filets de sole pochés oseille/pommes de terre à l'anglaise fromage blanc aux herbes pain
Goûter	pain + café sans sucre	pain + thé sans sucre	pain + 1/2 sel infusion sans sucre	pain + café sans sucre	pain + infusion sans sucre	pain + thé sans sucre	pain + café sans sucre
Dîner	potage tous légumes veau froid taboulé yoghourt sans sucre pain	scarole endive braisée dorade au four purée yoghourt sans sucre pain	artichaut vinaigrette escalope de dinde au cumin spaghettis lait gélifié à la fleur d'oranger pain	poireaux vinaigrette salade de bœuf froid au riz semoule au lait écrémé (1/2 œuf) pain	salade de poivrons steak haché pâtes aux épinards yoghourt sans sucre pain	tomates et laitue raie aux câpres pommes de terre à l'anglaise lait gélifié à la cannelle pain	asperges vinaigrette pain de viandes maigres riz aux champignons crème pâtissière (1 œuf) à la vanille pain

RÉGIME DES DYSLIPOPROTÉINÉMIES À SÉRUM LACTESCENT

Régime modèle pour le Type IV : (hypertriglycéridémie endogène)

► **Recommandations générales :**

- Manger lentement en mastiquant correctement chaque bouchée. Faire vérifier l'état de la denture.
- Répartir l'alimentation de la journée en 3 ou 4 repas. Ne pas sauter de repas. Faire un petit déjeuner copieux.
- Préparer les aliments de façon agréable et très variée. Il est préférable de les préparer sans graisse de cuisson (à l'eau, à la vapeur, au four, au gril, à la broche, en papillote, dans une poêle à revêtement antiadhésif). Si la quantité de graisse permise est suffisante, il sera possible pour varier les préparations de faire des sautés, ragoûts, fritures (ne jamais laisser fumer les corps gras).
- Ne consommer que les aliments autorisés (y compris le week-end).
- Éviter de boire au cours des repas. Ne pas boire dans la demi-heure qui précède ou les 2 heures qui suivent les repas. Mais boire entre les repas en quantité suffisante pour assurer une diurèse minimale de 1,5 l.
- Éviter de trop saler les aliments.
- Éviter de fumer.
- Faire du sport (marche, footing, natation, cyclisme, éducation physique).
- Éviter l'alcool sous toutes ses formes.

► **Après avoir testé la sensibilité au surpoids, au sucre, à l'alcool (bien entendu on peut être à la fois sensible au sucre et à l'alcool...), on est amené à distinguer trois formes :**

a) GLUCIDO-DÉPENDANTE :

- *Aliments autorisés :*
  . les poissons, y compris les poissons gras,
  . les viandes,
  . les produits laitiers,
  . les légumes verts (tous) (frais, conserve, surgelés),
  . épices et herbes aromatiques, les condiments.
- *Aliments limités :*
  . pain, pommes de terre, riz, pâtes, semoules, farines, céréales,
  . féculents cuits ou équivalents : pois, haricots secs, lentilles, fèves,
  . pois chiches, pois cassés, maïs,
  . fruits.
- *Aliments interdits :*
  . les sucres simples (confiseries, pâtisseries), boissons sucrées, sucre, confiture, gelée, miel, bonbons, tonics, bitters, sodas, sirops, cacao, chocolat, caramels, pâtes d'amandes, pâtisseries, biscuiterie, crèmes, glaces, sorbets, fruits frais, jus de fruits (en dehors des quantités autorisées), fruits secs : raisins, pruneaux, figues, abricots.

b) ALCOOLO-DÉPENDANTE :

Il s'agit d'une véritable hypersensibilité à l'alcool :
- *Aliments interdits :* boissons alcoolisés.
- *Aliments autorisés :*
  . les autres catégories d'aliments sans excès et avec équilibre.

c) FORME PLÉTHORO-DÉPENDANTE : ici le traitement est l'amaigrissement afin de parvenir au-dessous d'un poids seuil critique. On limitera les apports caloriques aux dépens des sucres simples, des corps gras, de l'alcool, au profit des fibres, des protéines, des sucres complexes (limités) et d'une augmentation de l'activité physique (voir chapitre Obésité p. 21).

► **Diététique des types I et V**

a) LE TYPE I : est sensible aux graisses (hypertriglycéridémie exogène), la ration en lipides est diminuée d'environ 12 %.

- *Aliments autorisés :*
  Les aliments très maigres : le veau (escalopes, morceaux maigres), le cheval, les gibiers : lapin, sanglier, chevreuil, canard sauvage ; le pigeon, la dinde, la pintade, le poulet, le faisan, la perdrix (ne pas consommer la peau des volailles).
  . Les poissons suivants : cabillaud, merlan, grondin, raie, limande, sole, truite, dorade, rouget, turbot, hareng, maquereau, Saint-Pierre, rascasse, tanche, carpe.
  . Les produits laitiers totalement écrémés : lait à 0 % de MG (liquide ou en poudre), yaourt à 0 % MG (sans sucre ni fruit).
  . Les légumes verts (frais, en conserve, surgelés) crus ou cuits : tous.
  . Les épices et herbes aromatiques : moutarde, cornichons, câpres, petits oignons au vinaigre, pickles, poivre…
  . Vitamines liposolubles (A, D, etc.).
- *Aliments limités :*
  . Viandes et poissons maigres (les ω3 émoussent l'élévation des chylomicrons)
  . pain
  . féculents dont l'excès pourrait faciliter le passager vers un Type IV ou V
  . fruits
  . huile et margarine à TCM qui représentera environ 15 % des calories (voir encadré page 46).
- *Aliments interdits* (en dehors des quantités ci-dessus précisées) :
  . les bouillons de viandes et de poissons,
  . le beurre, la crème fraîche, le saindoux,
  . toutes les huiles et margarines autres que celles indiquées,
  . toutes les charcuteries y compris le jambon,
  . toutes les viandes et poissons autres que ceux indiqués,
  . le gras de la viande, le gibier faisandé,
  . les crustacés, les coquillages,
  . les conserves à l'huile,
  . les abats,
  . tous les fromages,
  . le lait entier (liquide ou en poudre), demi-écrémé,
  . les petits suisses, les fromages blancs et les yaourts autres qu'à 0 % de MG,
  . les fruits oléagineux : noix, noisettes, amandes, cacahuètes, olives, avocats.

La possibilité de l'injection de la zone active (55/65) d'ApoII peut permettre dans certains cas de lever des restrictions difficiles.

b) DIÉTÉTIQUE DU TYPE V : elle associe la diététique des Types I et IV.

CONSOMMATION QUOTIDIENNE MOYENNE RÉGIME DES DYSLIPOPROTÉINÉMIES À SÉRUM LACTESCENT					
ALIMENTS	QUANTITÉS	PROTIDES	LIPIDES	GLUCIDES	CHOLESTÉROL
Lait ou yoghourt 0 % M.G. Fromage blanc 0 % M.G.	 500 300	 17,5 24	 – –	 25 12	 15 30
Viandes maigres ou poissons gras Œufs	 200 0	 40	 20	 –	 150
Pain ou biscottes Pommes de terre ou pâtes ou riz ou légumes secs ou farine	250 200	17,5 4	– –	137,5 40	 –
Sucre	0	–	–	–	
Légumes verts Fruits	500 100	7,5 –	– –	35 12	– –
Beurre Margarine Huile	10 10 20	– – –	8,8 8,5 20	– – –	– – –
Boissons hydriques	1,5 l				
Boissons alcoolisées N = 5 %	0				
Total : 2 000 Cal. dont		110,5 442	57 549	261,5 1 046	195 mg
Pourcentage		22 %	26 %	52 %	
	N	15 %	30 %	55 %	
$\frac{AGI}{AGS}$ = 2,3 – Graisses saturées ≃ 16 g					

JOURNÉE TYPE DU RÉGIME DES DYSLIPOPROTÉINÉMIES À SÉRUM LACTESCENT

- **Petit déjeuner :**
  - lait 0 % MG ou 2 yaourts à 0 %
  - pain
  - beurre
  - fromage blanc 0 %
- **Déjeuner :**
  - crudités
  - viandes ou poissons
  - féculents
  - légumes verts cuits*
  - yoghourt 0 % : 1 ou 1 entremet au lait écrémé
  - pain

16 h :
  - pain ou 3 biscottes
  - fruit
  - yoghourt : 0 % ou 1 verre de lait écrémé

- **Dîner :**
  - potage (féculents + légumes verts)
  - viande ou poisson
  - légumes verts cuits
  - fromage blanc 0 %
  - pain

* Margarine TCM : 5 g, huile TCM : 10 g.

MENUS TYPES POUR UNE SEMAINE DE RÉGIME DES DYSLIPOPROTÉINÉMIES À SÉRUM LACTESCENT							
	Lundi	*Mardi*	*Mercredi*	*Jeudi*	*Vendredi*	*Samedi*	*Dimanche*
Petit déjeuner	café ou thé ou chicorée sans sucre 1 bol de lait écrémé ou 2 yoghourts à 0 % MG sans sucre 100 g de pain + 10 g de beurre 100 g de fromage blanc à 0 % MG sans sucre (peuvent être servis à 10 h)						
Déjeuner	champignons crus en salade escalope de veau grillée endives à l'ail pommes vapeur tapioca au lait écrémé pain	carottes râpées steak haché de cheval haricots verts riz au safran yoghourt 0 % pain	scarole lapin rôti ratatouille coquillettes lait gélifié au café pain	concombres au citron dorade au four tomates provençales riz sauvage yoghourt 0 % pain	pousses de soja poulet rôti maïs et salade cuite riz au lait écrémé pain	cœurs de palmiers rougets grillés coquillettes salsifis yoghourt 0 % pain	mâche et betteraves turbot aux blancs de poireaux pommes de terre en papillote semoule au lait écrémé pain
10 h	yoghourt 0 % pain banane	1 verre de lait écrémé 3 biscottes orange	yoghourt 0 % 1 pomme cuite pain	1 verre de lait écrémé mixé avec 1 pêche 3 biscottes	yoghourt 0 % pain prunes	1 verre de lait écrémé mixé avec 1 poire 3 biscottes	1 verre de lait écrémé mixé avec ananas frais pain
Dîner	velouté aux champignons merlan poché carottes vapeur persillées fromage blanc aux fines herbes pain	potage jardinière escalope de dinde purée de céleri fromage blanc vanillé pain	ratatouille froide filets de cabillaud grillés épinards (pommes de terre + céleri) fromage blanc nature pain	potage à la tomate brochette de veau aux poivrons champignons sautés (poêle Tefal) fromage blanc au paprika et au persil pain	crème de laitue poulet froid/ cornichons chou-fleur vinaigrette fromage blanc aux zestes d'agrumes pain	potage au potiron rôti de poulain courgettes fromage blanc à la cannelle pain	potage poireaux/pommes de terre pigeon rôti choux de Bruxelles fromage blanc nature pain

Diabète

La diétothérapie a toute sa place dans le traitement des diabètes car celui-ci comprend l'éducation, la diététique, la pratique du sport, et si besoin un traitement médicamenteux.

Dans toutes les maladies métaboliques, et tout particulièrement dans le diabète, il est indispensable que le malade comprenne sa maladie, qu'il en connaisse les dangers et les possibles conséquences pathologiques (en particulier surveillance du fond d'œil et des pieds). Apprenant le rôle de la diététique, en en mesurant l'enjeu, il est nécessaire qu'il en apprenne le raisonnement, comme par exemple la notion des équivalences glucidiques (ex. 250 g de pomme de terre = 50 g de riz ou de pâtes (cru) = 60 g de légumes secs (crus) = 6 biscottes, etc.) ainsi que la notion de l'index glycémique (voir page 68).

Cette éducation du diabétique qui doit être précoce, et qui est un travail d'équipe, est un travail long, parfois fastidieux pour le praticien. Il faut le reprendre au cours de plusieurs consultations. Il est cependant incontournable si l'on veut aboutir à des résultats valables et à une bonne adhésion aux prescriptions.

Il s'agit donc de modifier définitivement le comportement alimentaire du patient en tenant bien entendu compte de son milieu social, de sa profession (repas à l'extérieur), de son activité physique. Lorsqu'il s'agit du diabète non insulino-dépendant, le patient doit être persuadé que la diététique est le point crucial de son traitement et que tout son avenir dépend de son observance.

Le diabétique insulino-dépendant est actuellement mieux guidé par l'auto-contrôle glycémique et par la facilité fournie par les stylos à insuline pour adapter les doses lors des écarts diététiques inévitables dans une vie active.

Les dernières statistiques ont montré qu'une bonne éducation diététique des diabétiques réduisait considérablement les hospitalisations pour comas acidosiques et hypoglycémiques, les amputations, les accidents oculaires, etc. Le bénéfice en est non seulement pour le patient, mais encore pour les dépenses de santé et de Sécurité sociale.

Le régime n'a pas le même but, selon qu'il s'agit :

- d'un diabète insulinoprive : il faut apprendre au malade à gérer de façon stricte son alimentation et tout particulièrement ses apports alimentaires glucidiques.
- d'un diabète dit « gras » ou de la maturité : il importe avant tout d'instaurer un régime amaigrissant qui, à lui seul, très souvent, normalise le trouble de la glycorégulation. De toute façon, que le patient soit obèse (80 % des cas) ou normopondéral, il faut, avant toute chimiothérapie, faire la preuve de la seule diétothérapie.

Diétothérapie du diabète insulino-dépendant

Le régime du diabétique insulino-dépendant, bien que proche quantitativement et qualitativement d'un régime normal, doit être équilibré, rigoureux, large, appétissant mais sans écart. Rigueur relative qui concerne également l'hygiène alimentaire du sujet.

Les objectifs glycémiques du traitement diététique et médicamenteux du diabétique sont clairs : il faut obtenir une *valeur cible de HbA1c inférieure ou proche de 6,5 %*. Une valeur supérieure à 8 % est inacceptable.

La rigueur quantitative

L'apport calorique moyen doit tenir compte de plusieurs paramètres : le morphotype du diabétique, son âge, son sexe, son activité physique et sa stabilité pondérale.

Nous prendrons comme ration de référence une ration moyenne de 2 000 Cal ou 8 360 kilojoules.

Seul le patient en surcharge pondérale (*IMC > 25 kg/m²*) sera soumis à une *restriction calorique*.

L'effort du diabétique en surcharge pondérale doit porter surtout sur la *restriction des lipides*. Les graisses en excès sont proscrites : charcuteries, fromages. Les produits sucrés et tout particulièrement les sodas sont également limités.

Il est important chez le diabétique insulino-dépendant d'assurer une certaine régularité dans l'apport calorique d'un jour à l'autre et une répartition harmonieuse des hydrates de carbone dans le nycthémère tenant compte du type d'insuline prescrite. Ainsi des collations seront ou non prescrites selon les résultats des glycémies faites vers 10, 16 ou 23 heures.

La rigueur qualitative

La répartition alimentaire doit respecter trois règles.

a. ***50 à 55 % de glucides***

- essentiellement des sucres complexes, produits céréaliers : pain, pâtes, riz, pommes de terre; légumineux;
- en moindre quantité mais inévitables, des sucres simples :
  . notamment ceux des fruits,
  . ceux des légumes verts, à cause des fibres, sont autorisés pratiquement *ad libitum,*
  . du lactose.

b. ***30 % de lipides***

- soit des graisses « cachées » (50 g ou 450 Cal) : produits laitiers, produits de boucherie, de la pêche, œufs;
- soit des graisses d'ajout (250 Cal) dont :
  . 1/3 saturées : beurre, saindoux : 10 g ou 80 Cal,
  . 1/3 mono-insaturées : huiles d'olive ou d'arachide (10 g ou 90 Cal),
  . 1/3 poly-insaturées : huiles ou margarines de maïs, soja, colza, tournesol (10 g ou 90 Cal).

c. ***15 % de protides***

- dont plus de la moitié d'origine animale : viandes, œufs, laitages.
- poissons, au moins deux à trois fois par semaine à cause des acides gras insaturés de la famille ω3, œufs, laitages.

Les poissons gras riches en acides *insaturés n-3* sont recommandés aux diabétiques, car ils contribuent à diminuer le taux de triglycérides.

L'acide linolénique (n-3) on le sait, est de toutes façons associé à une diminution du risque coronarien.

L'apport en cholestérol alimentaire sera inférieur à 300 mg par jour et à 200 mg par jour chez les personnes ayant un LDL cholestérol supérieur à 1 g.

d. ***Apports en fibres***

Un apport de 20 à 30 grammes par jour est souhaitable chez le diabétique. Ces fibres doivent, pour être bien tolérées, être apportées progressivement dans l'alimentation.

Les fibres ont l'avantage de diminuer la sensation de faim et de diminuer le taux de triglycérides.

Les fruits, l'avoine, l'orge et les légumes sont particulièrement riches en fibres solubles.

L'apport en fibres favorise une meilleure disponibilité des glucides. De plus, les aliments contenant des fibres ont généralement un index glycémique bas.

e. ***Alcool déconseillé***

Le diabétique ne doit pas boire d'alcool sans s'alimenter, car l'alcool à jeun peut, associé à une thérapeutique hypoglycémiante sulfamide, entraîner une hypoglycémie sévère.

Lorsqu'une *hypertriglycéridémie* est associée au diabète, la sensibilité de cette anomalie vis-à-vis de l'alcool sera testée en proscrivant, pendant au moins deux semaines, toute boisson alcoolisée.

La consommation d'alcool sera limitée à un verre par jour chez les femmes, deux verres chez les hommes.

Les patients présentant une hypertriglycéridémie, une neuropathie ou une pancréatite ne doivent consommer aucun alcool.

Au total, ***l'alimentation du diabétique insulino-dépendant est proche de celle du sujet normal :***
- ***normoglucidique et limité en sucres simples,***
- ***normolipidique,***
- ***normo- ou légèrement hyperprotidique,***
- ***riche en fibres.***

L'hygiène alimentaire

a. ***Fractionnement de l'alimentation***

La répartition des repas, qui apportent des glucides, joue un rôle fondamental. Il faut :
- Respecter les 3 repas habituels.
- Ajouter obligatoirement 1 à 3 collations (idéalement 2, à 10 h et à 17 h). Les collations dépendent du rythme de vie du diabétique, des caractéristiques de son insuline, de ses facteurs d'adaptation personnelle et des tâtonnements auxquels on est amené dans au moins 20 % des cas (« la diétothérapie du diabétique, c'est un peu de l'horlogerie »).

- Ne pas consommer les aliments riches en sucres simples isolément, mais avec des aliments protido-lipidiques ou riches en sucres lents.

b. *Gastronomiser la diététique :*

- Ne pas enfermer le diabétique insulinoprive, déjà affecté par sa maladie, dans une diététique trop stricte.
- Permettre de jouer sur les équivalents glucidiques portant sur les sucres lents, pour rendre le régime varié et agréable.
- Ne jamais oublier que, dans la mesure du possible, il faut limiter les sucres simples. Il est donc indispensable de bien les connaître. La feuille de régime qu'on donne au malade doit obligatoirement en faire mention (*cf.* tableau p. 67).
- Limiter les aliments riches en corps gras d'origine animale car les graisses « cachées » accélèrent la morbidité athéroscléreuse du diabétique.

Des nuances à ne pas oublier

• *Les fruits :* se souvenir que les fruits appartiennent au groupe des aliments riches en sucres simples. En effet, leurs glucides sont essentiellement composés de *glucose* et de *fructose*. Un diabétique, conscient de son problème ne devrait donc plus manger de fruits. Ce qui est pratiquement impossible. De plus, compte tenu de la richesse vitaminique des fruits (mais aussi des habitudes alimentaires), il ne serait assurément pas judicieux d'en interdire la consommation. Toutefois, il importe de connaître leur valeur glucidique, puisqu'ils vont entrer en ligne de compte dans le bilan total des glucides.

Ainsi, trois points sont à bien comprendre par le malade :
- la teneur glucidique des fruits,
- essayer d'en modérer la consommation (*cf.* tableau p. 67),
- ne pas les consommer isolément.

• *Les légumes :*
- La teneur glucidique des légumes est une notion bien souvent méconnue. Tout comme les fruits, ils apportent des glucides, principalement du fructose (*cf.* tableau p. 67).
- La consommation des légumes verts contenant moins de 5 % de glucides peut se faire *ad libitum*. Ainsi, 200 g de laitue n'apportent que 10 g de glucides.
- En revanche, la consommation des légumes en contenant plus de 5 % doit obligatoirement intervenir dans le bilan.
- Les légumes qui ont le plus fort pourcentage de glucides (supérieur à 15 %) n'apportent pratiquement pas de fructose, mais de l'amidon. Ce qui les fait classer dans les sucres « lents » permettant de jouer sur les équivalents glucidiques.
- L'inconvénient glucidique des légumes verts est très largement contrebalancé par le fait qu'ils apportent des fibres constituant l'indigestible glucidique dont un des intérêts, pour le diabétique, est d'écrêter les pics d'hyperglycémie postprandiale : les légumes verts doivent donc obligatoirement figurer dans la ration du diabétique.

• *La cuisson :* la cuisson des légumes verts à l'eau réduit leur valeur glucidique de 30 à 70 %. Notion fondamentale et qui n'est pas sans répercussion au plan pratique. En effet, il devient tout à fait différent de consommer 100 grammes de carottes suivant qu'elles sont crues ou cuites (perte de 50 % de la valeur glucidique). Le diabétique qui fera un repas de carottes cuites, en se basant sur la valeur glucidique du légume cru, a toutes les chances de faire une hypoglycémie, si sa dose d'insuline est demeurée inchangée.

• *Le lait :* ne pas oublier – ce qui est fréquemment le cas – de tenir compte des 5 % de lactose apportés par le lait (15 g pour une ration habituelle de 300 g).

Ainsi, une fois les sucres simples d'ajout restreints, et décompte fait des sucres rapides autorisés provenant des fruits et légumes, le diabétique puise le reste de sa ration glucidique dans les farineux et les féculents dont l'amidon, au catabolisme plus lent (surtout quand ils sont consommés à l'occasion d'un repas diversifié), permet d'éviter les pics d'hyperglycémie (voir tableau p. 67), ainsi que certaines hypoglycémies réactionnelles.

Quelques règles fondamentales

Dans le diabète insulino-dépendant, la prise de poids accroît le besoin en insuline, la perte de poids diminue ces besoins.

Le diabétique insulinoprive ne doit jamais sauter de repas.

Une fois la dose optimale d'insuline trouvée, la ration glucidique doit être la même tous les jours, et toujours répartie de la même façon entre les trois repas et les deux collations. D'une façon générale il est beaucoup plus souhaitable d'adapter les doses d'insuline à une alimentation régulière (dès lors, elles varieront moins) que de modifier les doses en fonction d'une alimentation anarchique.

Le diabétique ne doit jamais « escamoter » son petit déjeuner qui comportera obligatoirement des sucres complexes (pain, céréales).

Les collations (entre 1 et 3) sont indispensables lorsque le malade a recours à des insulines lentes ou intermédiaires.

Le malade majorera sa ration glucidique, s'il doit inopinément fournir un travail physique inhabituel. Par contre, chez le sportif qui a un effort (prévu) à fournir, ce n'est pas la ration glucidique qui sera augmentée, mais la dose d'insuline qui sera diminuée (sauf si le sujet est anxieux).

De toute façon, l'activité physique est un remarquable adjuvant dans le traitement du diabète : « le sport est un médicament indispensable et irremplaçable ».

Si le diabétique désire consommer un des nombreux produits de régime (plus ou moins justifiés et très souvent onéreux), il devra en connaître attentivement la teneur glucidique. Cette teneur est obligatoirement mentionnée sur l'emballage. Il importe de savoir que bon nombre de ces « produits de régime » apportent une quantité non négligeable de glucides.

Quant aux édulcorants de synthèse, si leur consommation en quantité raisonnable n'est pas interdite chez le diabétique, il semble préférable de lui apprendre à boire « non sucré », afin de ne pas pérenniser l'appétence pour le sucre.

Il ne faut pas oublier que l'activité professionnelle peut être une source de problèmes en matière de régime. Essayer d'équilibrer un diabétique faisant les « trois-huit » est tout à fait périlleux. Mieux vaut demander au médecin du travail de le changer de poste ou de rythme de travail.

• Enfin, on se souviendra que l'apprentissage à une technique de relaxation dynamique permet de diminuer les doses d'insuline.

Diétothérapie du diabète de la maturité

Le diabète de la maturité concerne 80 % de l'ensemble des diabétiques. Huit fois sur dix, il survient chez un patient qui est, ou a été, un obèse.

La caractéristique de ce diabète de la maturité est assurément sa diétosensibilité. En effet, la diétothérapie peut très souvent, à elle seule, normaliser, totalement ou presque, l'inflation glucidique. Cette démarche doit être de règle quelle que soit la circonstance de découverte du diabète :

- examen systématique,
- complication révélatrice (prurit, infection banale…),
- incident dégénératif touchant le rein, l'œil, le cœur ou le nerf.

a. *Obtenir un amaigrissement chez l'obèse*

Chez le diabétique obèse (80 % des diabètes de la maturité), il faut obtenir un amaigrissement par la seule correction qualitative et quantitative de la ration quotidienne. Aucune chimiothérapie de première intention ne sera associée. Ce régime sera hypocalorique, hypoglucidique, hypolipidique, et relativement hyperprotidique (voir régime de l'obésité).

Pour les patients ayant une atteinte de la fonction rénale, les apports protidiques seront réduits à 0,8 g/kg de poids, soit 10 % de la ration calorique. Les régimes exagérément hyperprotidiques n'ont pas fait la preuve d'une perte de poids à long terme et risquent d'entraîner une augmentation du LDL cholestérol.

b. *Équilibrer la ration alimentaire du normopondéral*

Ces diabètes représentent 20 % des diabètes de la maturité.

Il suffit parfois d'obtenir une petite perte de poids et d'arriver légèrement au-dessous du poids idéal pour normaliser chez le sujet normopondéral la glycémie.

Pour que le régime soit suivi efficacement, il est souhaitable de l'expliquer et de le prescrire à l'ensemble de la famille. Le régime du diabétique est en effet le même que celui prescrit à des personnes désireuses de ne pas avoir des complications cardio-vasculaires.

Le régime est proche du régime amaigrissant :

- suppression des sucres simples (sauf ceux des fruits et des laitages, mais en quantité raisonnable),
- diminution des sucres complexes,
- augmentation des fibres,
- apport normo- ou légèrement hyperprotidique et lipidique. Les lipides devront être riches en acides gras mono- ou poly-insaturés,
- suppression de l'alcool,
- apport hydrique suffisant : 1 ml d'eau par calorie de la ration de façon à assurer une diurèse minimale de 1,5 l par jour.

c. *Dans tous les cas :*

Poursuite (ou reprise progressive) de l'activité physique.

Une restriction comportant moins de 6 grammes de sel par jour est recommandée aux diabétiques ainsi qu'à l'ensemble de la population.

Dans tous les cas, il faut noter que le pouvoir hyperglycémiant d'une alimentation dépend de plusieurs facteurs :

- *L'index glycémique* remplace la notion de glucides d'absorption lente et de glucides d'absorption rapide. L'index glycémique est le rapport exprimé en pourcentage entre l'ASC (aire sous courbe) de l'aliment étudié et l'ASC de l'aliment de référence, le glucose étant l'aliment de référence.

L'index glucidique de l'aliment dépend d'abord de sa composition en glucides simples et complexes.

Le *glucose a un index glycémique (IG) élevé, le fructose un index bas* et *le saccharose un index intermédiaire.*

Il est à noter que certains sucres simples comme le fructose ont un index glycémique bas, alors que certains sucres réputés lents comme le pain ou les pommes de terre ont un index glycémique élevé.

La notion d'index glycémique a permis de limiter les interdits abusifs concernant la consommation de produits sucrés : le pouvoir hyperglycémiant du saccharose est en effet inférieur à celui du pain.

L'ajout de sucre à des produits alimentaires ne produit pas en général d'augmentation de l'index glycémique.

Parmi les aliments contenant de l'amidon, *les pommes de terre* fournissent l'index le plus élevé, l'index glycémique du pain varie selon le type de pain, il est suivi par l'index du riz. L'index le plus bas est celui des pâtes alimentaires qui procurent des réponses glycémiques régulières et étalées dans le temps, donc favorables à la glycorégulation.

- *La mixité du repas* influence également le pouvoir hyperglycémiant final. La présence de protéines dans un repas (30 à 50 grammes de protéines) diminue la réponse glycémique.

Les lipides diminuent le pouvoir sucrant des glucides et de ce fait les biscuits et les barres chocolatées ont un pouvoir sucrant inférieur à celui du glucose.

Les chips ont par contre un index glycémique supérieur à cause de la présence dans ces aliments d'amidons très assimilables.

Les fibres alimentaires diminuent enfin l'effet hyperglycémiant d'un repas et ont un effet ralentisseur notable sur l'absorption des glucides d'où l'indication préférentielle chez les diabétiques *des pains noirs, des légumes secs, des fruits frais et des légumes verts.*

La consommation en trop grandes quantités de pain blanc, de farines raffinées, de féculents contenant des amidons rapidement assimilables sera par contre évitée.

Les aliments pour diabétiques sont coûteux et n'offrent pas d'intérêt pour la santé.

Les sulfamides hypoglycémiants exposent au risque d'hypoglycémies et doivent être pris à heures régulières en même temps que les repas.

Traitement de l'hypoglycémie

Il faut prévenir celle-ci par une bonne information du diabétique. Le diabétique doit être prêt à y faire face et disposer sur lui d'un aliment glucidique. Il doit être éduqué à prendre 2 à 3 morceaux de sucre, à vérifier sa glycémie si possible quelques minutes après et, si cela s'avère alors nécessaire, à reprendre du sucre.

Dans l'éventualité de troubles de la conscience, l'entourage du diabétique est appelé à pratiquer une injection intramusculaire de glucagon. Il faut se souvenir que le glucagon a la propriété de vider les réserves glycogéniques du foie et qu'il est donc nécessaire de « resucrer » le malade dès que possible.

Lors des hypoglycémies prolongées, en particulier dans les surdosages en sulfamides hypoglycémiants, le médecin injectera par voie intraveineuse *stricte* du sérum glucosé : 40 ml de glucosé à 40 %. Cette dose, répétée jusqu'au réveil du patient, est remplacée ensuite par une perfusion de glucosé à 10 % sous surveillance de la glycémie.

ANALYSE DU RÉGIME POUR DIABÉTIQUE INSULINO-DÉPENDANT apportant 2 000 Cal				
ALIMENTS	QUANTITÉS	PROTIDES	LIPIDES	GLUCIDES
Lait 1/2 écrémé	200	7	3,8	10
Yoghourt	2	10	3	10
Fromage	40	10	10	–
Viande ou poisson	200	40	16	–
Œufs	4 par semaine	3	3	–
Pain	200	14	–	110
Pommes de terre ou pâtes ou riz ou légumes secs } pesés cuits	300	6	– – – – –	60
Légumes verts à 7 % glucides	400	6	–	28
Fruits 10 à 15 %	300	–	–	36
Beurre	10	–	8,5	–
Huiles d'olive ou d'arachide	10	–	10	–
Huiles de maïs, tournesol, soja, pépins de raisins, ou margarine au tournesol	10	–	10	–
Boissons hydriques : assurer une diurèse de 1 litre et demi.				
Total : dont		96 = 384 Cal.	67 603 Cal.	254 1 016 Cal.
Pourcentage		19 %	30 %	51 %

ALIMENTS CONTENANT DES SUCRES SIMPLES

- Sucres en morceaux ou en poudre – Sucre vanillé.
- Confitures et compotes sucrées – Miel.
- Bonbons, caramel, nougats.
- Chocolat.
- Farines du commerce pour petit déjeuner.
- Pain d'épice.
- Gâteaux et pâtisseries – Biscuits.
- Fruits confits, fruits au sirop, sirops de fruits.
- Pâtes de fruits.
- Jus de fruits sucrés.
- Fruits secs : figues, raisins, pruneaux, abricots, dattes, bananes très mûres.
- Marrons et châtaignes glacés.
- Yoghourts aux fruits.
- Flans et entremets du commerce.
- Lait concentré sucré.
- Crèmes glacées et sorbets.
- Boissons industrielles sucrées.
- Boissons alcoolisées sucrées.

TENEUR GLUCIDIQUE DES FRUITS

- **De 0 à 5 % :**
  Airelle, citron, groseille, groseille à maquereau, rhubarbe.
- **De 5 à 10 % :**
  Abricots frais et en conserve au naturel, avocat*, coing, fraise, framboise, grenade, mandarine, melon, mûre, myrtille, noix du Brésil, noix de coco fraîche, olive, orange, pamplemousse, papaye, pastèque, prune.
- **De 10 à 15 % :**
  Ananas, brugnon, cassis, goyave, jacquier, kaki, limettes, mangue, pêche, pistache, poire, pomme.
- **De 15 à 20 % :**
  Amandes, banane, cerise, figue, litchi, noisette, noix, noix de coco séchée, raisin.
- **Au-dessus de 20 % :**
  Cacahuètes sèches : 26 %,
  Noix de cajou : 26 %, cacao : 40 %,
  Châtaigne : 40 %.

* L'avocat, contenant du manno-heptulose, inhibiteur de l'insuline, est à éviter.

TENEUR GLUCIDIQUE DES LÉGUMES

- **De 0 à 5 % :**
  Asperge, céleri branche, champignons, chicorée, choux, chou-fleur, concombre, cresson, endive, épinard, fenouil, haricots verts, laitue, oseille, poivron, poireau, radis, scarole, tomate.
- **De 5 à 10 % :**
  Aubergine, betterave rouge, carotte, céleri rave, chou-brocoli, choucroute, choux de Bruxelles, chou-navet (rutabaga), chou rave, chou rouge, ciboulette, citrouille, courge, mâche, navet, oignon cuit, persil, piment vert, pissenlit, potiron, germe de soja.
- **De 10 à 15 % :**
  Artichaut, cerfeuil, échalote, fève, haricot, oignon cru, panais, pois, raifort, salsifis, truffe.
- **Au-dessus de 15 % :**
  Pommes de terre, scorsonère, topinambour.

TENEUR GLUCIDIQUE DU PAIN, DES FÉCULENTS, ET DES LÉGUMES SECS (pour 100 grammes d'aliments)

- Pain .... 50 g
- Biscotte .... 75 g
- Flocons de céréales .... 75 g
- Riz .... 80 g
- Pâtes, semoules, farines .... 75 g
- Légumes secs .... 60 g
  (haricots, lentilles, pois cassés,.......
  fèves, pois chiches)
- Pommes de terre, scorsonère,
  topinambour .... 20 g
- Flocons
  de pommes de terre .... 80 g
- Chips .... 50 g
- Banane non mûre .... 20 g
- Marrons, châtaignes .... 40 g

RÉGIME À 2 000 Cal POUR DIABÉTIQUE INSULINO-DÉPENDANT

- **Petit déjeuner :**
  - 1 œuf ou jambon maigre ou 50 g viande maigre
  - pain
  - beurre
  - thé ou café sans sucre
  - lait ou yoghourt
- **Collation de 10 h :**
  - pain + 1 fruit
- **Déjeuner :**
  - crudité
  - viande + 10 g d'huile
  - féculents
  - légumes verts
  - fromage
  - pain
- **Collation de 16 h :**
  - un fruit à 15 % de fructose
  - pain ou 2 biscottes
- **Dîner :**
  - crudités
  - viande ou poisson + 10 g d'huile
  - féculents
  - légumes verts
  - yoghourt sans sucre
  - pain

SUCRES COMPLEXES - SUCRES SIMPLES

Il est classique d'appeler *glucides lents* les amidons, longues chaînes de molécules de glucose qui mettent du temps à se dissocier au cours de la digestion et sont supposées être absorbées lentement sans provoquer de variations de la glycémie. À l'inverse, le sucre, de formule plus simple et vite dissocié, est un *glucide simple d'absorption rapide.* On pourrait d'ailleurs en dire autant du fructose. Mais cette distinction fait intervenir d'autres paramètres. En pratique, la vitesse d'absorption dépend :

- de l'apport simultané en protéines, lipides, fibres. Un jus de fruit passé c'est « rapide », un fruit c'est plutôt « lent ». Un bonbon c'est « rapide », du sucre, même en plus grande quantité, dans un entremets au lait, c'est « lent » ;
- de la texture de la préparation : plus c'est liquide plus c'est « rapide ». La purée de pommes de terre « va plus vite » que les pommes de terre vapeur, même si toutes les deux sont associées à la même quantité de corps gras ;
- du degré de cuisson : des pâtes ou du riz « collants » sont plus vite absorbés que cuits « al dente », la cuisson prolongée ayant réalisé un début de « digestion » ;
- du moment où on les consomme : des pâtes de fruits ou de la confiture à jeun sont vite absorbées. Lorsqu'elles servent de dessert à un repas varié, leur sucre suit le rythme, lent, du repas.

L'INDEX GLYCÉMIQUE

Le classement en « sucres rapides » (simples) et « sucres lents » (complexes) doit être nuancé par la notion d'index glycémique. Cet index est la mesure de l'élévation glycémique après l'absorption d'un aliment glucidique, comparée à celle de la même quantité de glucose (index de 100 %).

On peut établir le classement suivant (en pourcentage) :

maltose	105	maïs	59
glucose	100	biscuits	54
miel, carottes	90	spaghetti, petits pois	50
pommes de terre (purée)	88	jus d'orange	46
saccharose	85	pomme, agrumes (suivant le degré de maturité)	24/40
pommes de terre, corn flakes	80		
fèves	79	yaourt, glaces	36
pain blanc, riz blanc	72	lait (écrémé, entier)	32/34
millet	71	haricots	31
pain complet, riz brun	66	lentilles, haricots blancs, pois cassés	29/30
raisin, bananes, betteraves rouges	62/64	fructose	20
pâtes	60	soja	15

C'est ainsi que pour une valeur calorique identique, le diabétique a tout intérêt à consommer des aliments dont l'index glycémique est le moins élevé. Les différents facteurs de diminution de cet index sont :

- l'enveloppe cellulosique (légumes secs, céréales)
- la cuisson al dente
- les fibres (fruits, légumes, pectine, gomme de guar)
- l'association de protides et de lipides.

alors que les facteurs d'élévation de cet index sont les aliments broyés, passés, blanchis, très cuits, expansés, extradés, transformés (chips, flocons).

MENUS POUR DIABÉTIQUE INSULINO-DÉPENDANT

	Dimanche	*Lundi*	*Mardi*
Petit déjeuner	3 biscottes + beurre œuf coque flocons d'avoine au lait 1/2 écrémé thé ou café sans sucre	pain beurré 1 petite tranche de veau froid yoghourt nature thé ou café sans sucre	pain margarine tournesol œuf au plat (dans une poêle antiadhésive) 1 verre de lait froid (+ extrait de chicorée)
10 h	pain + yaourt	3 biscottes + fromage blanc	3 biscottes + yaourt
Déjeuner	champignons crus en salade bar au fenouil pommes vapeur pain fruit	salade et betteraves escalope de dinde grillée spaghettis et tomates à l'ail pain fruit	haricots verts en salade rosbeef gratin (pommes de terre) melon pain fruit
Goûter	fromage pain	fromage 2 biscottes	fromage pain
Dîner	potage poireaux-pommes de terre jambon de Bayonne sur salade carottes braisées fromage blanc à 20 % MG parfumé à la vanille pain fruit	salade d'endives courgette farcie avec restes de viande riz au safran yoghourt nature pain fruit	radis + beurre côte de porc grillée coquillettes et chou-fleur fromage blanc à 20 % MG aux zestes d'agrumes pain fruit
	+ 20 g d'huile dans la journée à utiliser pour la cuisson et l'assaisonnement	+ 20 g d'huile par jour pour cuisson et assaisonnement	+ 20 g d'huile par jour pour cuisson et assaisonnement

	Mercredi	*Jeudi*	*Vendredi*	*Samedi*
Petit déjeuner	3 biscottes beurrées 1 petite tranche de rosbeef froid céréales non sucrées au lait 1/2 écrémé thé ou café sans sucre	pain beurré œuf dur yoghourt nature thé ou café sans sucre	pain beurré poulet froid 1 verre de lait 1/2 écrémé nature thé ou café sans sucre	3 biscottes beurrées jambon de Paris flocons d'avoine au yoghourt nature thé ou café sans sucre
10 h	pain + yaourt	pain + fromage blanc	3 biscottes + yaourt	pain + fromage allégé
Déjeuner	asperges en sauce blanche (farine) couscous semoule aubergines, carottes, courgettes viande salade pain fruit	cœur de palmier vinaigrette poulet rôti purée champignons sautés pain fruit	germes de soja en salade côte de mouton grillée flageolets crème de rhubarbe pain fruit	concombres à l'estragon thon en cocotte pommes de terre et haricots verts à l'anglaise pain fruit
Goûter	fromage pain	fromage 2 biscottes	fromage pain	fromage 2 biscottes
Dîner	salade composée avec riz cuit et tomates et poivrons filet de merlan en papillote fond d'artichaut au citron maïzena au lait 1/2 écrémé parfumée au café pain fruit	salade de maïs au concombre et cresson steak grillé salsifis riz (pesé cru) au lait 1/2 écrémé pain fruit	salade de cresson moules au vin blanc riz pilaf et tomates provençales yoghourt nature pain fruit	œuf en gelée salade complète : riz cuit tomates crevettes champignons olives semoule (pesée crue) au lait 1/2 écrémé pain fruit
	+ 20 g d'huile par jour pour cuisson et assaisonnement	+ 20 g d'huile par jour pour cuisson et assaisonnement	+ 20 g d'huile par jour pour cuisson et assaisonnement	+ 20 g d'huile par jour pour cuisson et assaisonnement

La goutte et l'hyperuricémie

L'introduction dans la thérapeutique de médicaments très actifs (uricofrénateurs type allopurinol ou *Thiopurinol)* a fait passer au second plan l'intérêt du régime alimentaire. Pourtant, si la diétothérapie est parfois insuffisante, elle est toujours nécessaire. De plus, si elle est bien menée, avec bon sens, elle parvient à elle seule à normaliser une grande part des hyperuricémies.

Bases physiopathologiques

La goutte et l'hyperuricémie proviennent de l'accumulation des urates dans l'organisme en rapport avec :

- un emballement métabolique : exagération de la synthèse endogène des purines liée à des anomalies enzymatiques congénitales,
- une diminution de l'excrétion urinaire de l'acide uriquc,
- un excès d'apport alimentaire d'acide urique par le biais des aliments purinophores et purinogènes.

Les manifestations de la maladie goutteuse disparaissent lorsque l'on réussit à maintenir l'uricémie au-dessous du seuil critique :

≤ 70 mg chez l'homme,

≤ 60 mg chez la femme.

La diétothérapie n'ayant pas d'action sur le premier point (emballement métabolique), elle s'appuie nécessairement sur le deuxième (majoration de l'excrétion urinaire) et le troisième point (diminution de l'apport alimentaire).

En outre, certains aliments sont dits phlogogènes (alcool, graisses...) car impliqués, pour la plupart d'entre eux, dans le métabolisme de l'acide urique, ils peuvent à eux seuls déclencher sa cristallisation et donc une crise de goutte. Ils devront être identifiés et supprimés.

Réalisation pratique

a. ***Augmenter l'excrétion urinaire de l'acide urique en sollicitant la diurèse***

La quantité des urates éliminés est proportionnelle au volume des urines.

Il faut donc assurer une diurèse minimale de 2 litres par 24 heures en absorbant la quantité d'eau nécessaire (robinet, Volvic, Vittel, Contrex, Évian, 1/2 à 3/4 de litre d'eau de Vichy) qui peut être de 2,5 l à 3 l, voire plus.

b. *Supprimer les aliments responsables de l'élévation de l'uricémie*

• *Les aliments purinophores :*

- Ils sont riches en nucléoprotéines susceptibles de se transformer facilement en acide urique.
- Ils sont en général de consommation peu courante, de sorte que leur suppression n'est pas trop dommageable.
- Nous n'interdisons que ceux qui apportent plus de 100 mg d'acide urique pour 100 g. De nombreux autres aliments en apportent aussi, mais en quantité relativement peu importante, telle en tout cas qu'ils ne peuvent intervenir dans le calcul du bilan :

Abats :		Extrait de viande	
ris de veau	990	(type Kub)	185
rognons	290	Viandes séchées	180
foie	280	Bouillon de viande	
cervelle	195	(moyenne)	150
langue	165	Poissons :	
tripes	160	anchois	465
cœur	150	sardine	360
Charcuterie :		hareng	200
saucisse	145	truite	165
Gibier :		carpe	165
(moyenne)	115	brochet	165
Volailles :		cabillaud	115
pigeon	175	Œufs de poissons	120
oie, canard	110	Coquillages, crustacés	
Viandes jeunes :		(moyenne)	120
coquelet	110	Soupe de poissons	
dindonneau	120	(moyenne)	100
porcelet	125	Fromages très fermentés	
veau	115	(moyenne)	120

- Les purines d'origine végétale ne se convertissent pas en acide urique, de sorte que les légumineuses (lentilles, pois...), les champignons, les épinards, les choux et les asperges, qui avaient mauvaise réputation sont autorisés.
- De même le thé et le café ne sont pas interdits car leurs xanthines (purines méthylées) ne peuvent pas être transformées en acide urique.
- De même, l'oseille, souvent interdite, n'est en fait riche qu'en acide oxalique.

• *Les aliments purinogènes :*

- De nombreux acides aminés (glycocolle, sérine, acide glutamique, acide aspartique) participent à la synthèse endogène des purines. Comme ils sont apportés par les protéines alimentaires surtout animales, il convient de limiter la consommation de celles-ci à un gramme/kg soit pour un sujet de 75 kg, 75 g de protéines par jour.
- En outre, seront particulièrement interdits parce que riches en glycocolle et sérine :
  . tripes, gelées de viande, gélatine,
  . pied de porc, tête de veau, galantine.

• *Les aliments phlogogènes* (susceptibles de déclencher une crise aiguë) :

- L'alcool sous toutes ses formes (et pas uniquement les Bourgogne et le Porto!). Il augmente l'uricémie et l'uraturie par le biais d'une hyperlactacidémie qui diminue l'urico-excrétion urinaire. Un litre de vin à 10° par jour augmente l'uricémie de 30 à 40 %. Il faut donc conseiller de ne pas dépasser un verre de vin par repas (en évitant les vins blancs qui favorisent toutes les cristallisations).

- Les corps gras : ils diminuent la clairance de l'acide urique, favorisant l'élévation de l'uricémie. Pour un sujet de 75 kg, il convient donc de ne pas dépasser 40 à 50 g de corps gras d'ajout par jour.
- Enfin, certains aliments (chocolat, champignons...), bien que ne participant pas, ou peu, à la purinosynthèse, sont capables de déclencher des crises par des mécanismes que nous ne connaissons pas, mais probablement allergiques. Il faut donc écouter et croire le malade.

Cas particuliers

a. ***L'obésité***

L'hyperuricémique est souvent un obèse. Or, l'amaigrissement, à terme, entraîne une baisse de l'uricémie. Mais :

- Une cure d'amaigrissement brutale peut entraîner des crises de goutte par diminution de l'uricurie.
- Théoriquement, il existe une incompatibilité entre le régime de l'obèse, hyperprotidique, et celui du goutteux, iso- ou hypoprotidique. En pratique, la restriction protidique doit rester modérée et se faire sous couvert d'une augmentation de la diurèse. On ne note pas d'incident si l'on obtient du malade que dans les 2 ou 3 premières semaines du régime amaigrissant, il absorbe au moins 3 litres d'eau par jour.
- Autre précaution, surtout si l'uricémie est supérieure à 100 mg : prescrire un inhibiteur de la xanthine oxydase (purinol type *Zyloric*) pendant le même laps de temps et en diminuant progressivement les doses quand l'amaigrissement est bien amorcé.

b. ***La lithiase urique***

- L'hyperuricémique souffre souvent d'une lithiase urique associée. Dans ce cas, le régime doit être alcalinisant (voir le régime de la lithiase urique), et la cure de diurèse doit également être alcaline :
  . eau de Vichy,
  . préparations citratées (type *Foncitril*),
  . ou THAM (type *Alcaphor*) si le sodium est parallèlement restreint, car les goutteux obèses sont souvent hypertendus.
- Si la calciurie des 24 heures dépasse 300 mg, il faut restreindre en conséquence le lait et les laitages.

c. ***Les diathèses associées : très fréquentes***

- Dyslipoprotéinémies : la ration hypolipidique et analcoolique est ici doublement justifiée : la goutte est souvent associée à un type II b de la classification internationale, alors que dans les types II b, IV, III, la fréquence des crises de goutte serait plus importante.
- Diabète : la ration du goutteux, iso- ou hypoprotidique, hypolipidique est obligatoirement hyperglucidique. C'est dans ce cas un inconvénient. Mais, de toute façon, il faut supprimer les sucres de digestion rapide (sucres, bonbons, chocolat, miel, confitures, pâtisseries), limiter la consommation des fruits (la valeur d'une pomme ou un agrume par jour), pour favoriser la consommation des sucres complexes (issus des céréales et des pommes de terre) et des fibres.

d. ***L'hyperuricémie de dépistage***

Elle est de plus en plus fréquemment rencontrée, du fait de la multiplication des examens systématiques.

Si elle reste isolée, le régime hypo-uricémiant suffit la plupart du temps. En tout cas, ne pas commettre l'erreur de prescrire une chimiothérapie en première intention.

e. ***L'hyperuricémie du sportif***

C'est un piège thérapeutique dans lequel il ne faut pas tomber, car dans une population sportive active, l'uricémie « normale » se situe entre 65 et 85 mg. Elle est due à :
- une hyperlactacidémie,
- une augmentation du catabolisme azoté,
- une oligurie relative, par hypersudation (la sueur ne contient pratiquement pas d'acide urique),
- une insuffisance fréquente d'apport de boissons hydriques,
- une hémoconcentration (de 5 à 10 %).

Ne pas commettre l'erreur de restreindre l'apport protidique, car un régime hypoprotidique est incompatible avec un bon niveau de performance.

Lorsque l'hyperuricémie est supérieure à 85 mg, et qu'elle est responsable d'une mauvaise récupération (crampes) et d'une fragilité du couple musculo-tendineux (claquages, tendinites), insister sur la nécessité impérieuse d'une cure de diurèse alcaline à long terme qui, indépendamment des soins locaux, reste de loin le traitement le plus efficace.

f. ***Les gouttes secondaires*** (de l'insuffisance rénale, de certaines hémopathies, de la glycogénose hépatique) :

- Elles sont dues à une baisse de l'uricoélimination rénale et à une exagération du catabolisme des nucléoprotéines cellulaires.
- Le régime est important, mais insuffisant.
- Il faut insister sur la cure de diurèse alcaline.
- Il faut s'appuyer sur une chimiothérapie qui devient obligatoire.

Au total

- ***Les enquêtes montrent qu'un hyperuricémique moyen maintient son uricémie à la normale, au-dessous de 65 mg, sans médicament :***
  - ***quand son alimentation apporte moins de 150 mg d'acide urique par jour,***
  - ***sous couvert d'une ration hydrique moyenne de 2,5 l.***
- ***Dans la goutte et toutes les hyperuricémies supérieures à 65 mg, il faut :***
  - ***absorber au moins 2,5 à 3 litres de boissons hydriques,***
  - ***supprimer les aliments purinophores,***
  - ***contrôler les aliments purinogènes,***
  - ***ramener le poids à la normale,***
  - ***supprimer l'alcool sous toutes ses formes,***
  - ***diminuer les corps gras,***
  - ***diminuer les sucres simples,***
  - ***veiller également à un apport suffisant en produits laitiers qui pour certains diminueraient le risque de goutte.***
- ***En outre, cette diététique doit s'inscrire dans une bonne hygiène de vie :***
  - ***essayer de vivre calmement,***
  - ***éviter tout surmenage,***
  - ***éviter les activités physiques traumatisantes,***
  - ***ne pas porter de chaussures trop serrées,***
  - ***avoir une activité physique régulière de moyenne intensité (cyclisme, course à pied, natation, éducation physique).***
- ***Si l'uricémie reste modérée (entre 65 et 85 mg) et isolée, on maintiendra la même attitude tout en effectuant une surveillance clinique et biologique semestrielle.***
- ***Si l'uricémie dépasse 85 mg et s'accompagne de tophi ou de détériorations tendino-articulaires, on conservera le même régime mais en lui associant une chimiothérapie, a fortiori si l'hyperuricémie est un facteur de risque surajouté à une inflation métabolique complexe (dystipoprotéinémie, diabète).***
- ***De toute façon, le régime est nécessaire.***

ANALYSE DE LA CONSOMMATION CALORIQUE QUOTIDIENNE, MOYENNE (2 100 Cal.) D'UN GOUTTEUX DE RÉFÉRENCE (1,75 m/75 kg)				
ALIMENTS	QUANTITÉ	PROTIDES	LIPIDES	GLUCIDES
Laitage 1/2 écrémé Yoghourt nature Fromage 0 %	500	16	7 –	25 –
Viande ou poisson ou œufs	120	24	10	–
Pain (ou équivalent biscottes) Pâtes ou riz ou pommes de terre (poids cuit)	200 300	14 6	–	110 60
Sucre ou sucreries Confitures	60	–	– –	60
Légumes verts Fruits	600 300	9 –	–	42 36
Beurre cru Huile	15 25	– –	12 25	– –
Total		69 276	54 486	333 1 328
Pourcentage		13 %	24 %	63 %

Le régime est donc isocalorique, légèrement hypoprotidique (N = 15 %), légèrement hypolipidique (N = 30 %), légèrement hyperglucidique (N = 55 %).

JOURNÉE TYPE POUR LA GOUTTE ET L'HYPERURICÉMIE

- **Petit déjeuner :**
  - café ou thé
  - 1 verre de lait écrémé
  - pain
  - beurre
  - confiture
- **Déjeuner :**
  - crudités + huile
  - viande : huile
  - féculents
  - 1 yaourt
  - 1 fruit
  - pain
- **16 h :**
  - 1 verre de lait
  - pain ou céréales
  - confiture
- **Dîner :**
  - potage (avec pommes de terre)
  - 1 œuf : 2 à 3 fois par semaine *ou* reste de viande 2 à 3 fois par semaine
  - légumes verts
  - fromage blanc + sucre
  - 1 fruit
  - pain

RÉGIME POUR LA GOUTTE ET L'HYPERURICÉMIE (malade de référence : homme de 75 kg/1,75 m)

► **Réfléchir à son alimentation** et identifier les aliments susceptibles de déclencher une crise.

► **Boire au minimum 2,5 à 3 litres d'eau par jour** (robinet, Évian, Vittel Grande Source, Volvic).

Prendre l'habitude de boire 2 grands verres au coucher de façon à entraîner une nycturie qui obligera à se lever et qui permettra de boire à nouveau et d'avoir ainsi une diurèse très claire au lever.

► **Éviter les aliments suivants :**

- Les abats (ris, rognon, cervelle, foie, langue, tripes, pieds, cœur).
- Les viandes jeunes (veau, porcelet, agneau, coquelet, dindonneau).
- Toutes les charcuteries (sauf le jambon maigre).
- Les viandes grasses : porc (sauf rôti dégraissé), mouton (sauf gigot et cœur de côtelette).
- Certaines volailles (pigeon, oie, canard d'élevage).
- Tous les gibiers.
- Les viandes séchées, les extraits de viande (type Kub, Viandox), les bouillons de viande.
- Certains poissons : anchois, sardines, hareng, truite, carpe, brochet, cabillaud, morue, aiglefin, haddock.
- Les poissons gras : lamproie, murène, anguille, thon.
- Les œufs de poisson, les soupes de poissons.
- Les coquillages et crustacés.
- Les fromages très fermentés.
- Les champignons.
- Les fruits oléagineux.
- Le chocolat, le cacao.
- Les boissons alcooliques et alcoolisées.

► **Aliments autorisés :**

- Viandes ou poissons ou volailles.
- Lait écrémé.
- Yoghourt nature.
- Fromage à 0 %.
- Huile.
- Œufs : 2 par semaine.
- Thé et café légers en quantités raisonnables : 1/2 litre.

► **Aliments autorisés en quantités illimitées :**

- Légumes de toute nature.
- Salades de toute nature.
- Fines herbes, condiments.

► **Aliments ne comportant pas ou peu d'acide urique, mais dont il faut tout de même surveiller la consommation pour garder un bon équilibre alimentaire :**

- Pain.
- Pâtes ou riz ou pommes de terre.
- Sucre en morceaux.
- Confitures ou pâtisseries.
- Fruits : 2 à 3 par jour (une pomme et un agrume par exemple, ou l'équivalent en poids en fruits de saison).

► **Hygiène générale**

- Manger 3 ou 4 fois par jour. Manger lentement.
- Ne pas sauter de repas.
- Éviter les repas copieux, les préparations grasses et épicées, les sauces, les fritures.
- Boire abondamment.
- Essayer de vivre calmement.
- Éviter tous les surmenages.
- Éviter les exercices physiques violents et traumatisants.
- Faire du sport de moyenne intensité (marche rapide, course à pied, cyclisme, natation).
- Ne pas porter de chaussures serrées.

► Se rappeler que la goutte et l'hyperuricémie sont souvent **associées à l'obésité, à l'hypertension, au diabète et à l'augmentation du cholestérol et des triglycérides sanguins.** Le régime au besoin tiendra compte de ces anomalies.

MENUS POUR LE RÉGIME DE LA GOUTTE ET DE L'HYPERURICÉMIE

	Lundi	*Mardi*	*Mercredi*	*Jeudi*	*Vendredi*	*Samedi*	*Dimanche*
Petit déjeuner	café ou thé pain 1 verre lait	café ou thé céréales 1 verre lait	café ou thé pain ou biscottes 1 verre lait	café ou thé pain ou biscottes 1 verre lait	café ou thé céréales 1 verre lait	café ou thé pain ou biscottes 1 verre lait	café ou thé pain ou biscottes 1 verre lait
Déjeuner	radis poulet pommes de terre sautées yoghourt fruit pain	concombre steak grillé haricots verts yoghourt fruits cuits pain	poireaux en vinaigrette escalope de dinde panée ratatouille yoghourt fruit pain	tomates en salade rôti de porc maigre macédoine de légumes yoghourt compote pain	assiette de crudités sole pommes de terre vapeur yoghourt 1 fruit pain	1/2 pamplemousse brochette de bœuf riz yoghourt sorbet pain	cœurs de palmier gigot de mouton flageolets yoghourt fruit pain
Goûter	pain 1 verre lait	pain 1 verre lait	pain 1 verre lait	pain 1 verre lait	pain 1 verre lait	pain 1 verre lait	pain 1 verre lait
Dîner	salade de betteraves omelette aux pommes de terre et aux fines herbes fromage blanc 1 fruit pain	salade verte tomates farcies (farce maigre) fromage blanc 1 fruit pain	salade de betteraves omelette aux pommes de terre et aux fines herbes fromage blanc 1 fruit pain	potage de légumes viande froide (peu) salade de riz fromage blanc pomme au four pain	carottes râpées 1 œuf mollet épinards fromage blanc 1 fruit pain	potage de légumes chou-fleur semoule au lait pain	salade composée viande froide (peu) flan 1 fruit pain

Chaque jour, à chaque repas = 1 cuillerée à soupe d'huile et 15 g de beurre.

Régimes restreints en sodium

Malgré l'apport des diurétiques, les régimes plus ou moins désodés restent indispensables dans les affections œdémateuses et, en dépit des controverses actuelles, dans l'hypertension.

Bases

C'est le sodium, ion le plus important du milieu extra-cellulaire, et non le « chlorure » qui est en cause : il ne faut donc plus parler de régime déchloruré, mais de régime désodé.

Un gramme de chlorure de sodium apporte 400 mg de sodium, soit 17 mEq.

Lorsque le rein n'est plus suffisamment perfusé, le sodium n'est plus excrété normalement. Il s'ensuit une augmentation du capital sodé responsable d'une inflation passive des liquides extra-cellulaires, et en particulier du volume sanguin.

Plus la rétention sodée est importante, plus le volume d'eau retenue est élevé : 140 mEq de sodium = 1 litre d'eau.

Mais si, finalement, la cause des œdèmes est unique (rétention de sodium), les chemins qui y mènent sont multiples. Il convient donc d'être prudent dans la prescription d'un régime désodé sous peine d'aggravation de la cause première, par perturbation de la volémie efficace.

Indépendamment de son efficacité à chaque fois qu'il existe de l'œdème, le régime hyposodé est – l'expérience le montre – également actif dans le traitement de l'hypertension artérielle. Mais les mécanismes de celle-ci reposent sur des données trop complexes (les hypertensions, par exemple, ne s'accompagnent pas d'hypervolémie) pour imposer sans discernement un régime appauvri en sodium à tous les hypertendus.

Les régimes désodés sont en général bien tolérés. Bien maniés, ils sont suffisamment actifs. Mais il arrive qu'on soit obligé de leur associer des diurétiques : dans ce cas, la surveillance doit encore être accrue car on risque une spoliation sodée trop importante, facteur de désordres graves (déshydratation extra-cellulaire, hyperhydratation intracellulaire).

À chaque fois qu'il existe une augmentation des liquides extra-cellulaires

• **Affections rénales** (*cf.* diététique des insuffisances rénales) :

- *Glomérulonéphrite œdémateuse :*
  le régime désodé est strict, associé à une limitation plus ou moins importante de l'apport hydrique.

- *Syndromes néphrotiques :*
  . régime désodé strict, s'il existe des œdèmes,
  . associé à une augmentation de l'apport protidique (si la protéinurie est supérieure à 5 g par jour) pondéré par l'éventuelle association à une rétention azotée.
- *Insuffisance rénale chronique :*
  . régime désodé relatif en cas d'œdème,
  . relatif, voire normosodé dans les autres cas.

• **Cirrhoses décompensées en poussée ascito-œdémateuse**
(cf. diététique des maladies du foie) : régime désodé strict associé à un apport protidique accru (et souvent un apport de potassium).

• **Insuffisance cardiaque décompensée :**
. toute asystolie requiert un régime désodé strict,
. ainsi que le rétrécissement mitral œdémateux et l'infarctus du myocarde,
. mais il n'est pas justifié dans les cardiopathies orificielles ou artérielles.

• **Œdèmes de carence :**
. régime désodé relatif au début,
. rapidement normosodé, parallèle à l'apport progressif d'eau et de protéines.

• **Les traitements par corticoïdes :**
régime désodé relatif, surtout préventif.

• **Cas particulier :** les traitements par lithium.
Théoriquement le régime désodé devrait être contre-indiqué car il entraîne une réabsorption tubulaire accrue non seulement du sodium, mais aussi du lithium, avec risque de surdosage. En fait, un régime désodé relatif, bien surveillé, permet d'éviter la rétention d'eau et de diminuer les doses de lithium.

Hypertension artérielle

L'hypertension artérielle a de multiples causes et si les facteurs nutritionnels ne sont pas les plus déterminants dans la genèse d'une hypertension, ils n'en sont pas moins importants.

Ils méritent d'être pris en compte aussi bien dans la prévention que dans le traitement de cette affection si fréquente.

L'obésité

L'augmentation du poids corporel est un élément prédictif d'une élévation de la tension artérielle.

Lorsque les obèses maigrissent, leur tension artérielle tend à se normaliser et ceci indépendamment de la prise de sel.

Le mécanisme invoqué est une augmentation de l'activité du système nerveux sympathique lors d'une prise alimentaire excessive.

Cette *hyper-réactivité sympathique* entraîne une vasoconstriction, une augmentation de la contractilité et de la fréquence cardiaque, une augmentation du volume sanguin, une augmentation de la réabsorption rénale du sodium et une augmentation de la rénine et de l'angiotensine.

C'est surtout dans les *obésités androïdes* (rapport taille/hanche supérieur à 0,90 chez l'homme et à 0,80 chez la femme : graisse prédominant dans la partie supérieure du corps) que l'on observe le plus souvent un hyperinsulinisme avec accroissement de la réabsorption rénale de sodium et une réponse *pressive*.

L'hypertendu doit donc maintenir un poids normal ou maigrir si cela est nécessaire.

Pour prévenir l'hypertension, il faut conseiller de l'exercice physique et une ration calorique en rapport avec les dépenses.

Le sodium

La prévalence de l'hypertension est étroitement corrélée à la consommation de sel.

Ainsi, l'hypertension est pratiquement inconnue dans les populations consommant très peu de sel. Il est vrai que ces mêmes populations pratiquent également plus d'activité physique, consomment davantage de calcium et de potassium et prennent davantage de fruits et de légumes.

L'alimentation moderne industrielle apporte des quantités excessives de sel. Cette alimentation est nocive pour une partie seulement de la population dont le rein ne peut excréter tout le sel ingéré. Trente à 40 % des hypertendus sont sensibles au sel.

L'étiquetage devrait comporter le contenu en sel des aliments. Ces informations sont en effet indispensables aux personnes auxquelles des régimes hyposodés sont prescrits.

On ne prescrit plus aujourd'hui de régimes sans sel strict dans l'hypertension artérielle mais un régime modérément salé : 5 à 6 grammes de sodium. Ce régime est obtenu en autorisant une cuisson normalement salée mais en proscrivant l'adjonction de sel.

Du fait de l'altération des fonctions rénales avec l'âge, les *personnes âgées* sont plus sensibles aux effets du sel. La prescription d'un régime hyposodé aux personnes âgées sera cependant *prudente* car une restriction sodée prolongée et trop sévère peut entraîner une altération du système nerveux ainsi que : déshydratation, inappétence, faiblesse musculaire, altération de la libido et hypotension.

Le potassium

Des travaux ont montré que la tension artérielle diminuait chez le sujet hypertendu lorsque l'alimentation était riche en potassium.

La prise d'aliments riches en potassium doit être cependant évitée chez les insuffisants rénaux.

Les *aliments riches en potassium* sont : les viandes, les légumes secs, la plupart des légumes frais, les pommes de terre, les fruits secs, le vin, le chocolat, la banane, le soja, les olives vertes.

Le calcium

Des corrélations ont été mises en évidence entre une consommation élevée de calcium et une diminution de la réponse au sel. Des apports supérieurs à 800 mg par jour de calcium sont associés à une moins grande fréquence de survenue d'hypertension artérielle. En pratique, les hypertendus doivent, tout en limitant les consommations excessives de fromages, veiller à *consommer suffisamment de produits laitiers*.

Les lipides

Un apport supplémentaire en *acide linoléique*, sous forme d'huile végétale riche en acides gras poly-insaturés, entraîne une baisse de la tension artérielle chez l'homme normotendu ou modérément hypertendu.

L'apport d'acides gras à longue chaîne provenant *d'huiles de poisson* conduit également à une baisse de la tension artérielle.

L'alcool

5 % des hypertensions dans la population sont liées à la prise excessive d'alcool. Aussi la prise d'alcool en excès sera déconseillée à tout hypertendu.

Insuffisance cardiaque

La diététique vise à réduire les apports sodés, mais aussi à lutter contre la dénutrition et hydrater suffisamment.

Dans les formes très sévères de la maladie, les apports de chlorure de sodium sont réduits à 2 g/j; dans les autres cas on se contente de réduire à 4 à 6 g/j; cet objectif est atteint en limitant les plats cuisinés riches en sodium et les laitages. Il faut apprendre au malade à lire les étiquettes des produits du commerce et lui faire perdre l'habitude de saler à table.

Un des risques des régimes désodés trop stricts est de favoriser la dénutrition qui est un facteur prédictif puissant de la mortalité indépendamment de l'âge du sujet.

Les apports en sel

Le sodium provient :

- pour les 2/5 du sel d'ajout, soit 1,6 à 2,4 g de sodium (ou 4 à 6 g de NaCl, selon les habitudes),
- pour les 3/5 du sodium contenu dans les aliments soit 2,4 à 3,6 g (soit en tout 4 à 6 g de NaCl par 24 h).

Comme les besoins physiologiques sont évalués à 3,5 g par jour, on se rend compte que la seule suppression du sel d'ajout aboutit tout de même à une ration moyenne de 3 g, ce qui est de moitié supérieur à l'apport d'un régime désodé large qui apporte 1,5 à 2 g de sodium.

Par conséquent, écrire seulement sur une ordonnance « supprimer le sel d'assaisonnement » est une erreur par défaut.

Surveillance d'un régime désodé

Ou le régime est trop large, mal élaboré ou mal suivi : dans ce cas, il est inefficace. Ou il est trop strict, ou intempestif : dans ce cas, il peut entraîner :

- soit, surtout chez le sujet âgé, une inappétence débouchant sur une anorexie et de l'asthénie. D'où la nécessité de gastronomiser le régime,
- soit, surtout dans l'insuffisance rénale chronique, des accidents par hyponatrémie et hémoconcentration :
  . déshydratation extra-cellulaire : sécheresse de la peau, céphalées, collapsus cardio-vasculaire,
  . hyperhydratation intracellulaire : nausées, vomissements, céphalées, obnubilation, convulsions, coma.

La surveillance, surtout si on associe des diurétiques, comporte donc :
- des contrôles diététiques fréquents,
- des contrôles biologiques fréquents (ionogrammes sanguin et urinaire pour surveiller essentiellement le sodium et le potassium; élimination de l'urée urinaire, hématocrite, volémie, clairance de l'urée).

Régimes proposés et modalités pratiques

• Il faut avant tout se souvenir qu'il s'agit de restreindre seulement le sodium. Or le sodium est présent dans de nombreux aliments. Il faut donc veiller à ne pas supprimer en même temps, de façon intempestive, des nutriments indispensables.

• *Il y a trois types de régimes :*
- désodé large apportant 1 000 – 1 500 à 2 000 mg de sodium,
- désodé relatif apportant 400 à 1 000 mg de sodium,
- désodé strict apportant 250 à 400 mg de sodium.

• *Quel que soit l'apport en sodium, il faut veiller à :*
- un apport quantitatif suffisant, en moyenne 2 000 Cal.,
- une répartition qualitative aussi proche que possible des standards du sujet normal :
  . 15 % de protides,
  . 30 % de lipides,
  . 55 % de glucides,

  dont 5 % d'alcool (maximum et facultatif) en tenant compte bien entendu des impératifs liés à chaque affection; par exemple :
  . suppression totale de l'alcool dans la cirrhose,
  . ajustement de la ration lipidique chez l'hypertendu athéroscléreux dyslipoprotéinémique,
  . augmentation des protides dans les néphroses ou les dénutritions, etc.

• *La cuisine peu salée est fade : il faut donc utiliser les « goûts » :*
- acides : vinaigre, citron, verjus…
- alliacés : ail, échalote, oignon, ciboulette, ciboule…
- épicés : poivre, paprika, girofle, curry, safran, cannelle, piment, moutarde sans sel,
- aromatiques : basilic, cerfeuil, cumin, estragon, laurier, menthe, persil, sariette, sauge, thym, vanille…

• On peut aussi utiliser les sels de remplacement ne contenant pas de sodium (Bouillet, Diasal, X-Sal, Asodil), mais à condition de n'en consommer que des quantités raisonnables, car ils contiennent des sels de potassium. Le sel de céleri est interdit.

• *Les produits de régime désodés :* ils doivent répondre aux normes du décret du 25/3/1966 :

Leur dénomination comporte la mention «régime appauvri en sodium ou à teneur en sodium réduite». Toute autre appellation n'est pas conforme. Leur teneur en sodium ne peut dépasser 120 mg pour 100 g de produit. L'étiquetage doit spécifier la teneur maximale en sodium exprimée en milligrammes par 100 g de produit. Cette mention doit être immédiatement suivie de l'expression «à inclure dans la quantité de sodium quotidienne prescrite par le médecin.»

L'appellation «très pauvre en sodium» correspond à des produits dont la teneur en sodium est inférieure à 40 mg pour 100 g.

- laits : Bouillet, Pennac, Asodlait, Regisvelt,
- jus de fruits : Yin (tomates),
- condiments : Bornibus, Charasse, Aponacl,
- aliments sans sel (charcuterie, conserves de poisson, etc.) : Alidose, Charasse, Prodirex, Bouillet (potage), Aponacl,
- protéines extraites du lait : Hyperprotidine (30 mg).

Il faut repérer le sodium caché :

- dans des médicaments (tisanes laxatives, sirop pour la toux, nitrate, sulfate, bicarbonate, citrate de soude, P.A.S., comprimés effervescents…),
- dans un dentifrice salé, dans les pastilles Vichy,
- certains édulcorants (Sucredulcor : 18 mg par comprimé, Sucrum : 20 mg par comprimé).
- les eaux adoucies qui, pour la plupart, devraient être réservées à l'usage domestique et non à la consommation.

CONSOMMATION QUOTIDIENNE MOYENNE
RÉGIME DÉSODÉ LARGE

Aliments	Quantité	Protides	Lipides	Glucides	Sodium (en mg)
Lait ou yoghourt demi-écrémé	300	17	10	20	150
Fromage	25	6	6	–	200
Viandes ou poissons ou œufs (4/semaine)	200	40	20	– –	240 40
Pain salé	180	12		99	900
Pommes de terre ou pâtes ou riz ou légumes secs (pesés cuits)	300	6	–	60	–
Sucre ou miel ou bonbons confitures ou chocolat	60		–	60	–
Légumes verts	400	6	–	24	200
Fruits	300	–	–	45	–
Beurre	20	–	16	–	–
Huile	20	–	20	–	–
Boissons hydriques	1,5 l				
Boissons alcoolisées N = 5 % (Un verre de vin est autorisé à chaque repas)	0				
Total : 2 230 Cal. dont		87 348	72 648	308 1 232	1 730 mg
Pourcentage		15,5 %	29 %	55,5 %	
		N : 15 %	30 %	55 %	

JOURNÉE TYPE POUR UN RÉGIME DÉSODÉ LARGE

- **Petit déjeuner :**
  - café ou thé + sucre
  - pain + beurre
  - 150 cc de lait ou 1 yoghourt
- **Déjeuner :**
  - crudités ou salade
  - viande
  - féculents ou légumes verts
  - fromage
  - 1 fruit
  - pain salé
  - un verre de vin (non obligatoire)
- **Goûter :**
  - thé ou café + sucre
  - pain salé + confiture ou miel
- **Dîner :**
  - crudités ou potage
  - viande
  - féculents ou légumes verts ou salade
  - 1 yoghourt
  - 1 fruit
  - pain salé
  - un verre de vin (non obligatoire)

RÉGIME DÉSODÉ LARGE APPORTANT 1 500 À 2 000 MG DE SODIUM

► **Recommandations générales :**

- Faire 3 ou 4 repas par jour. Ne pas sauter de repas.
- Manger lentement dans le calme, en mastiquant correctement. Se reposer 10 minutes avant et après les repas.
- Éviter de boire pendant les repas, mais boire suffisamment entre les repas, pour assurer une diurèse minimale d'un litre et demi par 24 h.
- Éviter de fumer ou ne fumer que l'estomac plein (dans l'heure qui suit les repas).
- Préparer les aliments de façon variée et agréable en évitant les préparations compliquées et grasses, à la vapeur, ou dans des poêles à revêtement antiadhésif.
- Se peser une fois par semaine sur la même balance, à la même heure, avec les mêmes vêtements.

► **Aliments interdits :**

- Le sel dans la cuisine et le sel de table.
- Viandes fumées et séchées,
- Poissons fumés et sèches, crustacés, coquillages, caviar,
- Charcuteries,
- Choucroute,
- Fromages salés (sauf les 25 g autorisés),
- Conserves,
- Olives, algues,
- Beurre salé, demi-sel, margarine, saindoux.

► **Aliments particuliers interdits :**

- Purée instantanée, chips,
- Légumes verts et secs en conserve,
- Surgelés blanchis dans de l'eau salée,
- Potages en sachets, en cubes, en conserve, surgelés,
- Jus de légumes en boîte,
- Fruits oléagineux pour apéritifs,
- Produits sucrés : pâtes de fruits, confiseries, chocolat au lait, glaces et sorbets du commerce,
- Pâtisseries et biscuits du commerce,
- Boissons : eau du robinet adoucie,
- Eaux minérales : Vals, Vichy, Saint-Galmier, Badoit
- Jus de tomates du commerce,
- Jus de fruits gazeux,
- Bouillons de viande, soupe de poisson,
- Condiments : cornichons, pickles, olives, câpres, sel de céleri, sauces du commerce (mayonnaise),
- Divers : levure chimique (alsacienne).

► **Aliments autorisés :**

- Yoghourts, petits suisses, fromage blanc,
- Lait ordinaire,
- Fromages en quantités limitées (25 g),
- Viandes, volailles,
- Abats : langue, rognons,
- Poissons frais de mer ou d'eau douce, conserves appauvries en sodium,
- Œufs,
- Jambon et charcuteries appauvris en sodium,

- Pain salé et biscottes salées (en quantités limitées : 120 g de pain ou 8 biscottes), pain et biscottes sans sel (vérifier la teneur),
- Farine, semoule, pâtes, riz, tapioca, crème de céréales type maïzena,
- Pommes de terre, légumes secs,
- Légumes verts crus ou cuits sans sel,
- Potages faits à la maison sans sel,
- Fruits frais, en compote, fruits au sirop sans benzoate de sodium, fruits tropicaux, jus de fruits nature sans adjuvant,
- Fruits secs : tous,
- Fruits oléagineux : cacahuète, amande, noisette, noix, pistache,
- Châtaignes,
- Corps gras : beurre sans sel, crème fraîche, huiles, mayonnaise, béarnaise (sans sel ni condiments salés),
- Produits sucrés : sucre, miel, gelée et confiture garanties sans benzoate de sodium, bonbons, entremets maison, pâtisseries maison (sans levure), sorbets et glaces maison,
- Chocolat à croquer, cacao,
- Condiments appauvris en sodium, sel de potassium : Bouillet, Diasal, Asodil, Salsea, Xsal,
- Fines herbes, ail, échalotes, vinaigre,
- Levure de boulanger,
- Vin, bière, cidre : 1 verre par repas (sauf si éthylisme),
- Eau du robinet non adoucie,
- Eaux minérales : Charrier, Contrex Source Légère, Évian Cachât, Vittel Grande Source, Volvic.

MENUS TYPES POUR LE RÉGIME DÉSODÉ LARGE

	Lundi	*Mardi*	*Mercredi*	*Jeudi*	*Vendredi*	*Samedi*	*Dimanche*
Petit déjeuner	café ou thé + sucre – biscottes sans sel – 150 cc lait ou 1 yoghourt						
Déjeuner	salade de chou rouge sauté de veau riz fromage 1 fruit	radis colin pommes de terre persillées salade fromage 1 fruit	concombre steak haché courgettes en gratin (avec le fromage permis) salade fruits cuits	salade côte de porc + chou-carottes pommes de terre fromage fruits au sirop	poireaux vinaigrette sole pommes de terre au beurre salade fromage 1 fruit	1/2 pamplemousse poulet rôti jardinière de légumes fromage tarte (pâte sans sel)	1/2 melon gigot flageolets salade fromage compote
Goûter	thé ou café + sucre ; pain : 40 g + confiture						
Dîner	potage entrecôte haricots verts 2 suisses 1 fruit	champignons en salade escalope de veau panée (panure sans sel) tomates provençales yoghourt flan aux pommes (maison)	salade langue sauce piquante purée 1 yoghourt 1 fruit	potage côte d'agneau ratatouille fromage blanc 1 fruit	avocat vinaigrette 2 œufs mollets épinards riz au lait	potage tomates farcies (farce maison) salade yoghourt 1 fruit	viande froide salade composée (pommes de terre, tomates, poivrons, concombre) fromage blanc 1 fruit

NB : Sauf en cas d'éthylisme un verre de vin de bonne qualité est autorisé (mais non obligatoire) aux 2 principaux repas.

CONSOMMATION QUOTIDIENNE MOYENNE
RÉGIME DÉSODÉ RELATIF

ALIMENTS	QUANTITÉ	PROTIDES	LIPIDES	GLUCIDES	SODIUM (en mg)
Lait ou yoghourt demi-écrémé Fromage blanc 20 %	500 100	17 8	7 4	25 3	275 40
Viandes ou poissons ou œufs (3/semaine)	200	40	20	– –	140
Pain ou biscottes sans sel	180	12	–	99	–
Pommes de terre ou pâtes ou riz ou légumes secs ou farine	300	6	–	60	–
Sucre ou miel ou bonbons ou confitures ou chocolat ou pâtisseries	50	–	–	50	–
Légumes verts Fruits	400 300	6 –	– –	24 45	200
Beurre Huile	20 25	– –	17 25	– –	– –
Boissons hydriques	1,5 l				
Boissons alcoolisées N = 5 %	0				
Total : 2 200 Cal. dont		89 356	73 657	306 1 224	655 mg
Pourcentage		15,5 % N : 15 %	29 % 30 %	54,5 % 55 %	

JOURNÉE TYPE POUR UN RÉGIME DÉSODÉ RELATIF

- **Petit déjeuner :**
  - café ou thé + sucre
  - pain ou biscottes sans sel + beurre
  - 1 bol de lait
- **Déjeuner :**
  - crudités
  - viande
  - féculents ou légumes verts ou salade
  - fromage blanc ou dessert au lait
  - 1 fruit
  - pain sans sel
- **Goûter :**
  - thé ou café + sucre
  - 1 yoghourt + sucre
  - pain sans sel + beurre
- **Dîner :**
  - crudités ou potage
  - viande
  - féculents ou légumes verts ou salade
  - 1 yoghourt
  - 1 fruit
  - pain sans sel

RÉGIME DÉSODÉ RELATIF APPORTANT 400 À 1 000 MG DE SODIUM

► **Recommandations générales :**

- Faire 3 ou 4 repas par jour. Ne pas sauter de repas.
- Manger lentement dans le calme, en mastiquant correctement. Se reposer 10 minutes avant et après les repas.
- Éviter de boire pendant les repas, mais boire suffisamment entre les repas, pour assurer une diurèse minimale d'un litre et demi par 24 h.
- Éviter de fumer ou ne fumer que l'estomac plein (dans l'heure qui suit les repas).
- Préparer les aliments de façon variée et agréable en évitant les préparations compliquées et grasses. Préférer la cuisson au four, au gril, en papillote, à la vapeur, ou dans des poêles à revêtement antiadhésif.
- Se peser une fois par semaine sur la même balance, à la même heure, avec les mêmes vêtements.

► **Aliments interdits** : car contenant environ 70 mg ou plus de sodium pour 100 g. D'une façon générale, tous les aliments interdits (sauf les graisses) sont d'origine animale.

- Charcuteries : toutes (de 160 à 2 500),
- Abats : foie (100), cervelle (120), cœur (100), rognons de bœuf (245) et de mouton (250), langue (100) (sauf celle de veau),
- Poisson d'eau douce : tous (60-110) } (sauf ceux autorisés en
- Poisson d'eau de mer : tous (60-150) } quantité limitée),
- Crustacés : tous (de 300 à 1 600),
- Coquillages : tous (de 150 à 350),
- Caviar : 800,
- Œufs : blanc : 150,
  entier : 135,
- Lait en poudre : 380,
- Lait de chèvre : 70,
- Fromages : tous (plus de 500),
- Corps gras : margarine, beurre salé, beurre demi-sel, saindoux,
- Produits céréaliers :
  pain blanc : 500,
  pain complet : 650,
- Légumes : bettes (135), betterave (85), céleri rave (100), céleri branche (100), choucroute (650), cresson (75), épinards (100), fenouil (330), pissenlit (75), truffe (75),
- Olives vertes : 130,
- Algues : 5 000.

► **Aliments particuliers interdits :**

- Purée instantanée, chips,
- Légumes verts et secs en conserve,
- Surgelés blanchis dans de l'eau salée,
- Potages en sachets, en cubes, en conserve, surgelés,
- Jus de légumes en boîte,
- Fruits oléagineux pour apéritifs,
- Produits sucrés : pâtes de fruits, confiseries, chocolat au lait, glaces et sorbets du commerce,
- Pâtisseries et biscuits du commerce,
- Boissons : eau du robinet adoucie,
- Eaux minérales : Vals, Vichy, Saint-Galmier, Badoit,
- Jus de tomates du commerce,
- Jus de fruits gazeux,
- Bouillons de viande, soupe de poisson,
- Condiments : cornichons, pickles, olives, câpres, sel de céleri, sauces du commerce (mayonnaise),
- Divers : levure chimique (alsacienne).

► **Aliments autorisés en quantités contrôlées** (10 à 70-75 mg *de sodium pour 100 g) :*

- Lait et laitages :
  . lait de vache entier (40), écrémé (55),

. fromage blanc frais : (40),
. petit suisse : (40).

- Viandes : agneau (75), bœuf (70), cheval (20), mouton (70), porc (60), poulet (60), veau (35),
- Volailles : toutes (moyenne : 60-80),
- Gibier : tous (moyenne : 70),
- Abats : langue de veau (20), rognons de porc (60), tripes (45),
- Poissons : conserves appauvries en sodium, anguille (40), brochet (70), cabillaud (75), merlan (61), saumon frais (60), raie (70), truite (70), turbot (70),
- Œufs : jaune (60),
- Jambon et charcuteries appauvris en sodium,
- Produits céréaliers :
  . pain sans sel (vérifier la teneur),
  . mieux vaut les remplacer par des biscottes sans sel (plus sûres).
- Légumes secs : pois secs (40), haricots secs (40),
- Légumes verts : artichauts (45), brocolis (10), carottes (50), choux de Bruxelles (24), chou blanc (feuilles : 18), chou rouge (32), champignons de couche type Paris (20), chicorée (10), concombre (12), laitue (15), melon (19), navet (57), oseille (20), patate douce (13), persil (30), poireau (30), radis (14), raifort (20), scarole (10),
- Fruits secs : tous (de 10 à 30),
- Fruits tropicaux : tous (de 10 à 50),
- Châtaigne : 37,
- Chocolat à croquer (12), cacao (50),
- Eaux minérales : Contrex Pavillon (16), Vittel Hépar (15), Perrier (14),

Perte à la cuisson :

- 30 à 40 % du sodium avec peu d'eau,
- Jusqu'à 50 % avec beaucoup d'eau.

► **Aliments autorisés** (pratiquement sans limite) : moins de 10 mg de sodium pour 100 g :

- Lait : Asodlait, Regisvelt, Bouillet, Pennac,
- Yoghourt au lait désodé,
- Entremets au lait désodé,
- Poisson surgelé garanti sans sodium,
- Biscotte et pain grillé industriel sans sel,
- Pain azyme,
- Farine, maïzena, fécule,
- Pâtes, riz, semoule, tapioca,
- Pâtisseries au lait désodé sans sel, ni blanc d'œuf, ni levure,
- Pommes de terre, purée maison au lait désodé,
- Potage maison,
- Légumes secs : lentilles, fève, soja,
- Légumes verts surgelés garantis « blanchis dans l'eau sans sel », et frais : asperges, aubergines, chou blanc, chou navet, citrouille, courge, haricot vert, mâche, maïs frais, oignon et échalote, petits pois frais, poivron vert, potiron, scorsonère, tomate,
- Fruits : tous les fruits frais,
- Jus de fruit nature sans adjuvant,
- Fruits au sirop garantis sans benzoate de sodium,
- Fruits oléagineux : cacahuète, amande, noisette, noix, pistache,
- Corps gras : beurre sans sel, crème fraîche, huiles, mayonnaise, béarnaise (sans sel ni condiment salé),
- Produits sucrés : sucre, miel, gelées et confitures garanties sans benzoate de sodium, bonbons, entremets au lait désodé, pâtisseries maison au lait désodé, sans blanc d'œuf ni sel ni levure, sorbets et glaces maison,
- Condiments appauvris en sodium :
  . sel de potassium : Bouillet, Diasal, Asodil, Salsea, X-sal,
  . fines herbes, ail, échalote, vinaigre,
- Levure de boulanger,
- Vin, bière, cidre : 1 verre par repas (sauf si éthylisme),
- Eaux du robinet non adoucie,
- Eaux minérales : Charrier (2,5), Contrex Source Légère (8), Évian Cachât (7), Vittel Grande Source (4), Volvic (8).

MENUS TYPES POUR UN RÉGIME DÉSODÉ RELATIF

	Lundi	*Mardi*	*Mercredi*	*Jeudi*	*Vendredi*	*Samedi*	*Dimanche*
Petit déjeuner	café ou thé ; 3 biscottes ou 50 g de pain sans sel ; un bol de lait (une partie du lait peut être utilisée dans la journée pour une purée, une crème, un flan ou riz au lait…)						
Déjeuner	tomates printanières poulet rôti pommes de terre sautées fromage blanc 1 fruit	salade de champignons dorade au four pommes de terre persillées flan aux pommes (maison)	avocat au citron faux-filet grillé purée 1 yoghourt	artichaut vinaigrette côte d'agneau grillée ratatouille tarte aux pommes (maison) (pâte sans sel)	endives en salade lapin chasseur pâtes au beurre fromage blanc pomme au four	poivrons farcis à la viande riz salade fromage blanc sorbet au citron (maison)	salade de mâche truite aux amandes pommes de terre au beurre crème renversée à l'ananas frais (maison)
Goûter	thé ou café ; 3 biscottes sans sel ou 50 g de pain ; 1 yoghourt + sucre ;						
Dîner	potage poireaux pommes de terre steak haché épinards à la béchamel (à la place du yoghourt) 1 fruit	crème d'asperge rôti de veau haricots verts yoghourt salade de fruits frais	velouté de tomates foie d'agneau persillé laitue braisée yoghourt pamplemousse	radis au beurre rôti de porc riz salade crème caramel (maison)	salade verte escalope panée (panure sans sel) courgettes à la béchamel (à la place du yoghourt) 1 fruit	concombre côte de porc carottes à l'oignon yoghourt 1 fruit	soupe à l'oignon beefsteak tomates à la provençale yoghourt 1 fruit
Sauf en cas d'éthylisme, un verre de vin de bonne qualité est autorisé à la fin des 2 principaux repas.							

CONSOMMATION QUOTIDIENNE MOYENNE RÉGIME DÉSODÉ STRICT					
ALIMENTS	QUANTITÉ	PROTIDES	LIPIDES	GLUCIDES	SODIUM (en mg)
Lait désodé	60	17	10	25	10
Viandes ou poissons	200	40	20	–	125
Pain ou biscottes sans sel	150	10	–	82	–
Pommes de terre ou pâtes ou riz ou légumes secs ou farine (pesés cuits)	300	6		60	–
Sucre ou miel ou confitures « maison » ou chocolat ou pâtisseries « maison »	50	–	–	50	–
Légumes verts Fruits	400 300	6 –	– –	24 45	80 –
Beurre Huile	15 25	– –	12 25	– –	– –
Boissons hydriques	1,5 l				
Boissons alcoolisées N = 5 %	0				
Total : 2 060 Cal. dont		79 g = 316 Cal.	67 g = 603 Cal.	286 g = 1 144 Cal.	215 mg
Pourcentage		15,2 %	29,3 %	55,5 %	
		N : 15 %	N : 30 %	N : 55 %	

JOURNÉE TYPE POUR UN RÉGIME DÉSODÉ STRICT

- **Petit déjeuner :**
  - lait Pennac
  - biscottes ou pain sans sel
  - thé ou café
- **Déjeuner :**
  - crudités ou salade
  - viande
  - féculents ou légumes verts
  - yoghourt ou entremets au lait Pennac
  - 1 fruit
  - pain sans sel
- **Goûter :**
  - thé ou café + sucre
  - pain sans sel
- **Dîner :**
  - potage ou crudités
  - viande
  - féculents ou légumes verts
  - yoghourt ou entremet au lait Pennac
  - 1 fruit
  - pain sans sel

RÉGIME DÉSODÉ STRICT APPORTANT ENVIRON 250 MG DE SODIUM

► Recommandations générales

- Faire 3 ou 4 repas par jour. Ne pas sauter de repas.
- Manger lentement dans le calme, en mastiquant correctement. Se reposer 10 minutes avant et après les repas.
- Éviter de boire pendant les repas, mais boire suffisamment entre les repas, pour assurer une diurèse minimale d'un litre et demi par 24 h.
- Éviter de fumer ou ne fumer que l'estomac plein (dans l'heure qui suit les repas).
- Préparer les aliments de façon variée et agréable en évitant les préparations compliquées et grasses. Préférer la cuisson au four, au gril, en papillote, à la vapeur, ou dans des poêles à revêtement siliconé.
- Se peser une fois par semaine sur la même balance, à la même heure, avec les mêmes vêtements.

► Aliments interdits

- Viande : agneau (75), mouton (70),
- Volaille : canard (80),
- Gibier : tous (moyenne : 70),
- Charcuteries : toutes (de 160 à 2 500),
- Abats : foie (100), cervelle (120), cœur (100), rognons de bœuf (245) et de mouton (250),
- Poisson d'eau douce : tous (60-110),
- Poisson d'eau de mer : tous (60-160) sauf ceux permis en quantités contrôlées
- Crustacés : tous (300 à 1 600),
- Coquillages : tous (150-350),
- Caviar : 800,
- Œuf : blanc (150), entier (135),
- Lait en poudre (380),
- Lait de chèvre (70),
- Lait de vache entier (40), écrémé (55),
- Fromage blanc frais (40),
- Petit suisse (40),
- Fromages : tous (plus de 500),
- Corps gras : margarine, beurre salé, beurre demi-sel, saindoux,
- Produits céréaliers : pain blanc (500), pain complet (650),
- Légumes : artichauts (45), bettes (135), betterave (85), carottes (50), céleri rave (100), céleri branche (100), choucroute (650), cresson (75), épinards (100), fenouil (330) navet (57), pissenlit (75), truffe (75),
- Olives vertes (130),
- Algues : 5 000.

► Aliments particuliers interdits :

- Purée instantanée, chips,
- Légumes verts et secs en conserve,
- Surgelés blanchis dans de l'eau salée,
- Potages en sachets, en cubes, en conserve, surgelés,
- Jus de légumes en boîte,
- Fruits oléagineux pour apéritifs,
- Produits sucrés : pâte de fruits, confiseries, chocolat au lait, glaces et sorbets du commerce,
- Pâtisseries et biscuits du commerce,
- Boissons; eau du robinet adoucie,
- Eaux minérales : Vals, Vichy, Saint-Galmier, Badoit,
- Jus de tomates du commerce,
- Jus de fruits gazeux,
- Bouillons de viande, soupe de poisson,

- Condiments : cornichons, pickles, olives, câpres, sel de céleri, sauces du commerce (mayonnaise),
- Divers : levure chimique (alsacienne).

► **Aliments autorisés en quantités contrôlées :**

- Viande : bœuf (70), cheval (20), lapin (40), porc (60), veau (35),
- Volaille : dinde (66), poulet (60),
- Charcuteries : jambon et charcuteries appauvris en sodium,
- Abats : langue de veau (20), rognons de porc (60), tripes (45),
- Poissons : conserves appauvries en sodium, anguille (40), merlan (61), saumon frais (60),
- Œufs : jaune (60),
- Produits céréaliers : pain sans sel (vérifier la teneur) ; mieux vaut les remplacer par des biscottes sans sel (plus sûres),
- Légumes secs : pois secs (40), haricots secs (40),
- Légumes verts : brocolis (10), champignons de Paris (20), chicorée (10), choux de Bruxelles (24), chou blanc : feuilles (18), chou rouge (32), concombre (12), laitue (15), melon (19), oseille (20), patate douce (13), persil (30), poivron (30), radis (14), raifort (20), scarole (10),
- Fruits secs : tous (de 10 à 30),
- Fruits tropicaux : tous (de 10 à 50),
- Châtaigne : 37,
- Chocolat à croquer (12), cacao (50),
- Eaux minérales : Contrex Pavillon (16), Vittel Hépar (15), Perrier (14).

Perte à la cuisson :

30 à 40 % du sodium avec peu d'eau,
jusqu'à 50 % avec beaucoup d'eau.

► **Aliments autorisés :** (pratiquement sans limitation) (moins de 10 mg pour 100 g).

- Lait : Asodlait, Regisvelt, Douillet, Pennac,
- Yoghourt au lait désodé,
- Entremets au lait désodé,
- Poisson surgelé garanti sans sodium,
- Biscotte et pain grillé industriel sans sel,
- Pain azyme,
- Farine, maïzena, fécule,
- Pâtes, riz, semoule, tapioca,
- Pâtisseries au lait désodé sans sel, ni blanc d'œuf, ni levure,
- Pommes de terre, purée maison au lait désodé,
- Potage maison,
- Légumes secs : lentilles, fève, soja,
- Légumes verts surgelés garantis « blanchis dans l'eau sans sel », et frais : asperges, aubergines, chou blanc, chou navet, citrouille, courge, haricot vert, mâche, maïs frais, oignon et échalote, petits pois frais, poivron vert, potiron, scorsonère, tomate,
- Fruits : tous les fruits frais,
- Jus de fruit nature sans adjuvant,
- Fruits au sirop garantis sans benzoate de sodium,
- Fruits oléagineux : cacahuète, amande, noisette, noix, pistache,
- Corps gras : beurre sans sel, crème fraîche, huiles, mayonnaise, béarnaise (sans sel ni condiment salé),
- Produits sucrés : sucre, miel, gelées et confitures garanties sans benzoate de sodium, bonbons, entremets au lait désodé, pâtisseries maison au lait désodé, sans blanc d'œuf ni sel ni levure, sorbets et glaces maison,
- Condiments appauvris en sodium :
  . sel de potassium : Bouillet, Diasal, Asodil, Salsea, X-sal,
  . fines herbes, ail, échalote, vinaigre,
- Levure de boulanger,
- Vin, bière, cidre : 1 verre par repas (sauf si éthylisme),
- Eau du robinet non adoucie,
- Eaux minérales : Charrier (2,5), Contrex Source Légère (8), Évian Cachât (7), Vittel Grande Source (4), Volvic (8).

MENUS TYPES POUR LE RÉGIME DÉSODÉ STRICT

	Lundi	*Mardi*	*Mercredi*	*Jeudi*	*Vendredi*	*Samedi*	*Dimanche*
Petit déjeuner	Lait Pennac : 200 g ; 3 biscottes ou 50 g de pain sans sel ; thé ou café + sucre						
Déjeuner	avocat vinaigrette beefsteak de cheval cœurs de laitue braisée semoule au lait Pennac	melon rôti de porc ratatouille maison tarte aux pommes (pâte sans sel)	concombre sauté de veau au curry riz yoghourt au lait Pennac 1 fruit	tomates poulet pommes sautées yoghourt au lait Pennac 1 fruit	asperges fraîches lapin aux aromates pommes de terre vapeur yoghourt au lait Pennac 1 fruit	salade rôti de veau courgettes à la béchamel au lait Pennac compote	pamplemousse rosbeef haricots verts salade flan au caramel au lait Pennac
Goûter	thé ou café + sucre ; pain sans sel : 50 g						
Dîner	potage tomates farcies (farce maison) spaghettis yoghourt au lait Pennac 1 fruit	radis saumon frais à l'oseille pommes de terre à la crème yoghourt au lait Pennac 1 fruit	potage beefsteak haché chou-fleur à la béchamel au lait Pennac 1 fruit	endives en salade escalope de dinde champignons à la crème fruits cuits	potage côte de porc tomates provençales flan aux pommes au lait Pennac	poireaux vinaigrette langue de veau sauce piquante riz yoghourt au lait Pennac 1 fruit	rôti de veau froid salade composée (pommes de terre, tomates, concombre haricots verts) yoghourt au lait Pennac 1 fruit

Sauf en cas d'éthylisme, un verre de vin de bonne qualité est autorisé à la fin des 2 principaux repas.

Lithiases urinaires

La diétothérapie est un élément essentiel dans les lithiases urinaires. Mais son efficacité varie en fonction de la nature chimique de la calculose : excellente dans la lithiase urique, bonne dans la lithiase calcique ou phosphatique, très moyenne dans la lithiase oxalique, médiocre dans la lithiase cystinique. Fort heureusement ce sont les lithiases les plus diéto-sensibles qui sont les plus fréquentes.

Bases du régime

La diétothérapie varie évidemment en fonction de la nature chimique de la lithiase. Mais il existe un certain nombre de règles communes à toutes les lithiases du fait que :

- il existe une corrélation étroite entre la solubilité d'un sel minéral et le volume du liquide dans lequel il est en solution ;
- il existe une corrélation étroite entre la précipitation d'un sel minéral et le pH de la solution dans laquelle il est dissous ;
- la majorité des lithiases (70 %) s'accompagnent d'hypercalciurie ($\geq$ 300 mg/24 h) ;
- de nombreuses lithiases s'accompagnent d'obésité ; or, l'amaigrissement améliore les lithiases.

Il en résulte la nécessité :

- de diluer les urines, donc d'en majorer le débit, donc d'assurer une cure de diurèse,
- de modifier le pH des urines en utilisant un régime acidifiant ou un régime alcalinisant,
- de contrôler l'apport de calcium alimentaire,
- d'obtenir un amaigrissement lorsqu'il est justifié.

Enfin, les lithiases étant caractérisées par leur nature chimique, il conviendra non seulement de modifier le pH urinaire, mais aussi de limiter les apports alimentaires, non seulement en calcium si cela est nécessaire, mais aussi en :

- précurseurs de l'acide urique dans la lithiase urique,
- acide oxalique dans la lithiase oxalique,
- phosphore dans la lithiase phosphatique,
- cystine dans la lithiase cystinique,
- xanthine dans la lithiase xanthique.

Réalisation pratique

La cure de diurèse

- Dans le domaine de la lithiase urinaire plus encore que dans les autres affections, ce qui compte, ce n'est pas ce que l'on boit, mais ce que l'on élimine. Dire à un malade de boire 2 litres d'eau par jour n'a pas de sens; il faut boire pour éliminer au moins 2 litres d'urines par 24 heures. La quantité nécessaire d'eau varie d'un sujet à l'autre et en fonction des habitudes alimentaires (légumes verts, fruits…).
- Il faut s'efforcer de maintenir la densité urinaire au-dessous de 1 010.
- Il est nécessaire de fractionner l'absorption liquidienne sur toute la journée, de préférence entre les repas.
- Il faut insister sur la nécessité de boire le soir au coucher de façon à provoquer une miction au cours d'un lever nocturne pendant lequel le patient pourra boire 1 ou 2 grands verres d'eau. Il en résultera, le matin, une diurèse claire, éliminant le sédiment minéral des oliguries nocturnes, facteur d'hyperconcentration urinaire.
- Toute eau potable peut être utilisée. Mais l'eau du robinet a souvent un mauvais goût, ce qui est un facteur limitant. Dans ce cas, on utilisera de préférence des eaux minérales dites de table, à faible ou moyen sédiment (type Évian, Volvic, Vittel Grande Source). Mieux vaut éviter les eaux minérales dites médicinales à fort sédiment minéral, surtout calcique. Dans certaines régions, l'eau peut avoir une teneur en calcium élevée.
- Il faut attirer l'attention du patient sur la nécessité d'augmenter le volume des boissons hydriques en cas de forte chaleur, en cas d'efforts entraînant une transpiration abondante.
- Les cures thermales ont un intérêt certain, car elles réapprennent au malade à boire (Évian, et s'il n'y a pas d'hypercalciurie : Vittel, Contrexéville, Cap-Vern…).
- Une fois par semaine, il est nécessaire de préconiser une cure de diurèse forcée : le dimanche matin par exemple, le sujet se réveillera à l'heure habituelle pour boire, à jeun, un litre d'eau, puis il se recouchera une heure ou deux : il en résultera une diurèse très abondante.
- Il faut inculquer au malade une nouvelle politique de l'eau. «L'homme normal boit pour uriner; le lithiasique doit uriner pour boire.» Tout lithiasique doit acquérir le réflexe de boire immédiatement après chaque miction. Pour ce faire, il doit toujours avoir de l'eau à sa disposition (bouteilles dans la voiture, au bureau…).

Le pH des urines

Selon la nature de la lithiase, il faut, en modulant le pH des urines, éviter la précipitation des sels minéraux.

Indépendamment des autres mesures diététiques, on se servira des propriétés alcalinisantes ou acidifiantes des aliments pour :

- alcaliniser les urines dans les lithiases :
  . urique,
  . cystinique.
- acidifier les urines dans les lithiases :
  . calcique,
  . oxalique,
  . phosphatique et phospho-ammoniacomagnésienne.

a. ***régime alcalinisant*** *(pH ≥ 7-7,5) :*

D'une façon générale sont alcalinisants tous les *aliments végétaux* (fruits et légumes, mais pas les céréales), le lait.

- Certains sont très alcalinisants : abricot, carotte, épinard, lait, orange, raisin sec, salades, sucre et produits sucrés.
- Certains sont alcalinisants faibles : asperge, banane, chou, haricot, poire, pomme, pomme de terre.

Si ces mesures ne suffisent pas, on pourra :

- soit boire des eaux bicarbonatées sodiques type Vichy,
- soit ajouter du bicarbonate de soude (de 2 à 5 g) à l'eau de boisson, ou des citrates (type *Foncitril*).

b. ***régime acidifiant*** *(pH ≤ 6)*

D'une façon générale sont acidifiants les *aliments d'origine animale* (viandes, poissons, charcuterie, fromages, œufs, mais pas le lait) et les céréales.

- Certains sont très acidifiants : céréales, fromages, poissons, viandes, volailles, charcuterie.
- D'autres sont acidifiants faibles : beurre, chocolat, œufs, saindoux. Si ces mesures ne suffisent pas, on pourra acidifier les urines avec du chlorure d'ammonium (type *Chlorammonic).*

L'hypercalciurie

- Devant toute lithiase urinaire, quelle que soit sa nature, il faut penser à une excrétion exagérée de calcium, témoin d'une surcharge calcique, facteur majorant de la maladie.
- En cas d'hypercalciurie supérieure à 300 mg par 24 h constatée 3 jours de suite dans des conditions alimentaires habituelles, après en avoir recherché la cause éventuelle (excès d'apport alimentaire ou médicamenteux, hyperparathyroïdie, hyperabsorption intestinale, traitement de l'ostéoporose par les anabolisants…). Dans les hypercalciuries idiopathiques : on recherchera un excès d'apport ou une cause non alimentaire d'hypercalciurie. Il semble qu'un régime appauvri en calcium ne soit pas efficace dans la prévention des récidives lithiasiques. Au contraire, ces régimes appauvris en calcium favorisent l'absorption intestinale de l'oxalate et la formation *d'hyperoxalurie.* On évitera donc les aliments apportant plus de 100 mg de calcium pour 100 g.

En général, ces mesures suffisent pour abaisser la calciurie au-dessous de 200 mg/24 h. Mais, dans certains cas, il faudra s'aider de prescriptions médicamenteuses (acide phytique, diurétiques thiazidiques, phosphore en cures discontinues mais prolongées).

L'obésité

Toute surcharge pondérale implique nécessairement une tentative d'amaigrissement. Maigrir améliore toutes les lithiases : le surpoids diminue la diurèse, le retour à un poids normal la majore.

En cas d'obésité, on prescrira donc le régime adéquat, en sachant qu'il est relativement hyperprotidique, et qu'il faut tenir compte de cette particularité si le lithiasique est hyperuricémique.

Les différentes lithiases

La composition des lithiases est fréquemment mixte. On distingue cependant :

a. ***La lithiase calcique***

- représente 80 à 90 % des lithiases,
- il faut rechercher les causes d'hypercalcémie et/ou d'hypercalciurie,
- on évoquera en particulier une origine : osseuse, digestive, rénale,
- on évitera les eaux et aliments apportant trop de calcium ; pour éviter, cependant, une déminéralisation, ou une augmentation de l'absorption intestinale d'oxalate en présence d'un contenu intestinal appauvri en calcium, on autorisera la prise d'une consommation modérée de lait ou de fromage (apport de 600-800 mg/par jour de calcium),
- on cherchera à acidifier les urines,
- on veillera à ce que l'apport en sodium ne soit pas trop important, un excès d'apport en sodium favorisant l'excrétion rénale par un mécanisme mal élucidé.

b. ***La lithiase urique***

Le régime de la lithiase urique se confond avec celui de la goutte et de l'hyperuricémie (*cf.* p. 71). Les règles diététiques sont donc analogues, il faut :
- diminuer globalement les protéines (12 à 13 %) en diminuant ou en supprimant les aliments purinophores et purinogènes,
- diminuer les corps gras (25 à 27 %),
- supprimer l'alcool,
- augmenter relativement les glucides (58 à 62 %),
- alcaliniser les urines, car la lithiase urique est une lithiase acide. À un pH 6, le produit d'excrétion est de l'acide urique, très peu soluble ; à un pH 6,5, l'acide urique se transforme en urate de sodium, 17 fois plus soluble et donc beaucoup plus éliminable. Il y a donc intérêt à maintenir les urines au-dessus d'un pH 7-7,5 ; cette alcalinisation est d'autant plus difficile à réaliser qu'il existe chez les goutteux une résistance relative à l'alcalinisation des urines,
- conseiller au malade de surveiller lui-même, plusieurs fois dans une même journée, par petites séquences de 3 à 4 jours, le pH de ses urines, au moyen de bandelettes,
- en cas de goutte associée, utiliser les inhibiteurs de la synthèse de l'acide urique *(Purinol),* mais éviter les uricosuriques,
- dans les cas où il faut restreindre le sodium, on utilisera le THAM *(Alcaphor par* exemple) au lieu de bicarbonate ou citrate de soude.

c. ***La lithiase oxalique***

L'acide oxalique a une double origine :
- alimentaire exogène : mais l'absorption intestinale semble peu importante,
- endogène : par excès de synthèse à partir de la glycine et de la vitamine C.

Le régime ne joue pas un rôle majeur, cependant :
- la cure de diurèse reste un élément très important,
- 80 % des calculs d'oxalate sont des calculs d'oxalate de calcium. Une hypercalciurie est retrouvée dans 40 % de ces lithiases. Il faut donc s'appuyer sur le régime hypocalcique,

- l'expérience montre que la lithiase oxalique se manifeste plus volontiers quand le malade consomme en une fois de trop grandes quantités d'aliments oxalophores. L'augmentation des apports protéiques et sodés a été incriminée dans l'augmentation de la fréquence de survenue de la lithiase oxalocalcique. On conseille maintenant un régime *modérément hypoprotidique et hyposodé* pour éviter les récidives lithiasiques. Une hyperabsorption digestive d'oxalate a pu être observée chez des malades ayant subi une résection iléale étendue ou porteurs de pancréatite, de maladies biliaires chroniques, ou ayant subi un shunt jéjuno-iléal pour traitement d'obésité. Chez ces malades, la suppression de la malabsorption des graisses, la diminution de l'apport alimentaire d'oxalate, l'administration *per os* de calcium provoquent le retour à la normale de l'oxalurie. Éviter les aliments riches en oxalate (épinards, noix, rhubarbe, persil, chocolats).
- des observations d'hyperoxalurie massive ont été rapportées après ingestion accidentelle d'éthylène glycol (solvant employé comme antigel).

N.B. :
- Les asperges, les endives, le céleri-feuille, les pommes de terre, les prunes, les fraises et les agrumes contiennent en fait 10 fois moins d'acide oxalique que ne mentionnent certaines tables, confondant par erreur teneur par rapport à 100 g et par rapport au kg. Ces aliments sont donc autorisés.
- Le poivre et le thé contiennent respectivement 320 et 375 mg d'acide oxalique par 100 g, quantité qui n'est jamais consommée en une fois. On peut donc autoriser poivre et thé en quantités raisonnables.
- La gélatine contient du glycocolle qui augmente l'oxalémie. Il faut donc l'interdire.
- Les oxalates précipitent en milieu alcalin. Bien que l'utilité de l'acidification des urines ne soit pas tout à fait prouvée, il vaut mieux prescrire un régime acidifiant, ce qui est une raison de plus pour limiter les légumes et les fruits dont certains sont d'ailleurs oxalophores.

d. *La lithiase phosphatique*

La lithiase phosphatique est fréquemment phosphocalcique, phospho-ammoniaco-magnésienne, voire phospho-calco-ammoniaco-magnésienne.

Un régime pauvre en phosphore est théoriquement recommandé, mais il ne semble que peu efficace, de toute façon difficile à appliquer à cause de certaines incompatibilités alimentaires.

Il faut surtout :
- lutter contre l'infection urinaire,
- acidifier les urines (chlorure d'ammonium),
- bloquer l'absorption intestinale du phosphore avec un gel d'alumine (type *Lithiagel).*

De plus, on peut tout de même :
- supprimer les aliments apportant plus de 200 mg de phosphore pour 100 g,
- diminuer l'apport calcique car la lithiase est très souvent phosphocalcique (heureusement les aliments riches en phosphore sont souvent ceux riches en calcium),
- recommander les aliments acidifiants (viandes et poissons autorisés, céréales, beurre et œufs), mais en sachant que ces aliments sont riches en phosphore. Ne pas oublier que les aliments pauvres en phosphore (fruits et légumes) sont alcalinisants,
- en définitive, on proposera donc un régime apportant une quantité normale de viandes et de poissons tout en diminuant les œufs, les légumes secs et les laitages.

e. *La lithiase cystinique*

Il s'agit d'une maladie héréditaire rare liée à une mal-réabsorption de quatre acides aminés (cystine, lysine, arginine, ornithine).

La méthionine, acide aminé indispensable soufré, peut se transformer de façon irréversible en cystéine qui, surtout par oxydation, donne de la cystine.

Cette lithiase débute dans le jeune âge, et se traduit par des calculs arrondis en taches de cire à l'urographie et par une cystinurie élevée (1 à 2 g par 24 h ; cystinurie normale : 100 à 150 mg).

La diététique prévoit :

- l'alcalinisation des urines,
- une réduction des aliments riches en méthionine (œufs, crustacés, poulet, riz, farines de froment, thon, sardine, maquereau, bœuf, porc, mouton, abats, arachides, petits pois).

f. *La lithiase xanthique et la lithiase en 2,8-dihydroadénine (syndrome de Cartier-Hamet)*

Exceptionnelles. Leur traitement se confond avec celui de la lithiase urique.

Au total, ***l'essentiel de la diétothérapie des lithiases urinaires repose sur :***

- ***la cure de diurèse,***
- ***et selon leur nature chimique :***
  - . ***le pH des urines,***
  - . ***la diminution des aliments riches en calcium,***
  - . ***la suppression des aliments riches en acide urique, en acide oxalique, en phosphore, en méthionine.***

CONSOMMATION QUOTIDIENNE MOYENNE
RÉGIME DE LA LITHIASE URIQUE (2 080 Cal.)

Aliments	Quantité	Protides	Lipides	Glucides
Yoghourt nature Lait 1/2 écrémé Fromage blanc	1 250 100	4 8 7	1,5 3,7	5 12,5 3
Viande ou poisson ou œufs	120	24	12	– –
Pain ou biscottes Pommes de terre ou pâtes ou riz ou légumes secs ou farine	200 300	14 6	 –	110 60
Sucre Miel ou bonbons ou confitures ou chocolat ou pâtisseries	25 40	– 2	– –	25 30
Légumes verts Fruits	400 300	5 2		25 40
Beurre Huile	15 30	– –	13 30	– –
Boissons hydriques	1,5 l			
Boissons alcoolisées : vin N = 5 %	0			
Total : 2 070 Cal. dont		72 g = 288 Cal.	60,2 g = 542 Cal.	310,5 g = 1 242 Cal.
Pourcentage		14 %	26 %	60 %
		N : 15 %	N : 30 %	N : 50 %

JOURNÉE TYPE POUR LE RÉGIME DE LA LITHIASE URIQUE

- **Petit déjeuner :**
  - café ou thé sucré,
  - un verre de lait,
  - pain,
  - beurre, confiture.
- **Déjeuner :**
  - hors-d'œuvre de crudités,
  - viande,
  - féculent ou légume vert,
  - fromage blanc à 0 % ou yoghourt nature sucré ou confiture.
- **16 heures :**
  - un verre de lait ou
  - entremets avec lait, œuf, céréales
  - pain + confiture
- **Dîner :**
  - salade,
  - viande ou 1 œuf 3 fois par semaine,
  - légume vert ou féculent (selon le repas de midi),
  - yoghourt ou fromage blanc,
  - fruit,
  - pain.

RÉGIME DE LA LITHIASE URIQUE

► **Recommandations générales :**

- Boire en quantité suffisante pour éliminer au moins 2 litres d'urines par 24 h.
- Répartir la quantité de boissons sur toute la journée, de préférence entre les repas et surtout à jeun le matin (2 grands verres d'eau), et le soir au coucher (2 autres grands verres).
- En cas de réveil nocturne, en profiter pour boire un grand verre d'eau.
- Une fois par semaine (le dimanche par exemple), faire une cure forcée : boire 1/2 à 1 litre au réveil, et se recoucher pendant 2 heures.
- Augmenter la quantité de boissons hydriques en cas de fortes chaleurs ou de transpiration abondante.
- Boire l'eau du robinet ou des eaux minérales de table (type Évian, Volvic, Vittel Grande Source).
- Boire en plus de l'eau de Vichy (Célestin), de Vals ou de Fougues : de 1/2 litre à 1 litre par jour selon le pH des urines. Maintenir le pH des urines au-dessus de 7,5. Le contrôler avec des bandelettes (type Labstix).
- Manger lentement. Faire 3 à 4 repas par jour ; ne pas sauter de repas.
- Éviter les repas copieux, les préparations grasses, compliquées et épicées, les sauces, les fritures.
- Essayer de vivre calmement et d'éviter tous les surmenages.
- Éviter les exercices physiques violents ou traumatisants. Faire du sport de moyenne intensité (marche rapide, footing, jogging, cyclisme, natation).

► **Aliments à éviter :**

- Les abats (ris, rognon, cervelle, foie, langue, tripe, pieds, cœur).
- Les viandes jeunes (veau, porcelet, agneau, coquelet, dindonneau).
- Toutes les charcuteries (sauf les jambons maigres).
- Les viandes grasses : porc (sauf rôti dégraissé), mouton (sauf gigot et cœur de côtelette).
- Certaines volailles : pigeon, oie, canard d'élevage.
- Tous les gibiers.
- Les viandes séchées, les extraits de viande (type Kub, Viandox), les bouillons de viande.
- Certains poissons : anchois, sardine, hareng, truite, carpe, brochet, cabillaud, morue, aiglefin, haddock.
- Les poissons gras : thon, anguille, lamproie, murène.
- Les œufs de poissons, les soupes de poissons.
- Les coquillages et crustacés.
- Les fromages fermentés…
- Les fruits oléagineux.
- Le chocolat, le cacao.
- Les boissons alcooliques et alcoolisées.

► **Aliments autorisés à consommer modérément :**

- Viandes, poissons, volailles
- Lait écrémé
- Yoghourt nature
- Fromage à 0 %
- Huile
- Beurre
- Œufs par semaine : 2
- Thé et café légers en quantités raisonnables

► **Aliments ne comportant pas d'acide urique, mais dont il faut tout de même surveiller la consommation pour garder un bon équilibre alimentaire** (par jour) :

- Pain
- Pâtes ou riz ou pommes de terre (poids cuit)
- Sucre en morceaux
- Confitures ou pâtisseries
- Fruits = pommes ou agrumes ou équivalents en fruits de saison.

► **Aliments autorisés en quantité illimitée :**

- Légumes de toute nature,
- Salades de toute nature,
- Fines herbes, condiments.

MENUS POUR UNE SEMAINE DE RÉGIME TYPE DE LA LITHIASE URIQUE

	Lundi	*Mardi*	*Mercredi*	*Jeudi*	*Vendredi*	*Samedi*	*Dimanche*
Petit déjeuner	café lait pain ou biscottes	thé fromage blanc 0 % pain ou biscottes	café poulet froid céréales	thé lait pain ou biscottes	café rôti de dinde céréales	thé œuf coque, dur pain ou biscottes	café fromage blanc 0 % céréales
Déjeuner	fenouil à la vinaigrette escalope de dinde pommes vapeur yoghourt fruit (poire)	carottes râpées steak grillé haricots verts fromage blanc à la confiture fruit (abricots)	céleri rave merlan en papillote riz au four yoghourt fruit cuit (compote de pommes)	betterave rôti de porc chou-fleur fromage blanc fruit	1/2 pamplemousse poulet rôti courgettes niçoises yoghourt compote	concombre rôti de cheval purée fromage blanc fruit (banane)	radis lapin à la moutarde pâtes yoghourt salade de fruit
Goûter	café lait pain	café crème pâtissière biscuits secs	thé lait pain	café lait biscuits secs	thé lait pain	café semoule à la confiture	thé lait biscuits
Dîner	bouillon carottes Vichy jambon compote + fromage blanc	bouillon viande froide pommes de terre en robe des champs yoghourt fruit	salade œuf coque tomates provençales fromage blanc fruit	salade hachis parmentier (farce maigre) yoghourt fruit	bouillon salade composée (riz, mais, cornichons, tomate, miettes de poulet) fromage blanc fruit	bouillon œuf poché à la florentine (épinards) yoghourt fruit cuit	salade viande froide poireaux fromage blanc fruit

CONSOMMATION QUOTIDIENNE MOYENNE RÉGIME POUR LITHIASE CALCIQUE (2 000 Cal.)					
Aliments	Quantité	Protides	Lipides	Glucides	Ca (en mg)
Lait ou yoghourt Fromage	1 0	5	1,5	5	150
Viandes ou poissons Œufs	200 1/2	40 3,5	20 3	– –	30 12,5
Pain ou biscottes	200	14	–	110	40
Pommes de terre ou pâtes ou riz ou légumes secs ou farine	300	6	–	60	21
Sucre Miel ou bonbons ou confitures ou chocolat ou pâtisseries	30	–	–	30	–
Légumes verts Fruits	400 400	6 –	–	28 48	120 80
Beurre margarine Huile	15 10 30	– – –	13 8,4 20	– – –	– – –
Boissons hydriques	1,5 l				
Boissons alcoolisées N = 5 %	2 verres de vin = 125 cal. = 5 %				
Total : 2 000 cal. dont		74,5 g = 298 cal.	66 g = 594 cal.	281 g = 1 124 cal.	453,5 mg
Pourcentage		15 %	30 %	55 %	
		15 %	30 %	55 %	

EXEMPLE DE RÉPARTITION DANS LA JOURNÉE D'UN RÉGIME HYPOCALCIQUE

- **Petit déjeuner :**
  - thé ou café sucrés,
  - 1 œuf mais trois fois par semaine au maximum, ou une tranche de jambon ou de viande froide : environ 50 g,
  - pain avec beurre et confiture ou miel,
  - 1/2 pamplemousse ou 1/2 pomme.
- **Déjeuner :**
  - hors-d'œuvre à l'huile,
  - viande ou poisson,
  - féculents,
  - fruit cuit ou cru,
  - pain,
  - un verre de vin (facultatif).
- **Goûter :**
  - thé ou café ou infusion sucrés,
  - pain ou biscottes ou 2 à 3 biscuits secs.
- **Dîner :**
  - crudités ou potage de légumes verts,
  - viande ou poisson,
  - légumes verts (ceux autorisés),
  - fruit cuit ou cru,
  - pain,
  - un verre de vin (facultatif).

RÉGIME DE LA LITHIASE CALCIQUE

► **Recommandations générales :**

- Boire en quantité suffisante pour éliminer au moins 2 litres d'urines par 24 h.
- Répartir la quantité de boissons sur toute la journée, de préférence entre les repas et surtout à jeun le matin (2 grands verres d'eau), et le soir au coucher (2 autres grands verres).
- En cas de réveil nocturne, en profiter pour boire un grand verre d'eau.
- Une fois par semaine (le dimanche par exemple), faire une cure forcée : boire 1/2 à 1 litre au réveil, et se recoucher pendant 2 heures.
- Augmenter la quantité de boissons hydriques en cas de fortes chaleurs ou de transpiration abondante.
- Boire des eaux minérales de table (type Évian, Volvic).
- Maintenir le pH des urines au-dessous de 6. Le contrôler avec des bandelettes (type Labstix).
- Manger lentement. Faire 3 à 4 repas par jour; ne pas sauter de repas.
- Éviter les repas copieux, les préparations grasses, compliquées et épicées, les sauces, les fritures.
- Essayer de vivre calmement et d'éviter tous les surmenages.
- Éviter les exercices physiques violents ou traumatisants. Faire du sport de moyenne intensité (marche rapide, footing, jogging, cyclisme, natation).

► **Aliments à éviter :**

Parce qu'ils apportent trop de calcium ou parce qu'ils sont alcalinisants :
- Le lait, les laitages, les fromages.
- Certains légumes verts : asperges, betterave rouge, carotte, chou, cresson, endives, épinards, haricots verts, oignons jeunes, persil, pissenlits, raifort, salades, tomates.
- Certains fruits : abricots, oranges, poires, pommes.
- Les légumineuses : haricots, fèves, lentilles, pois chiches, pois cassés.
- Certains fruits secs et oléagineux : figues, pruneaux, raisins, amandes.
- Les céréales complètes, le son.
- Certains poissons : grondin, limande, anguille avant le frai, sardine à l'huile avec l'arête, la friture de petits poissons (à cause de l'arête).
- Les jaunes d'œuf (140 mg de Ca pour 100 g), mais pas l'œuf entier (25 mg/100).
- Certains coquillages et crustacés (moules, clovisses, palourdes, bigorneaux, escargots).
- Certaines eaux minérales : Contrexéville Pavillon (530 mg) et Source Légère (490), Vittel Hépar (550) et Grande Source (210), Badoit (174), Perrier (100).
- Le vin blanc.
- La levure chimique.

► **Aliments autorisés :**

Produits carnés :
- Toutes les viandes, les volailles,
- Les abats,
- La charcuterie,
- Les poissons exceptés ceux de la liste à éviter.

Féculents : pain, biscottes, céréales, tapioca, semoule.
Produits sucrés : sucre, miel, confiture, gâteaux secs ou tarte maison.
Matières grasses (crues de préférence) : huile, beurre, margarine.
Épices – aromates – condiments : tous.
Alcool : modérément.

MENUS POUR UNE SEMAINE DE RÉGIME TYPE DE LA LITHIASE CALCIQUE

	Lundi	*Mardi*	*Mercredi*	*Jeudi*	*Vendredi*	*Samedi*	*Dimanche*
Petit déjeuner	thé pain 1/2 pamplemousse œuf	café pain 1/2 pomme viande froide	thé pain 1/2 pamplemousse jambon	café pain 1/2 pomme viande froide	thé pain 1/2 pamplemousse jambon	café pain 1/2 pomme viande froide	thé pain 1/2 pamplemousse œuf
Déjeuner	cœur de palmier lapin petits pois fruit	concombre côte de porc courgette fruit cuit	champignons vinaigrette escalope de dinde haricots verts fruit	radis steak haché côte de bette fruit cuit	haricots verts en salade rôti de veau salsifis fruit	céleri rave foie pomme vapeur fruit	saumon frais côte d'agneau bouquetière (haricots verts petits pois, navets) ananas frais
Goûter	thé pain	café pain	thé biscuits	café biscottes	thé pain	café biscuits	thé pain
Dîner	potage cervelle pochée riz créole fruit	fenouil en salade brandade de poisson fruit	potage jambon fonds d'artichauts vinaigrette fruit	dés de céleri branche œuf coque spaghettis fruit	potage de pommes de terre et de légumes verts filet de sole champignon fruit cuit	bouillon poulet froid cœur de laitue fruit	potage de légumes haché Vichy pomme de terre carotte farce maigre fruit cuit

Un verre de vin rouge de bonne qualité est autorisé à la fin des deux principaux repas.

Une portion de 100 g de pain environ est recommandée à chacun des deux principaux repas, s'il n'y a pas de surcharge pondérale.

CONSOMMATION QUOTIDIENNE MOYENNE
RÉGIME POUR LITHIASE OXALIQUE (1 900 Cal.)

Aliments	Quantité	Protides	Lipides	Glucides
Laitage ou yoghourt Fromage	– 40	– 10	– 10	– –
Viande ou poisson ou œufs	250	50	25	– –
Pain ou biscottes	220	15,4	–	120
Pommes de terre ou pâtes ou riz ou légumes secs pesés cuits ou farine	300	6	–	60
Sucre	20	–	–	20
Légumes verts Fruits	350 300	5,25	– –	24,5 36
Beurre Huile	15 10	– –	12,5 10	– –
Boissons hydriques	1,5 l			
Boissons alcoolisées : vin N = 5 %	2 verres = 125 cal. = 5,5 %			
Total : 1 910 Cal. dont		86,6 g = 346,4 Cal.	57,5 g = 517,5 Cal.	260,5 g = 1 042 Cal.
Pourcentage		18 %	27 %	55 %

RATION TYPE POUR LE RÉGIME DE LA LITHIASE OXALIQUE

- **Petit déjeuner :**
  - café,
  - fromage,
  - pain,
  - beurre.
- **Déjeuner :**
  - hors-d'œuvre,
  - viande,
  - légumes verts ou féculents,
  - fruit,
  - un verre de vin.
- **Goûter :**
  - thé léger + pain ou biscuits secs.
- **Dîner :**
  - potage ou hors-d'œuvre,
  - viande ou poisson,
  - légumes verts ou féculents (selon le déjeuner),
  - fruit,
  - un verre de vin.

RÉGIME DE LA LITHIASE OXALIQUE

► **Recommandations générales :**

- Boire en quantité suffisante pour éliminer au moins 2 litres d'urines par 24 h.
- Répartir la quantité de boissons sur toute la journée, de préférence entre les repas et surtout à jeun le matin (2 grands verres d'eau), et le soir au coucher (2 autres grands verres).
- En cas de réveil nocturne, en profiter pour boire un grand verre d'eau.
- Une fois par semaine (le dimanche par exemple), faire une cure forcée : boire 1/2 à 1 litre au réveil, et se recoucher pendant 2 heures.
- Augmenter la quantité de boissons hydriques en cas de fortes chaleurs ou de transpiration abondante.
- Boire l'eau du robinet ou des eaux minérales de table (type Évian, Volvic, Vittel Grande Source).
- Maintenir le pH des urines au-dessous de 6. Le contrôler avec des bandelettes (type Labstix).
- Manger lentement. Faire 3 à 4 repas par jour; ne pas sauter de repas.
- Éviter les repas copieux, les préparations grasses, compliquées et épicées, les sauces, les fritures.
- Essayer de vivre calmement et d'éviter tous les surmenages.
- Éviter les exercices physiques violents ou traumatisants. Faire du sport de moyenne intensité (marche rapide, footing, jogging, cyclisme, natation).

► **Aliments à éviter :**

- *Soit parce qu'ils apportent trop d'acide oxalique :*
  - Cacao, chocolat,
  - Oseille, épinards, bette, betterave, céleri rave,
  - Rhubarbe, figue sèche,
  - Le thé en grande quantité (1 bol par jour de thé léger est autorisé),
  - La gélatine, la gelée de pâté,
  - Le jus d'orange en grande quantité (plus de 3 oranges).
- *Soit parce qu'ils sont trop alcalinisants :*
  - Lait et laitages,
  - Carottes, épinards, salades, tomates,
  - Abricot, orange, raisins secs,
  - Sucre et confiseries.

► **Aliments autorisés :**

Produits carnés :
- Toutes les viandes : bœuf, porc, agneau, mouton, volaille, cheval.
- Les abats : foie, cervelle, rognon, cœur.
- La charcuterie sans excès.
- Les œufs.
- Tous les poissons.
- Les crustacés et coquillages.

Légumes verts : crus ou cuits en potage :
- Tous (sauf épinard, carotte, tomate, salade, bette, betterave, céleri rave à éviter).

Fruits :
- Tous (sauf abricot, orange, rhubarbe à éviter).

Féculents et farineux :
- Pain, biscottes,
- Pommes de terre, pâtes, riz, semoule, tapioca, farine,
- Légumes secs,
- Maïs.

Pâtisserie :
- Biscuits secs type Petit Beurre,
- Pâtisserie maison (tarte en respectant la liste des aliments à éviter).

Corps gras (crus de préférence) :
- Toutes les huiles,
- Margarine et beurre, beurre allégé.

Divers :
- Alcool et boissons alcoolisées sans excès,
- Condiments, aromates, fines herbes, sel, poivre.

MENUS POUR UNE SEMAINE DE RÉGIME TYPE POUR LA LITHIASE OXALIQUE

	Lundi	*Mardi*	*Mercredi*	*Jeudi*	*Vendredi*	*Samedi*	*Dimanche*
Petit déjeuner	café Hollande pain beurre	café gouda pain beurre	café bombel pain beurre	café camembert pain beurre	café gruyère pain beurre	café Hollande pain beurre	café comté pain beurre
Déjeuner	radis rôti de veau pâtes fruit	concombre steak grillé haricots verts fruit	œuf mimosa sole courgettes fruit	chou-fleur vinaigrette brochette riz créole fruit	1/2 pamplemousse rôti de dindonneau panée fondante fruit	champignons vinaigrette côte de porc salade cuite fruit	crevette tournedos petits pois fruit
Goûter	thé pain	thé pain	thé pain	thé pain	thé biscuits	thé pain	thé biscuits
Dîner	potage de légumes œuf coque artichaut fruit	potage de légumes jambon pomme vapeur fruit	potage de légumes poulet pâtes fruit	potage de légumes escalope de veau poireaux fruit	potage de légumes omelette aux fines herbes haricots verts en salade fruit	potage de légumes moules marinières riz fruit	potage de pommes de terre et légumes courgettes farcies fruit

Un verre de vin rouge de bonne qualité est autorisé à la fin des deux principaux repas.

Néphropathies

Le traitement des néphropathies a fait, ces dernières années, de réels progrès : hémodialyse, dialyse péritonéale, diurétiques très actifs ont rendu caduc, pour certains, le rôle de la diététique. Cependant, le régime hypoprotidique garde son intérêt en fonction de l'atteinte rénale, non plus pour réduire l'urémie mais pour sauvegarder l'intégrité du néphron.

En fait, la diététique reste encore une arme de premier ordre, ne serait-ce que parce que l'insuffisance rénale chronique de nombreux patients reste modérée, qu'elle ne justifie pas de thérapeutiques majeures et qu'un régime alimentaire adapté est le seul traitement à proposer. De plus, le maintien d'une ration calorique suffisante, la surveillance du ionogramme pour prévenir une surcharge hydrosaline, une hyperkaliémie ou une déperdition calcique sont autant d'éléments qui justifient la mise en place de régimes spécifiques.

L'expérience montre que quatre erreurs sont souvent commises :

- Prescrire un régime hypoprotidique à un sujet porteur d'une créatininémie moyennement élevée (de l'ordre de 15 à 20 mg) sans s'être assuré que cette inflation n'est en rapport qu'avec une oligodipsie, donc une oligurie, et qu'elle est encore plus marquée lorsque le sujet est un gros mangeur de viande. D'où la nécessité d'une enquête diététique préalable portant sur le volume des liquides ingérés, sur celui de la diurèse, et sur les quantités de protéines consommées.
- Prescrire d'emblée un « régime sans sel », le plus souvent inutile, parfois nuisible.
- Méconnaître la teneur protidique des aliments et se contenter de fixer au malade un taux global de protéines à ne pas dépasser, sans lui indiquer de façon précise les aliments et leur quantité permettant d'équilibrer son bilan azoté.
- Ne pas gastronomiser la diététique : le régime est affaire de très longue haleine ; s'il est trop monotone, le malade s'en écartera avec les conséquences aggravantes que cela comporte.

Au total, ***la diétothérapie des insuffisances rénales est, dans la pratique, un régime pas si compliqué s'il est bien compris et si l'on tient compte de 3 points essentiels que sont les protéines, le potassium et le sodium.***

Bases théoriques

- Trois éléments, surtout, sont à prendre en considération :
- l'apport protidique conditionnant le taux de l'azotémie (ou de l'azote total),
- le potassium,
- le sodium : qu'il faut restreindre dans les formes œdémateuses (*cf.* régimes désodés).

• De plus, il faut dans un certain nombre de cas tenir compte :
- de l'eau,
- du phosphore,
- du calcium,
- de l'équilibre acidobasique,
- du chlore,
- de l'uricémie.

Les protides

L'urée sanguine n'est sûrement pas le seul facteur de l'intoxication azotémique. Mais son augmentation en est le témoin fidèle, caractérisant l'impossibilité de l'organisme d'excréter les déchets du catabolisme protidique.

90 % des métabolites azotés sont éliminés par le rein. Si le rein est insuffisant et ne peut plus excréter d'urée, il faut réduire l'apport protidique. En effet :
- 100 g de viande apportent 20 g de protéines,
- 20 g de protéines produisent 6 g d'urée.

Mais il faut veiller à ce que le sujet garde malgré tout un état nutritionnel satisfaisant.

Il faut donc faire en sorte que l'alimentation n'apporte pas trop de protéines. La quantité de 1 g/kg de poids corporel ne doit pas être dépassée, sous peine d'élévation de la concentration de l'urée, de l'acide urique, du phosphore plasmatique et probablement d'autres substances encore inconnues responsables du syndrome azotémique.

En revanche, il faut conserver au sujet un état nutritionnel satisfaisant et lui apporter au minimum 0,50 g/kg, sous forme de protéines, d'origine animale surtout, dont la valeur biologique et le coefficient d'utilisation sont élevés. Elles apportent en effet des acides aminés indispensables dont l'organisme est incapable de faire la synthèse et qu'il ne trouve que dans ces aliments.

En pratique, le calcul du niveau azoté de la ration se fait en se basant sur :
- La clairance de la créatinine (ml/mn ; Richet) :
  . une clairance de 10 à 15 : 0,50 g protéines/kg/jour,
  . une clairance de 15 à 20 : 0,55 g protéines/kg/jour,
  . une clairance de 20 à 25 : 0,60 g protéines/kg/jour,
  . une clairance de 30 à 35 : 0,70 g protéines/kg/jour.
- La créatinine.

Taux de créatinine (Umol/l)	Apport protidique en g/kg/jour
Jusqu'à 150	Pas de régime
À partir de 150	Apport modéré : non supérieur à 1,2 g
De 150 à 200	1 g
200	0,8 g
De 200 à 400	0,7 g
Au-delà de 400	0,6 g
(Pas de régime inférieur à 0,50 g d'apport protidique étant donné le risque de dénutrition).	

Le potassium

L'hyperkaliémie ne se voit qu'à un stade avancé de l'insuffisance rénale. Mais étant donné ses conséquences très sévères, il faut éviter de donner au malade des aliments trop riches en potassium.

Le sodium

Les aliments ou le sel d'assaisonnement ne doivent pas apporter plus de sodium que le rein ne peut en excréter. Mais, même dans l'insuffisance rénale chronique sévère, les possibilités d'excrétion sodée restent suffisamment importantes pour tolérer un apport de 2 000 mg (soit 5 g de NaCl) à condition qu'une quantité équivalente soit excrétée dans les urines, d'où la nécessité de suivre régulièrement la natriurie.

En revanche, dans les formes œdémateuses, et lorsqu'il existe une hypertension, l'apport en sodium doit être réduit de façon plus ou moins marquée, en tenant compte des chiffres tensionnels, du degré d'insuffisance rénale, et aussi des diurétiques éventuellement utilisés.

Enfin, il existe des formes d'insuffisance rénale caractérisées par une fuite de sel (on s'en rend compte par l'épreuve de restriction sodée sur 2 jours : le manque de sel n'empêche pas la persistance d'une natriurèse importante, et s'accompagne de signes de déshydratation extra-cellulaire). Dans ce cas, un apport sodé s'impose.

L'eau

La soif devient un indice moins fiable lorsque l'insuffisance rénale augmente. Un apport d'eau égal *au volume urinaire plus 500 cm*^{3} est conseillé.

L'apport d'eau ne pose guère de problème. Il faut veiller à un apport pour assurer une diurèse quotidienne minimale de 1,5 l par jour. Mais il n'y a pas intérêt à dépasser ce volume, car une diurèse supérieure s'accompagne d'une baisse de la concentration azoturique.

L'eau n'est limitée que lorsque l'insuffisance rénale est très marquée, au moment où apparaissent des signes d'hyperhydratation globale (augmentation du poids, hyponatrémie, hypoprotidémie). Pesée et prise de la tension doivent être régulières.

Le phosphore

Les avantages de la restriction phosphorée doivent être mis en balance avec les désavantages liés au fait qu'une alimentation *pauvre en phosphore* est généralement peu appétissante et *source de dénutrition.*

Sous peine de décompenser certaines insuffisances rénales, la phosphorémie ne doit pas dépasser 40 mg/l. Pour ce faire, on limite l'apport des aliments les plus riches en phosphore; mais il faudra aussi utiliser des chélateurs intestinaux : gels d'alumine, pris au début de chaque repas en se méfiant des risques d'intoxication par l'aluminium. La limitation des aliments riches en phosphore permet en outre de limiter une hyperparathyroïdie secondaire à l'insuffisance rénale.

Le calcium

La restriction des *protéines et du phosphore* dans l'insuffisance rénale chronique entraîne la restriction des aliments lactés et abaisse de ce fait l'apport calcique. Il faudra donc supplémenter le régime *en sels de calcium* afin d'atteindre les apports recommandés en sels de calcium de 1 200 à 1 600 mg par jour.

Pour éviter l'ostéodystrophie, un apport calcique de 1 à 1,5 g de carbonate de calcium par jour doit être assuré (sous forme de laitages, désodés au besoin) en association avec la prescription de métabolites actifs de la vitamine D.

L'équilibre acido-basique

On pourrait évidemment utiliser des régimes alcalinisants en cas d'acidose ou acidifiants en cas d'alcalose. Mais cela complique beaucoup la prescription diététique du fait de certaines incompatibilités. Aussi préfère-t-on utiliser selon les cas des médications dont les électrolytes actifs sont acides ou alcalins.

L'uricémie

La diathèse urique, surtout la lithiase, est néphrotoxique et facteur d'insuffisance rénale. On en tiendra donc compte en éliminant les aliments purinophores ou purinogènes (voir régime de la goutte et de l'hyperuricémie) en association ou non à des médicaments hypo-uricémiants.

Au total : ***si les régimes désodés et les régimes hypoprotidiques sont de loin les plus utilisés dans l'insuffisance rénale, la diététique sera nuancée en fonction de facteurs métaboliques associés et en se basant sur une surveillance biologique portant sur :***

- ***l'urée sanguine, la créatinine et la clairance de la créatinine,***
- ***l'hématocrite,***
- ***la protidémie, la numération globulaire,***
- ***l'uricémie,***
- ***l'ionogramme urinaire et sanguin,***
- ***la réserve alcaline,***
- ***le culot urinaire, le compte d'Addis,***
- ***la protéinurie des 24 heures,***
- ***la courbe du poids et de la diurèse,***
- ***le pH urinaire.***

Applications pratiques

Les régimes plus ou moins désodés

Ils sont étudiés p. 79.

Les régimes hypoprotidiques

Ils ne peuvent être élaborés que si l'on a une bonne connaissance de la valeur protidique des aliments.

a. *Les régimes de restriction protidique sévère*

Ils seraient justifiés dans la phase critique des néphrites aiguës ou au cours des complications des néphrites chroniques mais les techniques actuelles (dialyse ou diurèse forcée par *Furosémide,* alimentation parentérale) destinées à pallier, par un apport calorique et protidique suffisant, tout processus catabolique exagéré, sont de loin supérieures aux régimes de grande restriction protidique, qui sont d'ailleurs pratiquement abandonnés.

b. ***Les régimes de restriction protidique modérée sont les plus fréquemment utilisés***

En pratique, on remet au patient deux listes : la première donne des portions correspondant à 5 grammes de protéines animales, la deuxième donne des portions correspondant à 5 grammes de protéines végétales (voir tableaux ci-dessous).

En cas d'insuffisance rénale modérée, la ration protidique quotidienne sera de 50 grammes par jour pour un sujet pesant de 60 à 70 kg (créatinémie comprise entre 200 et 400 micromoles). Le malade choisira alors 6 portions de protéines animales et 4 portions de protéines végétales. Les protéines animales étant à privilégier, elles doivent représenter 30 grammes, et les protéines végétales seulement 20 grammes.

Pour un régime à 40 grammes, le patient choisira 5 portions de protéines d'origine animale et 3 portions de protéines d'origine végétale.

Il faut veiller à un apport calorique suffisant et ne pas hésiter à consommer légumes verts (sauf ceux du deuxième tableau), sucreries, matières grasses et farine hypoprotidique. Les apports minéraux seront adaptés en fonction de la clinique.

PORTIONS D'ALIMENTS CORRESPONDANT À 5 GRAMMES DE PROTÉINES ANIMALES			
Lait	150 g	Andouillette	25 g
Yaourt	1	Foie gras	70 g
Fromage blanc	60 g	Salami	25 g
Petit-suisse 40 %	2	Jambon	25 g
Lait poudre	20 g	Foie	25 g
Crème	200 g	Boudin	30 g
Fromages type comté, emmenthal, parmesan, chèvre sec	20 g	Rillettes	30 g
		Saucisson	20 g
Fromages type brie, camembert, carré de l'Est, chaource, maroilles, munster, pont l'évêque, roquefort, vacherin	30 g	Poissons	25 g
		Thon seulement	20 g
Œuf	1	Crabe	25 g
Viandes	25 g	Huîtres	4
Cervelle	50 g	Crevettes	20 g
		Moules	25

PORTIONS D'ALIMENTS CORRESPONDANT À 5 GRAMMES DE PROTÉINES VÉGÉTALES			
Pain	60 g	Biscottes	50 g
Farine	50 g	Riz pesé cru	75 g
Semoule pesée crue	40 g	Pâtes pesées crues	40 g
Maïs cuit	125 g	Haricots blancs cuits	75 g
Lentilles cuites	65 g	Pois chiches cuits	60 g
Pommes de terre cuites	200 g	Petits pois en conserve	100 g
Asperges	180 g	Champignons crus, cuits	200 g
Choux de Bruxelles	180 g	Chou-fleur cru, cuit	250 g
Épinards	140 g	Salsifis	200 g
Amandes, pistaches	25 g	Cacahuètes	20 g
Noix	50 g	Noisettes	65 g
Châtaignes	250 g	Dattes sèches	250 g
Chocolat à croquer	100 g	Poudre de cacao sucrée	80 g

Quel régime? Pour qui?

a. ***Dans l'albuminurie isolée***

« La restriction protidique est absurde et la restriction sodée est inutile » (Derot).

Ces albumines correspondent le plus souvent à des pyuries, ou à des albuminuries orthostatiques chez des adolescents longilignes dont l'hémodynamique rénale est perturbée par la lordose et auxquels il faut apporter une ration hyperprotidique et prescrire du sport (se souvenir tout de même que les œufs seront consommés cuits pour éviter le passage urinaire de l'ovalbumine).

b. ***Dans les glomérulonéphrites chroniques***

• Si, bien que confirmées histologiquement, elles ne sont caractérisées que par une *albuminurie chronique :* pas de régime, *alimentation équilibrée normoprotidique,* mais surveillance clinique.

• En cas d'œdème :
- Régime désodé strict au début, et élargi dès que les œdèmes s'assèchent,
- Le régime hypoprotidique n'est pas justifié s'il n'existe pas, ce qui est fréquent, de rétention azotée.
- Au contraire même, un régime hyperprotidique s'impose en cas d'albuminurie massive telle qu'on la rencontre dans le syndrome néphrotique.
- Dans les syndromes néphrotiques :
  . la protéinurie peut être importante (supérieure à 10 g par 24 h), on est alors amené à supplémenter,
  . la ration hydrique est fonction de la diurèse,
  . la restriction sodée est fonction de l'importance de l'œdème (relatif ou strict),
  . on veillera à l'équilibre en potassium,
  . on apportera du calcium et de la vitamine D,
  . enfin : l'hyperlipidémie appartient à la définition du syndrome néphrotique, elle est liée à l'hyperalbuminémie (il s'agit le plus souvent d'une hypertriglycéridémie (type IV) qui peut nécessiter une restriction des sucres simples).

• En cas d'hypertension artérielle :
- la traiter rapidement car elle est un facteur aggravant majeur. Pas de régime désodé, ou de régime désodé élargi. Ne pas provoquer de restriction sodique trop brutale, celle-ci pouvant provoquer une poussée d'hyperazotémie.

• En cas d'hyperazotémie :
- Se baser sur la clairance de la créatinine ou sur la créatininémie.
- Instaurer un régime très pauvre en protides (20 g par jour) qu'on élargira progressivement au bout de 8 à 10 jours en se basant sur le poids, l'azotémie et l'azoturie,
  - Le régime désodé est sans intérêt, mais l'apport salin doit être modéré,
  - Assurer une diurèse d'1,5 litre,
  - Lorsque, dans les cas rebelles, l'urée reste à des taux élevés, se garder d'être normatif à tout prix car une restriction protidique trop sévère entraînerait une hyperuréogenèse endogène avec anémie.

• En cas d'hyperkaliémie :
- Limiter les aliments apportant plus de 200 mg de potassium pour 100 g (voir tableau page 121) :
  - Et surtout, devant ces difficultés diététiques trop restrictives, apporter du kayexalate.

• Au-delà de 6 mEq de kaliémie, il est prudent de faire hospitaliser le malade.

- En cas d'hyperphosphorémie (hypoplasie rénale : rein de poupée) :
  - Limiter les aliments apportant plus de 100 mg de phosphore pour 100 g :

Aliments apportant plus de 100 mg de phosphore pour 100 g :
- fromages, laitages,
- œufs,
- viandes et poissons, charcuteries, abats, crustacés, mollusques,
- soja, petits pois, champignons,
- pains, riz, pâtes, son,
- légumes secs, chocolat,

Les avantages de la restriction phosphorée doivent être comparés avec les risques de malnutrition liée à un régime peu plaisant.

Lorsque la dégradation de la fonction rénale est sévère, les mesures diététiques ne suffisent plus à maintenir la phosphorémie dans la norme et un traitement par sels chélateurs est entrepris.

Les sels de calcium sont les plus utilisés car ils chélatent le phosphore et apportent du calcium. Le carbonate de calcium possède un effet alcalinisant et combat l'acidose métabolique. La dose nécessaire est comprise entre 4 et 8 grammes par 24 heures. Il faut à tout prix éviter une hypercalcémie iatrogène qui risque de provoquer des calcifications métastatiques, cardio-vasculaires et le décès. Les sels de calcium sont prescrits à jeun, à distance des repas.

Les dérivés de la vitamine D augmentent la calcémie mais risquent de provoquer une hyperphosphorémie par stimulation de l'absorption intestinale.

- En cas d'hypocalcémie (très fréquente) :
  - L'apport en lait, laitages et fromages est limité du fait de leur apport protidique. On insistera donc sur la consommation d'autres aliments apportant plus de 100 mg de calcium pour 100 g :

Aliments apportant plus de 100 mg de calcium pour 100 g :
- betterave, chou, cresson, navet, oignon vert, persil, pissenlit,
- légumes secs, olives,
- son,
- fruits oléagineux, fruits secs,
- Vittel, Contrex, Perrier,
- cidre.

  - Le plus souvent il faut prescrire en plus des sels de calcium.
- En cas de troubles du métabolisme calcique :
  - Qu'il s'agisse de lithiase calcique ou d'hypercalcémie liée à une hyperparathyroïdie ou à une dysprotidémie : restreindre l'apport calcique (voir p. 106).

c. *Dans les pyélonéphrites chroniques*

Certaines pyélonéphrites (avec néphrite interstitielle) ne sont pas microbiennes mais allergiques, toxiques (phénacétine), voire métaboliques. Le régime est nuancé et fonction du stade évolutif :

- Au début : néphrite avec perte de sodium et de potassium : apporter du sodium et du potassium (à noter que ce type de pyélonéphrite avec azotémie n'est souvent que la conséquence d'un régime sans sel intempestif prescrit pour une simple albuminurie isolée).

- Par la suite s'installe une hyperazotémie avec acidose *hyper*chlorémique : régime hypoprotidique (en se basant sur la clairance de la créatinine), modérément salé, associé à de petites doses de bicarbonate de soude ou d'eau de Vichy. Surveillance de la calcémie et de la kaliémie, et de la tension artérielle qui sera enregistrée très fréquemment à cause du risque de surcharge sodée brutale.
- Dans un troisième stade : hyperazotémie avec acidose *hypo*chlorémique et hypertension : régime hypoprotidique et hyposodé relatif ou large.

d. *Insuffisance rénale et diabète*

La diétothérapie de l'insuffisance rénale est prioritaire. Celle du diabète est reléguée au second plan en adaptant la thérapeutique hypoglycémiante et en contrôlant toute hypertension artérielle.

e. *Régime et dialyse*

Les patients en dialyse tendent à perdre des protéines et tirent bénéfice d'un *apport élevé en protéines*, de l'ordre de 1 à 1,2 g/kg et par jour (50 % des protéines doivent être de haute valeur biologique).

Pour maintenir la masse maigre, il faut prévoir un apport énergétique de *35 kcal/kg et par jour.*

La dialyse peut également être à l'origine, par augmentation de l'excrétion des folates, d'une *carence en acide folique à compenser.*

- Ration protidique de 60 à 80 g par jour soit environ 1 g de protides par kg et par jour, de bonne valeur biologique.
- Il faut restreindre les sucres simples et les corps gras riches en acides gras saturés, au profit des sucres lents et des corps gras riches en acides gras mono- et poly-insaturés car les sujets ont tendance à développer une dyslipoprotéinémie.
- Il faut prendre garde à la rétention hydrosaline : la surveillance du poids corporel entre deux séances permet de fixer les apports d'eau (500 à 800 ml) et de sodium (200 mg à 2 g maximum).
- Un point capital : insister sur la restriction en potassium. L'élimination du potassium se faisant essentiellement par le rein, en état d'oligoanurie, devant la réduction d'excrétion du potassium, l'hyperkaliémie menace. On conseille de changer l'eau de cuisson des pommes de terre, des légumes, de réduire la consommation de fruits, de jus de fruits, de limiter les aliments riches en potassium (voir tableau page 121). Si besoin, on utilisera le kayexalate (30 à 60 g par jour).
- Réduire également les aliments riches en phosphore et favorisant la production d'acide urique.
- Compenser les pertes secondaires à la dialyse (acides aminés, glucose, vitamines hydrosolubles).

f. *Régime du transplanté*

L'alimentation devient plus libre.

La dyslipidémie s'améliore avec la transplantation. La restriction protidique n'est plus indiquée, au contraire, on préconise des rations hyperprotidiques (1,5/kg) pour pallier le catabolisme azoté dû à la corticothérapie immunodépressive.

Autre conséquence de la corticothérapie : l'apport limité en sodium.

Enfin, le régime sera globalement hypocalorique pour éviter que ne s'installe une obésité.

g. ***Dans l'insuffisance rénale aiguë***

Que ce soit dans :
- la néphropathie tubulaire anurique,
- la glomérulonéphrite aiguë,

l'apport calorique ne peut être que parentéral, associé à l'hémodialyse quotidienne ou biquotidienne, ce qui ne peut se faire qu'en milieu hospitalier spécialisé sous surveillance étroite des différents paramètres protido-hydro-électrolytiques.

ALIMENTS RICHES EN POTASSIUM
(apportant plus de 200 mg pour 100 g)

- viandes, poissons, charcuteries, abats, crustacés, mollusques,
- lait concentré,
- levure,
- légumes secs,
- la plupart des légumes frais,
- les pommes de terre,
- les fruits secs, la plupart des fruits frais,
- vin, cidre, bière,
- chocolat,
- banane,
- soja,
- olives vertes.

ÉQUIVALENCES

- *5 g de protéines animales sont apportés par :*
  - 1 yoghourt,
  - 1 petit œuf,
  - 150 g de lait,
  - 25 g de viande, volaille, foie,
  - 50 g de cervelle,
  - 25 g de jambon sans sel,
  - 30 g de poisson,
  - 2 petits suisses de 30 g à 40 % de MG,
  - 75 g de fromage blanc à 40 % de MG,
  - 20 g de fromage,
  - 4 huîtres,
  - 25 g de partie comestible de crustacés.
- *5 g de protéines végétales sont apportés par :*
  - 5 biscottes sans sel de 10 g,
  - 65 g de pain sans sel,
  - 250 g de pommes de terre,
  - 25 g de légumes secs } pesés crus
  - 40 g de pâtes } pesés crus
  - 50 g de farine, semoule } pesés crus
  - 65 g de riz } pesés crus
  - 75 g de petits pois frais.

QUELQUES EXEMPLES DE RECETTES

- *Pudding aux pommes*
  - Sucre : 60 g,
  - Beurre : 30 g,
  - Farine Rite-Diet : 90 g,
  - Eau : 25 cc,
  - Pommes.

Peler et couper en tranches les pommes; les mettre avec l'eau dans un plat à gratin. Saupoudrer de 20 g de sucre. Mélanger la farine + 40 g de sucre + beurre. Répandre le mélange sur le dessus des pommes. Cuire environ 1 heure à four moyen (thermostat 4-5). On peut remplacer les pommes par d'autres fruits.

- *Pâte pour sablés*
  - Beurre : 120 g,
  - Farine Rite-Diet : 180 g,
  - Sucre : 60 g.

Faire un mélange crémeux avec le beurre et le sucre. Bien battre, puis ajouter progressivement la farine et bien pétrir.

Étaler la pâte au rouleau sur une planche, saupoudrer de sucre et couper les gâteaux.

Les disposer sur une tôle beurrée; faire cuire à four moyen (th. 3-4) jusqu'à ce qu'ils commencent à blondir. Les saupoudrer de sucre.

- *Pizza*
  - Farine Rite-Diet : 150 g,
  - Eau : 1/2 verre,
  - Levure de boulanger : 1 cuiller à café,
  - Huile, oignons, tomates.

Mettre la farine en puits. Verser au centre la levure délayée avec de l'eau tiédie. Mélanger jusqu'à obtention d'une pâte souple. Couvrir la pâte et la laisser lever dans un endroit chaud pendant 10 minutes.

Étaler la pâte sur une tôle bien huilée.

Verser sur la pâte les oignons et tomates cuits en coulis.

Cuire à four chaud (th. 7-8) pendant 10 minutes et ensuite à four moyen (th. 5) pendant 20 minutes.

JOURNÉE TYPE DANS LE RÉGIME DE L'INSUFFISANCE RÉNALE SIMPLE

- **Petit déjeuner :**
  - thé ou café + sucre
  - 4 biscottes sans sel + beurre
  - lait ou 1 yaourt
- **Déjeuner :**
  - crudités ou salade
  - viande
  - féculents
  - légumes verts
  - 1 yaourt + sucre
  - pain
  - 1 fruit cru ou cuit ou compote
- **Goûter :**
  - thé + sucre
  - pain + beurre + confiture
- **Dîner :**
  - potage de légumes verts (sans féculents) ou crudités
  - 1 œuf ou viande ou poisson
  - féculents
  - salade
  - fromage
  - pain

RÉGIME DE L'INSUFFISANCE RÉNALE SIMPLE (avec 50 g de protéines et 2,5 g de NaCl)

► **Recommandations générales :**

- Prendre au moins trois repas par jour à heures régulières, si possible associer une collation à 16-17 h.
- Manger lentement en mastiquant correctement (faire vérifier l'état de la denture).
- Manger dans le calme. Si possible se reposer 10 minutes avant et après les repas.
- Éviter les repas copieux. Faire des menus variés accommodés de façon appétissante. Éviter les préparations grasses et compliquées.
- Éviter de boire pendant les repas. Ne pas boire dans la demi-heure qui précède et les deux heures qui suivent les repas. Mais ne pas oublier de boire la quantité de liquides indiquées par ailleurs.
- Éviter les boissons alcooliques et alcoolisées (un verre de vin est autorisé à la fin de chaque repas).
- Éviter de fumer, en tout cas ne fumer que dans l'heure qui suit les repas.

► **Aliments permis à volonté :**

- Féculents : tapioca, maïzena, fécule, farine Rite-Diet.
- Légumes verts : tous les légumes verts sont autorisés.
- Fruits : tous les fruits frais entiers ou cuits en compote, ou au sirop.
- Corps gras : tous (beurre, margarine, huile de tournesol, maïs et autres...).
- Produits sucrés : sucre, miel, confiture.
- Condiments : moutarde, cornichons *sans sel;* épices (noix de muscade, piments); toutes les fines herbes (estragon, ciboulette, cerfeuil, thym, laurier); ail, oignon.
- Levure de boulanger.
- Boissons : eaux du commerce, eau du robinet, Perrier.

► **Aliments à contrôler en raison de leur teneur en protides et en sodium :**

- Produits laitiers : tous les laitages frais : yoghourts, petits suisses, fromage blanc; tous les fromages à pâte molle, pressée cuite; entremets au lait maison.
- Toutes les viandes, tous les poissons, les œufs.
- Féculents : pâtes, riz, semoule, pommes de terre, farine, pain et biscottes salés ou non en fonction des impératifs du régime.
- Légumes verts : si le régime devient plus strict, attention à certains légumes : oseille, épinards, céleri, cresson, bettes, carottes, betteraves, poireaux.
- Les pâtisseries maison en équivalence avec lait, œuf et farine permises.

► **Aliments déconseillés :**

- Produits laitiers : préparations à base de lait et d'œufs, flans, entremets, crèmes-dessert.
- Charcuteries.
- Préparations du commerce : friands, quiches, feuilletés de viande, pâtés en croûte.
- Conserves de viande, raviolis, cassoulet, choucroute, soupes de poissons.
- Tous les poissons en conserves, fumés, salés : sardines, thon en boîte, crustacés, coquillages.
- Légumes secs : fèves, flageolets, haricots secs, lentilles, pois secs, pois chiche.
- Fruits oléagineux : amandes, cacahuètes, noisettes, noix, noix de cajou, pistaches.
- Corps gras : beurre d'arachide; graisses animales : lard, saindoux.
- Pâtisseries du commerce, biscuits secs, chocolat, bonbons, pain d'épices.
- Condiments : moutarde, cornichons, olives, sel de céleri, toutes les sauces du commerce.
- Levure alsacienne en poudre.
- Boissons : eaux minérales, gazeuses, Vichy, limonade, sodas.

EXEMPLE DE RÉGIME POUR INSUFFISANCE RÉNALE (APPORTANT 50 G DE PROTÉINES PAR JOUR)

	Lundi	*Mardi*	*Mercredi*	*Jeudi*	*Vendredi*	*Samedi*	*Dimanche*
Petit déjeuner	thé ou café + sucre + pain : 60 g ou 4 biscottes + beurre + confiture ou miel + 150 g lait ou 1 yoghourt						
Déjeuner	chou rouge sauté de veau aux légumes coquillettes yoghourt 1 fruit	radis colin à l'étouffée avec légumes pommes de terre vapeur 1 suisse 1 fruit	tomates en salade steak haché + champignons purée yoghourt compote	betterave côte de porc choux + carottes + pommes de terre yoghourt 1 fruit	poireaux vinaigrette sole pommes de terre persillées salade 1 suisse 1 fruit	pamplemousse poulet jardinière de légumes yoghourt tarte aux quetsches (farine Rite-Diet)	champignons gigot pommes de terre sautées haricots verts 1 suisse salade de fruits
Goûter	thé ou café + sucre + pain : 30 g + beurre + confiture ou miel						
Dîner	carottes râpées 1 œuf mollet épinards fromage tapioca à l'orange	concombre en salade 40 g de rôti de porc carottes à l'oignon fromage fruits cuits	potage jambon sans sel : 40 g pommes de terre en robe des champs + beurre salade fromage 1 fruit	potage spaghettis à la bolognaise avec 40 g de viande salade fromage 1 fruit	artichaut pomme de terre + chou-fleur en gratin (équivalence avec la viande) salade fromage fruits cuits	potage hachis parmentier salade fromage 1 fruit	salade de riz tomates, salade verte, concombres, poivron, 1 œuf dur fromage 1 fruit

CONSOMMATION QUOTIDIENNE MOYENNE RÉGIME COURANT DE L'INSUFFISANCE RÉNALE (50 g de protéines, 2,5 g de Cl Na ou 1 000 mg de Na)					
ALIMENTS	QUANTITÉ	PROTIDES	LIPIDES	GLUCIDES	SODIUM (en mg)
Lait ou yoghourt	300	11	11	15	150
Viande ou poisson ou œufs	100	20	10	–	70
Pain salé Pommes de terre ou pâtes ou riz pesés cuits	120 300	8 6	– –	66 60	600 –
Sucre Miel ou bonbons ou confitures ou chocolat ou pâtisseries	50 70	– –	– –	50 50	– –
Légumes verts Fruits	300 200	4 –	– –	21 24	150
Beurre Huile	20 30	– –	15 30	– –	– –
Boissons hydriques	1,5 l				
Boissons alcoolisées N = 5 %	vin à 10° 250 cc = 150 cal. = 5 %				
Total : 1 940 Cal. dont		49 = 196 Cal.	66 = 594 Cal.	286 = 1 144 Cal.	970 mg
Pourcentage		10 %	31 %	59 %	
		N : 15 %	30 %	55 %	

Reflux gastro-œsophagien

Bases physiopathologiques

Phénomène fréquent et banal, le reflux gastro-œsophagien devient pathologique si sa fréquence et son intensité entraînent une œsophagite peptique.

Son traitement repose sur la compréhension des mécanismes du dispositif antireflux de la jonction œsogastrique ou sphincter du bas-œsophage.

Ce sphincter est sensible à différentes sollicitations modifiant sa pression, et aboutissant :

- soit à sa fermeture par :
  . hypersécrétion de gastrine (substances alcalinisantes),
  . stimulation vagale (substances cholinergiques et anticholinestérasiques),
  . action antiémétisante,
- soit à son ouverture, voire à sa béance par :
  . acidification gastrique due à un déficit en gastrine,
  . inhibition vagale (substances anticholinergiques),
  . hypersécrétion de sécrétine et de cholécystokinine,
  . hypersécrétion de glucagon,
  . hypersécrétion de progestérone (grossesse).

Corrections alimentaires

a. ***Supprimer ou diminuer tout ce qui peut favoriser l'ouverture du sphincter :***

- les aliments acides,
- les aliments gras, les préparations grasses,
- les aliments fortement épicés,
- les aliments hypertoniques très sucrés et très salés,
- les aliments entraînant aérogastrie et flatulences : féculents, légumineuses, pain.
- les aliments de digestion gastrique difficile qui « risquent de refluer vers le haut plutôt que d'être évacués vers le bas » :
  . les aliments de texture ferme (viandes dures, poissons « bleus »),
  . les aliments durs, insuffisamment mastiqués, croûtes de pain, chips, amandes…
  . les crudités riches en fibres dures (lignine surtout),
  . les fromages fermentés.
- les bouillons de viandes et de poissons,
- l'alcool sous toutes ses formes, surtout à jeun,
- les boissons nervines,
- le café au lait, le thé au lait, le chocolat au lait,
- les boissons gazeuses.

b. ***Tenir compte d'une éventuelle dénutrition protéique*** facteur de béance hiatale : rééquilibrer la ration protidique, surtout chez le vieillard (viandes, poissons, laitages).

c. ***Règles d'hygiène alimentaire :***

- Éviter la tachyphagie, car elle sollicite trop brutalement et de façon trop itérative le bas œsophage, par un bol alimentaire insuffisamment mastiqué,
- Éviter la pinotrogondrie (c'est-à-dire de boire trop pendant les repas) pour ne pas diluer les sécrétions gastriques d'une part, et ne pas rendre le bol alimentaire trop liquide d'autre part. Éviter les potages, surtout au dîner.
- Éviter les aliments trop chauds qui entretiennent l'irritation de la muqueuse, ou trop froids (action cholécystokinétique).
- Éviter les repas trop copieux : au contraire, fractionner l'alimentation en 5 prises quotidiennes.

d. ***Règles d'hygiène générale :***

- Manger à heures fixes, dans le calme.
- Supprimer le tabac ou ne fumer que dans les 2 heures qui suivent les repas, « l'estomac plein ».
- Éviter la sieste postprandiale en décubitus. Respecter un délai d'au moins deux heures entre le dîner et le coucher.

Réduction du syndrome postural

Elle vise à éviter le reflux du contenu gastrique vers l'œsophage.
« Tout sujet porteur d'un reflux œsophagien doit vivre l'œsophage à la verticale. »
Il faut :

- apprendre à ne pas se pencher mais à s'accroupir, à se mettre à genou plutôt que de fléchir le tronc en avant et vers le bas,
- utiliser des sièges à dossier droit, même en voiture,
- coucher le dos aussi surélevé que possible en redressant les pieds du lit (côté tête) avec des cales d'au moins 15 cm de hauteur.
- ces mesures permettent d'éviter des complications respiratoires : irritation trachéo-bronchique, asthme.

Réduction des causes d'hyperpression abdominale : il faut :

- éviter le port de vêtements serrés (gaine, corset, ceinture), porter des bretelles ;
- lutter contre la dyschésie qui oblige à des efforts d'exonération intestinale, contre la toux (d'où l'intérêt supplémentaire de supprimer le tabac), contre toutes les causes de vomissements, et même contre la dysurie de l'adénome prostatique qui demande des efforts pour évacuer la vessie ;
- ne pas se pencher pour soulever des objets lourds ;
- ne pas se livrer à une éducation physique intempestive (abdominaux).
- *Cas particulier de la grossesse :* ce n'est pas tellement l'hyperpression abdominale qui intervient, mais surtout l'action relaxante de la progestérone sur les fibres musculaires lisses du sphincter.

Dépistage et traitement des affections de voisinage susceptibles d'entretenir le reflux

- Surtout la hernie diaphragmatique par glissement (bien qu'elle ne semble pas elle-même responsable de reflux).

- Un ulcère gastroduodénal (il existe dans 30 % des cas de reflux).
- Une stase gastrique (organique ou fonctionnelle).
- Une colite de fermentation, entraînant un météorisme abdominal (réduction des féculents, des farineux, des aliments riches en cellulose et en lignine, des crudités. (Voir régime des colopathies).
- Une dyskinésie du carrefour biliaire.
- Une lithiase biliaire.
- Une ascite.
- Un diabète ou un myxœdème.
- Une sclérodermie.
- Ne pas oublier que les mutilations chirurgicales : cardioplasties, gastrectomies, celle de Péan surtout, sont également responsables de reflux.
- Enfin et surtout, l'obésité, surtout l'obésité tronculaire (« la brioche ») responsable d'un pyrosis fréquent, mais qui disparaît rapidement avec la perte des premiers kilos.

Cas particulier : le reflux alcalin. Il est rare, mais il existe. Il faut le soupçonner lorsque le reflux persiste malgré la stricte application des mesures diététiques. Dans ce cas, demander à un service spécialisé une mesure du pH du bas œsophage et une évaluation de la pression intrathoracique. Quand on a la certitude du caractère alcalin du reflux, il faut :
- donner des aliments riches en acide citrique (agrumes) et en acide acétique (cornichons, vinaigrette) au début du repas, et du yaourt à la fin du repas.
- supprimer les boissons alcalines, *a fortiori* si elles sont gazeuses.

La kinésithérapie

Elle est très nuancée mais elle est efficace.
S'assurer du concours d'un kinésithérapeute bien informé qui, à l'aide de mouvements bien appropriés, peut essayer de remuscler la zone diaphragmatique concernée.

La chimiothérapie

Elle n'est utile que dans les échecs de la diétothérapie. En tout cas, elle ne doit pas être de première intention. Elle comporte :
- les antiacides et protecteurs de la muqueuse (gels d'alumine, acide alginique),
- les inhibiteurs des récepteurs H2 à l'histamine (cimétidine ranitidine),
- les inhibiteurs de la pompe à proton H^+-K^+ ATPase (type oméprazole),
- les stimulants du sphincter inférieur (métoclopramide *(Primpéran),* néostigmine, prostigmine, domperidone *(Motilicine),* betanechol *(Urocholine)).*
- Mais de toute façon, il faut éviter les anticholinergiques – atropine et dérivés – car s'ils jugulent bien l'hypersécrétion gastrique, ils n'en sont pas moins inhibiteurs du sphincter du bas œsophage et entretiennent la béance hiatale.
- Bien entendu, il faut éviter toute thérapeutique acide, les anti-inflammatoires, l'aspirine, les corticoïdes, les réserpiniques, les alpha- et bêtabloquants, les inhibiteurs calciques, la théophylline, la morphine, les prostaglandines.

Au total :
- ***supprimer tout ce qui peut favoriser l'ouverture du sphincter,***
- ***réduire le syndrome postural et l'hyperpression abdominale,***
- ***dépister les affections de voisinage,***
- ***observer une hygiène alimentaire rigoureuse,***
- ***apporter des protéines,***
- ***s'appuyer sur la kinésithérapie.***

CONSOMMATION QUOTIDIENNE MOYENNE RÉGIME POUR REFLUX ŒSOPHAGIEN (2 100 CAL.)				
ALIMENTS	QUANTITÉ	PROTIDES	LIPIDES	GLUCIDES
Lait ou yoghourt demi-écrémé Fromage	300 40	10 10	5 10	15 –
Viande ou poisson Œufs	200 0	40	20	–
Pain ou biscottes Pommes de terre ou pâtes ou riz ou légumes secs	150 300	11 6	– –	82 60
Sucre Miel ou bonbons ou confitures ou chocolat ou pâtisseries ou biscuits secs	35 30	– 2	– 3	35 25
Légumes verts Fruits	300 400	4	– –	21 55
Beurre Margarine végétale Huile	15 20	– – –	13 20	– – –
Boissons hydriques	1,5 l			
Boissons alcoolisées : vin N = 5 %	0			
Total : 2 140 Cal. dont		83 g = 330 Cal.	71 g = 639 Cal.	293 g = 1 174 Cal.
Pourcentage		15 %	30 %	55 %

TYPE ET RÉPARTITION DES REPAS SUR 24 HEURES

- **Petit déjeuner :**
  - thé ou café léger
  - entremet et fruit ou
  - tartine + lait ou
  - fromage + pain ou
  - céréales au lait + fromage.
- **Collation de 10 h :**
  - biscuit + jus de fruits ou
  - pain + fromage ou
  - fruit + produit laitier.
- **Déjeuner :**
  - viande ou équivalent (poisson, volaille, abats),
  - farineux ou légumes verts, (en alternance avec le dîner).
  - dessert type fruit ou fromage.
- **Goûter :**
  - entremets ou
  - fruit + produit laitier ou
  - pain + fromage.
- **Dîner :**
  - viande ou équivalent (poisson, volaille, abats)
  - farineux ou légumes verts,
  - dessert type fruit ou fromage.

DIÉTOTHÉRAPIE DU REFLUX ŒSOPHAGIEN

► **Règles générales :**

- Faire 5 repas par jour : petit déjeuner, déjeuner, dîner, collation en milieu de matinée, goûter en milieu d'après-midi.
- Manger à heures fixes et dans le calme.
- Éviter les repas copieux.
- Manger lentement en mastiquant longuement surtout les aliments durs (croûte de pain par exemple).
- Éviter les aliments trop liquides, les potages, surtout au dîner.
- Éviter les aliments trop chauds ou trop froids.
- Éviter de fumer, surtout l'estomac « vide ». Si l'on ne peut s'empêcher de fumer, fumer seulement dans l'heure qui suit les repas, l'estomac « plein ».

► **Les aliments suivants sont déconseillés :**

- Bouillons de viandes, soupes de poissons. Tous les potages.
- Viandes : mouton (sauf gigot et cœur de côtelette), porc (sauf rôti froid et dégraissé), viandes grasses (type bœuf persillé), salées, faisandées, marinées, oie, canard d'élevage, poule, escargots.
- Charcuteries : toutes sauf jambon de Paris bien dégraissé.
- Poissons : thon, anguille, murène, lamproie, maquereau, hareng, sardine, saumon, anchois. Poissons salés et fumés. Poissons en conserve.
- Corps gras : lard, saindoux, graisses de bœuf et de cheval. Graisses cuites.
- Sauces : sauces à base de graisses cuites. Fritures, mayonnaise, béarnaise, ragoûts. Sauces brunes, sauces à base de vin.
- Pain : pain frais, pain complet, mie de pain, pain de mie.
- Céréales : céréales entières.
- Légumes secs : tous.
- Légumes frais : ail, céleri, choux, échalote, navets, oignons, salsifis.
- Crudités : toutes, surtout radis, concombre, chou rouge, toutes les salades.
- Fromages : fermentés.
- Fruits : fruits non mûrs, jus de fruits non passés. Les fruits seront consommés soigneusement pelés et sans pépin. Vérifier la tolérance aux agrumes.
- Fruits oléagineux : tous.
- Fruits secs : tous sauf en compote.
- Pâtisseries : pâtisseries du commerce (sauf biscuits secs), pâtes feuilletées, gâteaux à la crème, croissants, brioches.
- Desserts : crêpes, beignets. Préparations très sucrées, confitures, gelées, miel (sauf dans les mélanges). Bonbons et tous les produits de confiserie, chocolat.
- Sel : en quantité raisonnable.
- Épices et condiments : tous sauf fines herbes.
- Boissons : vins, bière, cidre, apéritifs, alcools, liqueurs. Toutes boissons gazeuses. Thé et café forts. (Un petit verre de vin rouge est à la rigueur autorisé en fin de repas.) Café, thé et chocolat au lait.

► **Aliments autorisés :**

- Viande : bœuf maigre, cheval, veau, mouton maigre (gigot et cœur de côtelette), porc maigre (filet, carré froid de préférence, dégraissé), lapin.
- Volailles : poulet, dinde, pintade, caille.
- Abats : foie, rognons, cervelle, langue.
- Jambon bien dégraissé.
- Poissons maigres : poissons de mer et poissons de rivière (tous sauf les interdits).
- Coquillages et crustacés.
- Corps gras : beurre cru ou peu chauffé, margarines, crème fraîche, huiles crues ou peu chauffées.

- Sauces : béchamel (sans roux cuit), liaison à la crème fraîche, liaison au jaune d'œuf, liaison avec maïzena, fécule, pulpe de fruits (type pommes, champignons en purée, etc.), au yaourt, au fromage blanc
- Pain rassis, pain grillé, biscottes.
- Farineux : riz, pâtes, semoule, couscous, manioc (tapioca), orge perlé, farine de froment et farine de riz.
- Légumes cuits : artichaut, asperge, aubergine, avocat, betterave, carotte, champignons de Paris, épinards, endive, cœur de fenouil, haricots verts, cœur de laitue, blanc de poireaux, petits pois extra-fins, pommes de terre, poivron, tomate, germe de soja.
- Fromages : à pâte ferme : Comté, Gruyère, Saint-Paulin, Hollande, Cantal, mimolette, gouda – 1/2 sel : Saint-Florentin, chaource – fromage blanc – yaourt – lait 1/2 écrémé de préférence.
- Fruits : fruits bien mûrs ou cuits, sans peau ni pépin; pomme, poire, cerises, prunes, pêches, ananas, fraises, framboises, mûres, myrtilles, banane, raisins, agrumes (selon la tolérance), jus de fruits tamisés.
- Desserts : biscuits secs; quatre-quarts, biscuit de Savoie, tartes avec fruits (peu sucrées), entremets (riz au lait, semoule au lait, tapioca au lait, flan, crèmes, clafoutis, etc.).
- Sel : modérément.
- Aromates : fines herbes.
- Boissons : eau, jus de fruits tamisés (dilués de préférence), tisanes, vin (un petit verre de vin rouge en fin de repas).

► **Tout sujet atteint de reflux œsophagien doit essayer de vivre avec un œsophage le plus possible à la verticale :**

- Apprendre à ne pas se pencher, mais à s'accroupir, à se mettre à genoux plutôt que fléchir le tronc en avant et vers le bas.
- Utiliser des sièges à dossier droit, même en voiture.
- Coucher le dos aussi surélevé que possible. Placer des cales d'au moins 15 cm sous les pieds de la tête du lit.

► **Réduire le plus possible la pression à l'intérieur de l'abdomen :**

- Ne pas porter de gaine, surtout de guêpière, ni de corset.
- Remplacer la ceinture par des bretelles.
- Éviter de pousser pour aller à la selle ou pour uriner.
- Ne pas faire de gymnastique abdominale (en dehors de celle prescrite par le kinésithérapeute); s'accroupir; se servir de ses cuisses plus que de son dos.
- Ne pas se pencher pour soulever des objets lourds.
- En cas de toux ou de vomissements, se soigner le plus vite possible.
- Éviter de grossir.

MENUS POUR 7 JOURS

	Lundi	*Mardi*	*Mercredi*	*Jeudi*	*Vendredi*	*Samedi*	*Dimanche*
Petit déjeuner	lait pain grillé beurre	riz soufflé au lait poire pochée	lait biscottes-beurre	riz au lait jus d'ananas	emmenthal pain-beurre	lait au miel pain-beurre	semoule au lait pommes au four
10 h	1 part de quatre-quarts 1 jus d'orange	gouda 1 tranche pain	fromage blanc battu aux herbes	lait à la vanille biscuits	pomme yaourt	biscuit de Savoie jus de raisin	mimolette pain
Déjeuner	côte de mouton grillée coquillettes au beurre pommes au four	filet de sole grillé ratatouille niçoise crème à l'ananas	blanquette de veau champignons riz Pilaf poire	pot-au-feu de poissons et ses légumes flan aux pêches	filet de porc rôti cœurs de fenouil braisé fromage blanc battu	foie d'agneau poêlé haricots verts maître d'hôtel yoghourt	poulet rôti petits pois à la française St-Florentin
Goûter	pain fromage 1/2 sel	yoghourt biscuits	crème au caramel biscuits	pain d'épices beurré	biscuits pêches pochées	clafoutis aux cerises	tarte à l'alsacienne
Dîner	œufs cocotte épinards hachés semoule au lait	cervelle meunière pommes vapeur comté du Jura	rosbeef courgettes sautées charlotte aux pommes	jambon braisé spaghetti à la carbonara raisin	aile de raie au court-bouillon riz créole œufs à la neige	épaule d'agneau rôtie pommes de terre en papillote à la crème mousse aux fraises	darne de saumon pochée à l'estragon pommes vapeur compote de cerises

Un demi-verre de vin rouge, bu par petites gorgées peut être consommé à la fin des deux principaux repas.

Maladies de l'estomac

Règles générales

La diétothérapie des maladies de l'estomac ne requiert ni laxisme ni coercition, simplement du bon sens. Quelle que soit la gastropathie (ulcère, gastrite, dyspepsie, gastrectomie), un certain nombre de règles générales s'imposent, en dépit des traitements médicamenteux dont nous disposons actuellement.

- *Lutter contre la tachyphagie :*
- «La nature nous a donné des dents, mais elle les a mises dans la bouche, pas dans l'estomac.»
- Le bol alimentaire insuffisamment mastiqué oblige l'estomac à un travail qui n'est pas le sien.
- Le bol alimentaire insuffisamment insalivé ne s'imprègne pas de ptyaline : la première phase de la digestion des glucides est escamotée puisque l'amidon n'est pas transformé en maltose. C'est la raison pour laquelle il faut lutter contre l'habitude de tremper son pain dans le thé ou le café du petit déjeuner ou la soupe du dîner.

- *Vérifier l'état des dents :* une mauvaise denture est facteur de mauvaise mastication.

- *Éviter les repas copieux, les préparations grasses et compliquées.*

- *Lutter contre la pinotrogondrie (habitude de boire trop pendant les repas) :* Il faut éviter de boire dans la demi-heure qui précède et dans les deux heures qui suivent les repas :
- pour ne pas diluer les sécrétions gastriques (pepsine, acide chlorhydrique) et leur faire perdre ainsi une partie de leur pouvoir d'attaque sur les aliments ;
- et obliger les glandes gastriques à refabriquer de nouveaux ferments, ce qui entraîne :
  . à court terme une excitation de la muqueuse avec hypersécrétion et hyperacidité,
  . à moyen terme une fatigue des glandes exocrines,
  . à long terme un épuisement de ces dernières avec hyposécrétion et hypoacidité.

- *Mais ne pas oublier de boire* pour assurer une diurèse minimale de 1,5 litre par 24 heures.

- *Éviter les boissons et les aliments glacés ou trop froids :*
- ou bien ils entraînent une contraction pylorique, et l'estomac doit réchauffer le liquide, prolongeant leur séjour gastrique,
- ou bien ils surprennent le pylore et passent en trombe le carrefour duodénal, entraînant une contraction vésiculaire inopportune.

- *Éviter les boissons et les aliments trop chauds :* la chaleur entraîne une congestion de la muqueuse.

- *Proscrire l'alcool :*
- sauf cas particulier et en très petites quantités (ulcère en décours de crise, certaines dyspepsies),
- sous toutes ses formes,
- surtout à jeun, ou avant les repas pour éviter la « douche alcoolique » de la muqueuse.

- *Éviter les boissons fortement minéralisées et gazeuses* (à fort sédiment alcalin) :
- elles entraînent un soulagement immédiat dans les hypersthénies gastriques,
- mais aussi un effet rebond (production secondaire d'acide chlorhydrique et de pepsine avec, à terme, risque d'épuisement des glandes et gastrose hypoacide).

- *Éviter les aliments hypertoniques* (trop sucrés – type : miel, gelée, confitures – ou trop salés), l'ingestion de ces aliments entraîne une réponse hypersécrétoire.

- *Éviter les aliments fibreux et durs, les crudités.*

- *Vérifier la tolérance au café ou au thé au lait :* ils entraînent parfois une dyspepsie liée au fait qu'en milieu acide les tannins du café (acide chlorogénique) précipitent la caséine du lait en gros grumeaux indigestes qui se heurtent à la barrière pylorique jusqu'au moment où ils sont régurgités (nausées, vomissements) ou, au contraire, qui surprennent le pylore pour déclencher une chasse biliaire brutale (douleur hypochondre droit, diarrhée).

- *Éviter les épices fortes et le vinaigre :* piments, poivre, moutarde, irritent la muqueuse. Le vinaigre peut être remplacé par du citron ; les épices par des aromates.

- *Éviter les bouillons de viandes et les soupes de poissons :* ils contiennent des peptones qui entraînent une sécrétion pepsique et chlorhydrique exagérée, ainsi qu'une contraction vésiculaire avec chasse biliaire (douleurs du carrefour, diarrhée).

- *Fractionner l'alimentation :* la vacuité gastrique exacerbe la douleur. Ne pas escamoter de repas. En prendre au moins trois, si possible quatre ou cinq (collations à 10 h et 17 h).

- *Éviter le tabac :* il entraîne une hypersécrétion et a un effet spasmogène. Si sa suppression est difficile, obtenir du malade qu'il ne fume pas à jeun, l'estomac vide, mais dans l'heure qui suit les repas, l'estomac plein.

- *Se coucher sur le ventre, immédiatement après les repas :* un repos de 10 minutes dans cette position (sans dormir) permet une évacuation plus aisée de l'estomac comprimé entre la colonne vertébrale et le plan du lit. Ce repos en procubitus est surtout intéressant dans les dyspepsies flatulentes avec météorisme et digestion lente. Se reposer également 10 minutes avant les repas.

- *Manger à heures fixes et dans le calme.*

- *Faire appel aux techniques de relaxation,* car les gastropathies sont souvent des affections psychosomatiques.

- *Préconiser le sport :* pour les mêmes raisons.

- *Avoir toujours présente à l'esprit la notion de la iatrogénicité de certains médicaments (acides, anti-inflammatoires…)*

- *Ne pas enfermer le patient dans un régime trop strict* qui risque d'entraîner un état de dénutrition. S'attacher à ce que son alimentation reste, malgré les interdits, équilibrée. Tenir compte des goûts du malade.
- *Gastronomiser la diététique :* préparer les aliments de façon variée, agréable et appétissante.

Au total :
- ***insister sur une meilleure hygiène générale et alimentaire,***
- ***éviter tout ce gui peut irriter l'estomac : les aliments hypertoniques, les épices, les aliments fibreux et coriaces, l'alcool,***
- ***s'appuyer sur la relaxation.***

L'ulcère gastroduodénal

La diétothérapie, seule, est insuffisante, mais elle est un excellent adjuvant :
- elle limite l'action irritante de l'hypersécrétion chlorhydropepsique sur la muqueuse gastrique,
- elle sécurise le malade, tout en le rendant coopérant.

L'ulcère gastroduodénal est l'une des affections où le malade comprend bien la nécessité d'un régime. Le médecin en profitera pour donner des conseils diététiques qui, s'ils sont moins importants pour l'ulcère que les thérapeutiques maintenant à notre disposition, sont bénéfiques pour la santé du patient.

Le régime se présente sous trois formes :
- le régime de la crise hyperalgique,
- le régime d'épargne gastrique pour les crises de moyenne intensité,
- le régime de confort gastrique dans l'intervalle des crises.

La crise hyperalgique

Elle ne se rencontre plus souvent, car très rapidement des thérapeutiques très actives sont instaurées.

a. *Le repos*

Le repos, sinon au lit, du moins à la chambre est l'élément capital. À lui seul, il peut calmer la douleur.

b. *Mettre l'estomac au calme, par le régime.*

- *Pendant les 3 premiers jours :*
- si l'ulcéreux supporte le lait : régime lacté intégral :
  - . 2 litres de lait entier par jour,
  - . en 5 à 6 prises,
  - . avec un peu de sucre (30 à 40 g de sucre en poudre par litre de lait),
  - . ce régime apporte 1 750 ml d'eau et 1 300 Cal, tirées de 70 g de protéines, 70 g de lipides et 130 à 140 g de glucides (100 g de lactose + 30 à 40 g de saccharose),

. il a essentiellement pour finalité de neutraliser la sécrétion chlorhydrique et, par ses lipides, d'inhiber les sécrétions gastriques.
- si l'ulcéreux ne supporte pas le lait, ce qui est très fréquent chez l'adulte (déficit du système lactasique; inappétence, voire dégoût pour le lait) :
  . utiliser des préparations type Shak – 400 Cal par boîte – ou Realmentyl – 500 Cal par boîte – trois à quatre boîtes par 24 heures, en 5 à 6 prises. Elles apportent : 15 à 18 % de protéines, 30 % de lipides, 50 % de glucides.

• *Dès la fin du troisième jour :* enrichir ce régime avec :
- des farines maltées sous forme de bouillie,
- du tapioca ou de la semoule sous forme d'entremets,
- du sucre et des œufs sous forme de flans et de crèmes,
- des légumes tendres mixés sous forme de purée,
- des fromages blancs et des petits-suisses,
- des compotes de fruits,
- des biscottes qui obligeront à mastiquer.

L'alimentation sera répartie en 3 repas auxquels on associera du lait à 10 h, 17 h et vers 22 h (voir tableau p. suivante).

• *À partir du 10e jour :*
Le régime est élargi et se confond avec celui des crises de moyenne intensité (voir tableau p. 141, régime d'épargne gastrique).

RÉGIME POUR CRISE ULCÉREUSE DE FORTE INTENSITÉ
(les trois premiers jours)

• **Pendant les trois premiers jours :**
Prendre 2 litres de lait entier en 5 à 6 prises, soit 300 à 350 cm^3 à chaque repas, en changeant l'aromatisation. Voici les parfums que l'on peut utiliser :
- vanille, caramel,
- sirop de menthe, fraise, grenadine,
- extrait de pistache, d'amandes amères, de noisettes, de fruits de la passion (quelques gouttes suffisent pour parfumer).

• **Pendant les sept jours suivants** : voir menus p. suivante.

• **À partir du 11e jour** : voir régime pour crise de moyenne intensité.

Les crises de moyenne intensité

Elles sont de loin les plus fréquentes.

La diététique est un remarquable adjuvant de la chimiothérapie, de la détente, du repos.

La diététique comporte trois axes pour réaliser un *régime d'épargne gastrique* (voir p. 141).
- conseils généraux,
- liste des aliments autorisés,
- liste des aliments interdits.

En dehors des crises

Les rémissions sont parfois très longues.

MENUS POUR CRISE ULCÉREUSE DE FORTE INTENSITÉ POUR LES 7 JOURS SUIVANTS (du 4e au 10e jour)

	4e jour Lundi	*5e jour Mardi*	*6e jour Mercredi*	*7e jour Jeudi*	*8e jour Vendredi*	*9e jour Samedi*	*10e jour Dimanche*
Petit déjeuner	bouillie 5 céréales au lait	flan biscuits	bouillie au caramel biscuits	crème au caramel biscuits	lait vanillé biscottes beurrées	gâteau de semoule	corn flakes au lait biscottes beurrées
Collation 10 h	lait grenadine	lait nature	lait avec extrait de café	lait menthe	lait au caramel	lait fraise	lait au café décaféiné
Déjeuner	purée de carottes au beurre petits suisses biscottes	vermicelle au beurre compote de pêche (petit pot)	purée de laitue + béchamel biscottes	semoule au beurre pomme au sirop biscottes	tapioca au beurre pêche au sirop biscottes	flan aux pointes d'asperges biscottes	endives + béchamel + jambon haché biscottes
Goûter	lait nature	lait à l'extrait d'amandes amères	lait fraise	lait à l'extrait de pistaches	lait grenadine	chocolat au lait	lait vanillé
Dîner	gâteau de semoule biscottes	fromage blanc gelée de coing/pommes biscottes	flan aux pommes biscottes	purée de carottes, laitue fromage blanc biscottes	courgettes écrasées + béchamel petits suisses biscottes	semoule au beurre crème à la vanille biscottes	pâtes au beurre fromage blanc aux pêches
Coucher	lait vanillé	lait fraise	lait nature	lait vanillé	lait nature	lait nature	lait au caramel

* Béchamel : bouillie au lait dans laquelle on ajoute le beurre cru au dernier moment.

Il est souvent difficile de faire admettre la nécessité d'un régime dans ces périodes d'accalmies, tout spécialement si le malade n'a eu qu'une seule crise douloureuse.

Mais il ne faut pas oublier que le régime est un excellent moyen de prévention, notamment dans l'ulcère duodénal.

À l'opposé, certains malades, dans la crainte de nouvelles crises, s'enferment dans un système de restrictions sévères, qui, à la longue, entraînent des carences de toutes sortes responsables d'un état de dénutrition.

Donc trois éventualités se présentent :

• *Ou le malade est trop sévère avec lui-même :*

Il faut le convaincre que le régime d'épargne gastrique est suffisant et qu'un régime trop strict comporte un risque de dénutrition.

• *Ou le malade est raisonnable :*

Il consent à suivre *le régime de confort gastrique* qui lui permet de vivre à peu près normalement (voir p. 144).

• *Ou le malade est moins raisonnable :*

Dans ce cas, il faut essayer de lui faire admettre :

- les principes généraux de la diétothérapie des maladies de l'estomac,
- un minimum de précautions diététiques consistant à éviter :
  . les préparations grasses et épicées, les fritures,
  . les charcuteries grasses (pâtés, rillettes),
  . les bouillons de viandes et de poissons,
  . les viandes fibreuses, en sauce ou en ragoût,
  . les légumes à forte teneur cellulosique ou ligneuse,
  . les crudités dures,
  . les aliments très sucrés, très salés et très acides,
  . les fromages fermentés,
  . les boissons alcooliques ou alcoolisées sous toutes leurs formes (cependant un verre de vin rouge de bonne qualité est autorisé à la fin des 2 principaux repas, car il aide à la digestion des protéines),
  . les boissons gazeuses,
  . le café et le thé forts,
  . les condiments (les fines herbes sont autorisées).
- de commencer ses repas par de la viande ou du jambon, ce qui déclenche une sécrétion pepsique immédiate, mais dont les effets irritants seront atténués par la suite du repas.

Ce qu'il ne faut plus faire

- Le régime hyperprotidique apportant 3 ou 4 g de protéines par kg de poids : sa forte teneur en acides aminés (notamment en histidine) lui confère un pouvoir de cicatrisation rapide. Mais il comporte un risque de surcharge azotée et de déséquilibre hydrique (modification de la pression oncotique).
- Le régime alcalinisant (régime de Sippy) :
  . ingestion toutes les heures de lait, de crème et de bicarbonate de soude,
  . risque d'alcalose, de syndrome de Burnett, de gastrite, de dyslipoprotéinémie.
- La diète lactée intégrale de plus de dix jours : le malade en sort épuisé.

Points particuliers

• *En cas d'hématémèse :*

Si l'admission du malade en milieu hospitalier n'est pas possible, dans le but de pratiquer une alimentation par voie veineuse, on peut :

- Donner des boissons glacées par petites gorgées (lait, bouillons, tisanes),
- Éviter la vacuité gastrique, facteur de contraction,
- Se servir des aliments pour neutraliser en partie le suc gastrique,
- Par conséquent : une alimentation lisse, glacée et mixée doit être instaurée :
  . bouillies de farines au lait,
  . flan aux œufs,
  . purée de légumes verts très tendres,
  . purée de pommes de terre liquide,
  . gâteau de riz liquide,
  . tapioca et semoule liquide (le tapioca surtout, car son faible pouvoir tampon sollicite peu la sécrétion chlorhydrique),
  . et au bout de 2 ou 3 jours : hachis de viande et de poisson.

• *En cas de sténose du pylore :*

En attendant l'intervention, ou si le malade est très dénutri (auquel cas il faut différer, si possible, l'acte chirurgical) :

- alimentation riche, fractionnée en 5 ou 6 prises, équilibrée mais lisse et mixée,
- sous surveillance hydro-électrolytique.

• *En cas de dénutrition :*

Elle se voit assez souvent chez les ulcéreux qui restreignent leur alimentation dans la crainte d'une nouvelle crise.

Elle est un facteur péjoratif, car la dénutrition est agent de mauvaise cicatrisation. Il faut convaincre le malade :

- que les poussées ulcéreuses sont beaucoup plus en rapport avec les changements de saison (printemps et automne), les causes psychoaffectives, le surmenage, l'alcool ou le tabac,
- qu'il a intérêt à faire l'apprentissage d'une méthode de relaxation qui, la détente aidant, l'aidera à réintroduire les aliments indûment supprimés,
- que la prescription classique d'un verre de lait au lever et au coucher pour neutraliser les sécrétions gastriques reste une bonne thérapeutique,
- que, si le lait est mal supporté, il peut faire une collation à 16 h (biscuits, pâtisserie maison, flan par exemple).

ANALYSE DE LA RATION TYPE POUR CRISE DE MOYENNE INTENSITÉ				
ALIMENTS	QUANTITÉ	PROTIDES	LIPIDES	GLUCIDES
Lait entier ou laitages	500	17	17	25
Fromage	30	7,5	7,5	–
Viande ou poisson ou œufs	180	36	15	
Biscottes ou pain grillé	80	8	–	60
Pâtes, riz, ou semoule ou farine pesés cuits,	300	6	–	60
Légumes verts	200	2	–	14
Fruits crus	300	–	–	36
Beurre cru	10	–	8	–
Huile	10	–	10	–
Sucre	30	–	–	30
Gâteau (type Savoie ou biscuits)	70	4	7	52
Vin (s'il est autorisé)	1/4 l = 140 Cal =			
Total : 2 010 Cal. dont		80,5 g = 322 Cal.	64,5 g = 580 Cal.	277 g = 1 108 Cal.
Pourcentage		16 %	29 %	55 %
		N = 15 %	N = 30 %	N = 55 %

RÉGIME D'ÉPARGNE GASTRIQUE POUR CRISE D'ULCÈRE DE MOYENNE INTENSITÉ

► **Conseils généraux :**

- Manger lentement en mastiquant chaque bouchée. Faire vérifier l'état de la denture.
- Éviter les repas copieux, les préparations grasses et compliquées. Faire une cuisine simple, mais agréable, variée et appétissante.
- Éviter de boire pendant les repas. Ne pas boire pendant la demi-heure qui précède et les deux heures qui suivent les repas.
- Boire suffisamment entre les repas pour assurer une diurèse minimale d'un litre et demi par 24 heures.
- Éviter les boissons et les aliments glacés ou trop froids, les boissons et les aliments trop chauds.
- Éviter l'alcool sous toutes ses formes, surtout à jeun (un petit verre de vin rouge de bonne qualité à la fin des 2 principaux repas peut être autorisé selon certains cas. Rayez cette autorisation en cas d'interdit).
- Éviter les boissons gazeuses et fortement minéralisées.
- Éviter les aliments trop salés ou trop sucrés.
- Éviter les aliments fibreux et durs, les crudités.
- Vérifier la tolérance au café au lait ou au thé au lait. ;
- Éviter les épices fortes et le vinaigre.
- Éviter les bouillons de viande et les soupes de poisson.
- Fractionner l'alimentation : faire au moins 3 repas par jour, si possible 4 ou 5. Ne pas sauter de repas.
- Se reposer 10 minutes avant le repas, et couché sur le ventre, si possible, les 10 minutes qui suivent la fin des repas.
- Manger à heures fixes et dans le calme.
- Éviter le tabac ; en tout cas ne fumer que l'estomac plein, dans l'heure qui suit les repas.
- Faire du sport (marche, footing, cyclisme, natation…).
- Ne pas prendre d'autres médicaments que ceux prescrits par le médecin ou en tout cas lui demander conseil.

► **Aliments à éviter :**

- Laitages : fromages fermentés (type Brie, camembert, Roquefort).
- Viandes : viandes fibreuses et grasses, cuisson en ragoût, à l'eau (pot-au-feu, potée), le porc chaud et gras, le mouton (sauf noix de côtelette et gigot), oie, canard d'élevage, viandes faisandées, séchées, fumées, marinées, en conserve.
- Gibier : faisandé, chevreuil, sanglier, lièvre.
- Abats : cœur, langue, rognons, tripes.
- Charcuterie : toutes sauf jambon.
- Poissons :
  . « bleus demi-gras et gras à chair ferme » : thon, sardine, maquereau, hareng, saumon ; anguille, lamproie, murène, soupes de poissons,
  . poissons fumés, salés, en conserve, à l'huile.
- Mollusques et crustacés : tous.
- Œufs : brouillés, au plat, en omelette (sauf cuits sans corps gras).
- Légumes : tous crus : ail, artichauts, aubergines, vieilles carottes, céleri, champignons, chou-fleur, chou vert, concombre, bettes, cresson, échalotes, fenouil, haricots verts durs et fibreux, haricots frais en grains, navets, oignons, petits pois, pissenlits, vert de poireau, poivron, radis, raifort, salsifis, scarole, pommes de terre, tomates.
- Légumes secs : tous.
- Farineux : pain frais, mie de pain, pain de mie, pain complet, céréales complètes.
- Corps gras : cuits : saindoux, sauces, beurre noir, mayonnaise, béarnaise, lard, lardons.

- Fruits :
  . crus et acides : fraises, framboises, groseilles, cassis, oranges, citrons, pamplemousses, figues, châtaignes, rhubarbe, banane verte,
  . fruits oléagineux : noix, noisettes, amandes, cacahuètes, pistaches, olives, avocat.
- Sucre et sucreries : préparations très sucrées, surtout à jeun, miel, confitures, gelées, caramel, nougat, bonbons, fruits confits, pâtes de fruits, pâtes d'amande, chocolat, fruits au sirop.
- Pâtisseries du commerce, glaces, sorbets, biscuits à apéritifs.
- Boissons :
  . thé et café forts et à jeun,
  . eaux gazeuses et très minéralisées (type Vichy, Vals...),
  . limonades, sodas, bières, jus de fruits,
  . toutes les boissons alcoolisées (sauf un verre de vin rouge à la fin des 2 principaux repas).
- Épices, condiments et aromates : poivre, moutarde, vinaigre, piments, cornichon, fines herbes, persil, sel en grande quantité.
- Mode de cuisson à éviter : fritures, plats sautés, rissolés, ragoûts, confits, plats préparés du commerce.

► **Aliments autorisés :**

- Laitages :
  . lait entier ou, selon tolérance, lait demi-écrémé ou écrémé,
  . yaourts (si tolérés), fromages blancs, petits suisses,
  . fromages non fermentés : gruyère, cantal, comté, emmenthal, Port-Salut, Hollande, crème de gruyère,
  . crème fraîche.
- Viandes : maigres, très tendres (rôties ou grillées) : volailles sans peau, cheval, bœuf, porc (froid et dégraissé), mouton (gigot et cœur de côtelette).
- Abats : foie, cervelle.
- Charcuterie : jambon de Paris.
- Poissons : au court-bouillon, au four, en papillote : tous sauf ceux cités ci-dessus.
- Œufs : pochés, à la coque, durs, dans les préparations et entremets.
- Légumes frais : cuits : asperges (pointes), betteraves rouges, carottes jeunes, courgettes épépinées, endives, épinards, haricots verts très fins, blancs de poireaux.
- Potages à éviter ou avec les légumes autorisés.
- Féculents et farineux : biscottes, pain grillé, pâtes, riz, semoule, tapioca, farine.
- Pâtisseries : biscuits secs, gâteau de Savoie, entremets, flans, crèmes.
- Corps gras : huile et beurre cru ou margarine à tartiner.
- Fruits : cuits (en compote, au four ou pochés), banane bien mûre écrasée, pomme, poire, pêche, abricot (selon tolérance).
- Boissons :
  . eaux plates : du robinet, de source ou minérales (Vittel Grande Source, Évian, Volvic, etc.),
  . café ou thé léger en fin de repas, tisane,
  . un verre de vin rouge à la fin des 2 principaux repas (selon tolérance).
- Aromates : sel, thym, laurier, noix de muscade, vanille.

EXEMPLE DE MENUS POUR UNE SEMAINE DE RÉGIME D'ÉPARGNE GASTRIQUE (crise de moyenne intensité)

	Lundi	*Mardi*	*Mercredi*	*Jeudi*	*Vendredi*	*Samedi*	*Dimanche*
Petit déjeuner	semoule au lait	tilleul fromage blanc pain grillé beurre	café décaféiné 2 petits suisses biscuits	gâteau de tapioca bouillon de légumes	corn flakes poire cuite thé	café décaféiné 1 part de flan	thé 1 yoghourt 1 morceau de Savoie
10 h	compote de pêches	pain grillé Edam	compote de poires biscottes	banane mûre écrasée	gâteau de riz	pommes au sirop	pain grillé crème de gruyère
Déjeuner	escalope haricots verts gruyère biscottes	bifteck courgettes au beurre far aux pêches biscottes	poulet riz créole pomme cuite biscottes	dorade au four (sans peau) pommes vapeur pêches au sirop pain grillé	endives au jambon fromage blanc biscottes	rosbeef blancs de poireaux béchamel Port-Salut pain grillé	gigot d'agneau haricots verts tapioca pain grillé
Goûter	thé au lait biscuits	compote coing/pomme biscuits	lait grenadine	thé quatre-quarts	yoghourt	crème à la vanille	compote pomme/poire
Dîner	filet de merlan riz au beurre poire pochée biscottes	rôti de porc froid coquillettes au beurre petits suisses pain grillé	poulet froid laitues cuites béchamel bombel biscottes	escalope de dinde carottes sauce blanche comté biscottes	rôti de veau spaghettis emmenthal pain grillé	escalope de poulet riz au beurre compote de pêches biscottes	reste de gigot coquillette pêches au sirop pain grillé

RÉGIME DE CONFORT GASTRIQUE (intervalle des crises)

► Recommandations générales

- Répartir l'alimentation journalière en quatre repas. Manger à heures régulières dans le calme et lentement.
- Bien mastiquer les aliments pour qu'ils soient bien imprégnés de salive. Faire vérifier l'état des dents.
- Éviter les repas copieux.
- Éviter de boire ou de manger trop chaud ou trop froid.
- Ne pas boire pendant les repas. Éviter de boire dans la demi-heure qui les précède ou les deux heures qui suivent. Mais ne pas oublier de boire au moins 1,5 litre d'eau par jour.
- Éviter les boissons alcooliques et alcoolisées sous toutes leurs formes – apéritif, digestif, vin (surtout blanc), bière, cidre. Ne jamais en boire à jeun, ou l'estomac vide.
- Éviter les boissons gazeuses.
- Vérifier la tolérance au café au lait ou au thé au lait.
- Éviter les aliments trop sucrés ou trop salés. Prendre le sucre, le miel, les confitures, les gelées mélangés aux aliments, jamais purs. Éviter les gommes à mâcher.
- Éviter les aliments fibreux et durs.
- Éviter les épices forts, le vinaigre, les aliments acides.
- Éviter les bouillons de viande et les soupes de poisson.
- Éviter le tabac. En tout cas, ne fumer que l'estomac plein, dans l'heure qui suit les repas.
- Se reposer après les repas, si possible allongé sur le ventre pendant 10 à 15 minutes, sans dormir.
- Savoir se détendre, au besoin en faisant l'apprentissage d'une méthode de relaxation.
- Organiser sa vie professionnelle pour ne pas être surmené.
- Faire du sport.
- Ne pas prendre de médicament sans avis médical (certains médicaments sont très agressifs pour la muqueuse de l'estomac).

► Aliments autorisés

- Laitages :
  . lait entier, ou selon tolérance : lait demi-écrémé ou écrémé pour petit déjeuner, boisson au cours de la journée, utilisation culinaire,
  . yaourts, fromages blancs, petits-suisses,
  . fromages non fermentés : gruyère, cantal, comté, emmenthal, Port-Salut, hollande, crème de gruyère,
  . crème fraîche.
- Viandes : maigres, très tendres, à fibre courte sans tendon ni « nerf » : volailles, veau, morceaux nobles de bœuf, cheval, mouton (gigot et cœur de côtelette), porc (froid et dégraissé).
- Gibiers : non faisandés (sauf chevreuil et sanglier).
- Certains abats : foie, cervelle, ris, pied.
- Charcuterie : jambon de Paris, d'York, de Bayonne, jambonneau.
- Poissons : tous sauf les poissons « bleus » : thon, saumon, hareng, sardines, maquereau, anguille, lamproie, murène.
- Œufs : cuits, pochés, à la coque, durs, mélangés à des farineux, à la poêle (sans corps gras, sur poêle à revêtement antiadhésif), inclus dans des préparations culinaires.
- Légumes : frais, tendres, bien cuits : asperges (pointes), aubergine, betteraves rouges cuites, carottes jeunes, chicorée, chou-fleur, courgettes épépinées, endives, épinards, haricots verts très fins, laitue, mâche, petits pois extra-fins, poireau (blanc), tomates pelées et épépinées. Pommes de terre (vérifier la tolérance car flatulence) : vapeur, bouillies, au four, en purée.
- Potages : à base de légumes autorisés.
- Féculents et farineux :
  . pain rassis ou croûte de pain, biscottes,
  . pâtes, riz, semoule, tapioca, farines.
- Pâtisseries :
  . biscuits secs, brioche, cakes, gâteau de Savoie, entremets, flans,
  . tartes maison (avec fruits non acides et crème pâtissière).

- Corps gras : huiles et beurre crus, margarines à tartiner.
- Fruits : pelés, très mûrs, ou cuits, en compote, au four, pochés : abricot, pommes, poires, pêches, raisins (sans pépins), agrumes (en fin de repas), banane très mûre.
- Boissons :
  . eaux plates : Vittel Grande Source, Évian, Volvic,
  . eaux de source,
  . eau du robinet, jus de citron très dilué,
  . café et thé légers (en fin de repas),
  . selon tolérance : 1 verre de vin rouge à la fin des 2 principaux repas,
  . tisanes,
  . jus de fruits maison dilués et passés.
- Aromates : fines herbes (thym, laurier, cerfeuil), clou de girofle, noix de muscade, citron (à la place du vinaigre).

► **Modes de cuisson recommandés**

- À l'eau, au four, à la vapeur, à l'étouffée (cocotte-minute), rôti, grillé, en papillote, micro-ondes, en poêle à revêtement antiadhésif, poché, à la broche.
- Préparer les aliments de façon variée et agréable.

► **Aliments à éviter**

- Laitages : fromages fermentés (type brie, camembert, roquefort).
- Viandes : fibreuses (bas morceaux, pot-au-feu), grasses : porc (sauf froid et dégraissé); le mouton (sauf gigot et cœur de côtelette); oie, canard d'élevage; viandes fumées, marinées, faisandées, en conserve, viandes en sauce et en ragoût, bouillon de viande.
- Gibier : faisandé, chevreuil, sanglier, lièvre.
- Abats : cœur, langue, rognon.
- Charcuteries : toutes, sauf le jambon.
- Poissons : «bleus» demi-gras et gras à chair ferme : thon, sardine, maquereau, hareng, saumon; anguille, lamproie, murène. Soupe de poisson. Poissons fumés, salés, en conserve, à l'huile.
- Mollusques et crustacés : tous sauf une douzaine d'huîtres par semaine.
- Œufs : brouillés, au plat, en omelette (sauf cuits dans une poêle à revêtement antiadhésif sans corps gras).
- Légumes : crudités et salades crues; ail, artichauts, vieilles carottes, céleri rave, champignons, choux, concombre, côtes de blettes et de céleri, cresson, échalotes, épinards, fenouil, haricots verts durs et fibreux, haricots frais en grains, navets, oignons, petits pois (sauf extra-fins), pissenlits, vieux poireaux, poivrons, radis, raifort, salsifis, tomates avec pépins, pommes de terre frites (sauf en friture courte et en débarrassant les frites de leur graisse en les roulant dans du papier absorbant), sautées, chips.
- Légumes secs : tous (sauf en purée, en petite quantité, pas plus d'une fois par semaine).
- Farineux : pain frais, pain de mie, mie de pain, pain complet, céréales complètes.
- Corps gras : cuits : sauces, beurre noir, mayonnaise, béarnaise, saindoux, lard, lardons.
- Fruits : non mûrs, la peau des fruits, les fruits à akènes (fraises, framboises) et à pépins (groseilles, cassis), les figues, châtaigne, marron, rhubarbe, banane non mûre, fruits au sirop; fruits oléagineux : noix, noisettes, amandes, cacahuètes, pistache, olive, avocat.
- Sucres et sucreries :
  . préparations très sucrées surtout à jeun (miel, confitures, gelées, caramel, nougat, bonbons, fruits confits, pâtes de fruits, pâtes d'amande), chocolat, fruits au sirop, pâtisseries du commerce, glaces, sorbets, biscuits à apéritif.
- Boissons :
  . café et thé forts,
  . eaux gazeuses et fortement minéralisées (type Vichy, Vals),
  . limonades, sodas, jus de fruits du commerce,
  . toutes les boissons alcooliques et alcoolisées (sauf un verre de vin rouge à la fin des principaux repas).
- Épices, condiments et aromates : poivre, moutarde, vinaigre, piments, cornichons, fines herbes, persil, le sel en grande quantité.

Mode de cuisson à éviter : fritures, plats sautés, rissolés, ragoûts, confits. Plats préparés du commerce.

EXEMPLE DE MENUS POUR UNE SEMAINE DE RÉGIME DE CONFORT GASTRIQUE (intervalle des crises)

	Lundi	*Mardi*	*Mercredi*	*Jeudi*	*Vendredi*	*Samedi*	*Dimanche*
Petit déjeuner	céréales au lait pain rassis-beurre jambon	lait biscottes beurrées compote de pommes	yoghourt pain grillé beurré 1 œuf coque	fromage blanc biscottes beurrées poire cuite	céréales au lait 1 œuf dur pain rassis	thé sucré gruyère biscottes beurrées	yoghourt compote de pêche pain grillé beurré
Déjeuner	betteraves rouges en salade rôti de veau spaghettis Port-Salut abricot pain rassis	pâtes en salade rosbeef haricots verts yoghourt banane bien mûre pain rassis	pommes de terre en salade foie jardinière gruyère pomme cuite	laitue mimosa poulet rôti épinards comté compote de pêches pain rassis	pointes d'asperges vinaigrette steak purée petits suisses poire William pain rassis	riz en salade (œuf dur, laitue) darne de cabillaud courgettes béchamel compote de pommes pain rassis	jambon de Bayonne gratin de sole pommes vapeur fromage blanc aux abricots pain rassis
Goûter	flan aux pommes biscuits	thé sucré cake	crème caramel biscuits	œufs au lait biscuits	lait au thé biscuits	lait gélifié biscuits	lait au thé quatre-quarts
Dîner	gratin d'aubergines fromage blanc poires cuites pain rassis	jambon purée de pommes de terre et carottes Hollande pêches au sirop pain rassis	rosbeef froid pommes à l'huile fromage blanc abricots au sirop pain rassis	filet de limande riz au beurre yoghourt orange pain rassis	poulet froid macédoine St-Paulin pommes au sirop pain rassis	rôti de porc gratin dauphinois yoghourt pêche pain rassis	côte d'agneau chou-fleur comté pomme cuite pain rassis

Les salades seront préparées au citron.
Un petit verre de vin rouge de bonne qualité est autorisé à la fin des deux principaux repas.

CONSOMMATION QUOTIDIENNE MOYENNE
ANALYSE DE LA RATION DE CONFORT GASTRIQUE
(intervalle des crises)

ALIMENTS	QUANTITÉ	PROTIDES	LIPIDES	GLUCIDES
Lait ou laitages entiers	500	17,5	17,5	25
Fromage	40	10	10	–
Viande ou poisson	150	30	12	–
ou œuf	4/semaine			–
Pain grillé ou biscottes	80	8	–	60
Pommes de terre ou pâtes ou riz ou légumes secs ou farine pesés cuits	250	5	–	50
Sucre	30	–	–	30
Pâtisserie type Savoie	50	5	7,5	35
Légumes verts	300	3	–	21
Fruits	400	–	–	48
Beurre	15	–	12	–
Huile	10	–	10	–
Boissons hydriques	1,5 l			
Boissons alcoolisées : vin N = 5 %	1/4 l = 140 Cal. =			
Total : 2 010 Cal. dont		78,5 g = 314 Cal.	69 g = 620 Cal.	269 g = 1 076 Cal.
Pourcentage		15,6 %	30,8 %	53,6 %
		N = 15 %	N = 30 %	N = 55 %

Les gastrites

Souvent démembrées ces dernières décennies, caractérisées par une inflammation de la muqueuse gastrique, les gastrites sont difficiles à définir et à classer du fait de leur nature et de leurs expressions cliniques hétérogènes.

Elles n'en constituent pas moins des entités nosologiques actuellement mieux appréhendées sur le plan diagnostique grâce à la gastroscopie et à la biopsie gastrique qui complètent heureusement l'analyse chimique du suc gastrique après repas d'épreuve.

On les classe actuellement en gastrites superficielle, profonde ou atrophique. Mais il ne faut pas rejeter totalement la classification, en fonction du degré de l'inflammation, en *gastrites aiguës et chroniques*. De même, il faut conserver la classification, en fonction de la clinique des gastrites chroniques, en gastrites hypersthéniques et hyposthéniques.

Gastrites aiguës

- Soit primitives : phlegmon ou abcès.
- Soit secondaires :
  . infectieuses,
  . mais surtout : d'origine toxique (ingestion de corrosifs alcalins ou acides).
- Elles doivent être le plus rapidement possible dirigées vers un centre hospitalier où sera réalisée :
  . une diète alimentaire absolue sous couvert d'une alimentation par voie veineuse (2 à 3 jours),
  . suivie d'une alimentation lactée (2 à 3 jours) (*cf.* diététique de la crise hyperalgique de l'ulcère gastroduodénal),
  . puis d'un régime sans fibre, strict et mixé (régime lacté, bouillies de farines aux œufs, purée de légumes tendres, blancs de volailles et filets de poissons mixés, compotes),
  . et enfin, au bout d'une quinzaine de jours d'une alimentation normale et équilibrée.

Gastrites chroniques

Elles sont très fréquentes.
En général, l'interrogation clinique suffit à les classer en :

• *Gastrites hypersthéniques* (accélération des mouvements de l'estomac avec hypersécrétion chlorhydropepsique) avec :
- crampes, torsions, brûlures, pyrosis, survenant trois ou quatre heures après les repas,
- calmées par l'alimentation et les alcalins,
- évoluant par crises de 3 à 4 jours à 2 ou 3 mois,
- avec des accalmies moins franches que dans l'ulcère gastroduodénal,
- terrain psychologique particulier (fond d'anxiété).

• *Gastrites hyposthéniques* (diminution de la cinétique gastrique avec hyposécrétion chlorhydropepsique) avec :
- pesanteur, lourdeur, météorisme, éructations, nausées, vomissements,
- survenant immédiatement après les repas.

• *Formes mixtes avec signes de dyspepsie hyper- et hyposthénique :* l'appréciation de l'acidité gastrique (tubage) permet le diagnostic.

Diétothérapie des gastrites chroniques

a. *Dépister la cause déclenchante*

Très souvent, elle est hygiéno-alimentaire :
- horaires irréguliers, repas « sautés »,
- tachyphagie,
- pinotrogondrie (absorption trop importante de boisson pendant les repas),
- coefficient masticatoire insuffisant,
- alimentation trop épicée ou trop vinaigrée,
- alimentation trop grasse, trop lourde, trop compliquée,
- alimentation trop chaude ou trop froide,
- alimentation trop sucrée (grignotement de bonbons ou absorption de sodas à jeun ou l'estomac vide) ou trop salée,

- alimentation acide (abus d'agrumes),
- abus de boissons alcooliques et alcoolisées,
- abus de thé ou café forts,
- abus de gommes à mâcher,
- tabagisme,

Facteurs iatrogéniques :
- abus d'alcalins (bicarbonate de soude),
- abus de substances acides (acide phosphorique en période d'examens),
- anti-inflammatoires, P.A.S., antimitotiques, réserpiniques, digitaliques, laxatifs (qui augmentent l'acidité libre).

Il faut croire le malade quand il parle d'« allergie ». Il ne s'agit pas d'allergie au sens strict mais d'intolérance individuelle (lait, œufs...). Facteurs psychoaffectifs : surmenage, soucis...

b. *Rechercher une cause de voisinage*

Si l'éradication de la cause ne suffit pas à améliorer le malade, penser à une affection de voisinage ou d'accompagnement :
- infection rhino-pharyngée,
- affection hépatovésiculaire (lithiase, cholécystectomie),
- affection gastrique (hernie hiatale, ulcère, cancer),
- affection pancréatique,
- maladies générales (hémopathies, neuropathies, avitaminoses).

c. *Les prescriptions hygiéno-diététiques*

• *Gastrite hypersthénique :*

Quand on a la certitude clinique (le cas échéant, biologique par analyse du suc gastrique) qu'on est en présence d'une gastrite hypersthénique, les recommandations générales et le régime proposé pour l'ulcéreux en décours de crise conviennent parfaitement (voir régime de confort gastrique).

• *Gastrites hyposthéniques :*

En cas de déficit sécrétoire, les recommandations générales du régime de confort gastrique sont également les mêmes, mais il faut recommander certains aliments à pouvoir excitomoteur modéré (évidemment interdits dans les formes hypersthéniques) :
- les bouillons de viandes et les soupes de poissons en début de repas,
- les épices faibles et les condiments, en quantités modérées, pour éviter leur action irritante (ex. : un cornichon au vinaigre au début des 2 principaux repas),
- un verre de vin à la fin des 2 repas,
- thé ou café en fin de repas,

N.B. : les fromages fermentés sont particulièrement contre-indiqués (l'absence de sécrétions acides gastriques favorise la pullulation microbienne),

Dix minutes de repos allongé sur le ventre, sans dormir, sont particulièrement indiquées.

• *En cas de poussées aiguës sur un fond de gastrite chronique :*

L'attitude sera la même que dans la poussée hyperalgique de l'ulcus :
- trois jours de repos au lit ou à la chambre, et diète lactée,
- puis quelques jours de régime sans fibres, lisse et mixé,
- à partir du 10e jour, régime de confort gastrique.

EXEMPLE DE MENUS POUR UNE SEMAINE DE RÉGIME APPLIQUÉ À LA GASTRITE HYPOSTHÉNIQUE

	Lundi	*Mardi*	*Mercredi*	*Jeudi*	*Vendredi*	*Samedi*	*Dimanche*
Petit déjeuner	gâteau de riz poire thé sucré	céréales au lait 1 œuf coque pain rassis beurré café sucré	gruyère pain rassis compote de pommes	yoghourt sucré biscottes beurrées + confiture blanc de poulet cornichons	céréales au lait rosbeef-cornichons 1 jus de fruit	fromage blanc pain rassis beurré compote thé sucré	œuf au plat céréales au lait thé sucré jus de fruits
Déjeuner	laitue en salade bavette rôtie purée mousseline cantal pêches au sirop café	pommes de terre en salade poulet gratin de courgettes fromage blanc poire	mâche à la vinaigrette bœuf gros sel carottes/blancs de poireaux pommes de terre petits suisses pomme au four	quiche lorraine dorade au four tomates au four poire café	betteraves rouges escalope de dinde spaghettis yoghourt abricot café	riz en salade gigot d'agneau haricots verts comté pêche café	blancs de poireaux vinaigrette rôti de veau carottes béchamel banane St-Paulin
Goûter	1 verre de lait	″	″	″	″	″	″
Dîner	bouillon de vermicelle jambon jardinière yoghourt sucré abricots	jambon/cornichons nouilles au gratin crème caramel pêche	potage de légumes omelette épinards emmenthal abricot	saladè rôti de porc froid macédoine bombel abricots au sirop	bouillon de poule au vermicelle endives au jambon flan aux pêches	soupe de poissons filet de colin pommes vapeur petits suisses ananas	potage aux pointes d'asperges veau froid/cornichons gratin dauphinois pêche

Un verre de vin rouge de bonne qualité est autorisé à la fin des deux principaux repas.

Gastrectomies

La diétothérapie joue un rôle considérable dans la réhabilitation des gastrectomies (partielles ou totales).

Conséquences nutritionnelles des gastrectomies

Elles sont à la fois anatomiques et métaboliques :

- Diminution du volume de l'estomac : le syndrome du « petit estomac » est caractérisé par une sensation pénible de distension gastrique postprandiale, qui s'estompe d'ailleurs assez vite après l'intervention.
- Perte des possibilités de brassage et diminution de l'homogénéisation du bol alimentaire.
- Disparition du contrôle pylorique : du fait de l'absence de sécrétion de gastrine, normalement élaborée par les cellules antrales.
- Diminution du tonus du sphincter inférieur de l'œsophage, avec risque de reflux, également liée à la diminution de la sécrétion de gastrine.
- Risque d'inondation des premières anses grêles par le bol alimentaire hypertonique, réalisant le Dumping Syndrome (effet osmotique).
- Hypoglycémie réactionnelle à un hyperinsulinisme lié à une sollicitation pancréatique postprandiale trop brutale.
- Diminution de la sécrétion chlorhydropepsique, avec ses conséquences sur la digestion des fibres animales et végétales.
- Une carence vitaminique (B 12 – par diminution de la sécrétion de facteur intrinsèque nécessaire à son absorption – acide folique, vitamine D) et *un défaut d'absorption du fer et du calcium,* du fait de l'hypo- ou de l'achlorhydrie.
- Une carence relative en lipase, retentissant sur la digestion des lipides. La mise hors circuit du duodénum entraîne la disparition du stimulus des sécrétions biliaires.
- Une accélération du transit intestinal (vagotomie, syndrome de chasse, intolérance au lactose).

Bases de la diétothérapie

- Manger lentement en mastiquant longuement. Nécessité d'une bonne denture.
- Fractionner l'apport alimentaire en 5 à 6 repas. Ne pas faire de repas important.
- Fractionner l'apport liquidien en 6 à 8 prises, mais en quantité telle qu'une diurèse minimale d'1,5 litre soit assurée. Éviter de boire pendant les repas.
- Il faut éviter les aliments et boissons sucrés en même temps que les repas.
- Certains malades trouvent utile de s'allonger une demi-heure juste après le repas.
- L'apport calorique total doit être calculé en fonction de l'équilibre pondéral du gastrectomisé.
- Sur le plan qualitatif :
  . 20 % de protides : le gastrectomisé a été ou est encore un malnutri, d'où une ration protidique un peu plus élevée que chez le sujet normal,
  . 30 % de lipides : en respectant la répartition habituelle entre graisses d'origine végétale et graisses d'origine animale (lipides végétaux/lipides totaux > 2/5),
  . 45 % de glucides : essentiellement de digestion lente. Diminuer le plus possible les sucres de digestion rapide (à cause de l'hyperinsulinisme),

. 5 % d'alcool (facultatif : vin rouge de bonne qualité). Il n'y a aucune raison de le supprimer chez le gastrectomisé, s'il en a le désir (le vin aide même, du fait de son acidité ionique, à la digestion des protéines).

- Éviter les aliments à gros volume et/ou peu énergétiques (aliments riches en cellulose et en lignine : crudités, potages non enrichis…).
- Consommer surtout les légumes les plus tendres (haricots verts fins, blanc de poireau, carottes jeunes, courgettes, cœur de laitue…).
- Éviter :
  . les viandes à fibres dures,
  . les aliments trop salés et trop sucrés,
  . les préparations grasses et compliquées,
  . les épices fortes,
  . le thé et le café forts,
  . les boissons gazeuses,
  . les sirops, les sodas,
  . les alcools, les apéritifs, digestifs, le cidre, la bière.
- Le lait est très souvent mal supporté. On peut donc :
  . soit le réintroduire progressivement,
  . soit s'en servir pour des préparations culinaires (céréales au lait : riz, tapioca),
  . soit dans des pâtisseries maison ou des entremets peu sucrés,
  . soit sous forme de fromages à pâte dure.
- Éviter les fromages fermentes.
- Ne pas fumer. À la rigueur, 2 à 3 cigarettes par jour (après les 3 repas habituels),
- Gastronomiser le régime : le gastrectomisé est souvent préoccupé par son alimentation, autant la lui rendre la plus savoureuse possible.

- Ne pas oublier de supplémenter l'alimentation, si la nécessité s'en fait sentir (fer, calcium, vitamine D, B_{12}, acide folique). Le taux de vitamine B_{12} tend à diminuer et une franche carence est notée dans 30 % des cas de gastrectomie.

Points particuliers

a. ***L'amaigrissement***

- Il n'est pas constant, mais il est fréquent.
- Il n'est pas prévisible.
- Il ne faut jamais le négliger.
- Le mieux est de diriger le malade sur un centre spécialisé où il bénéficiera du repos au lit, d'une surveillance biologique constante, d'une progression alimentaire très prudente, en commençant par une alimentation parentérale, suivie d'une alimentation liquide par nutripompe et enfin d'une alimentation pâteuse puis solide.

b. ***Dumping Syndrome***

L'arrivée brutale dans le jéjunum d'un bol alimentaire hypertonique implique :

- la suppression des aliments hypertoniques trop salés et trop sucrés, trop chauds ou trop froids,
- la suppression provisoire, en tout cas la diminution, du lait et des laitages,
- la diminution des produits céréaliers et des pommes de terre,
- la suppression de certains aliments, variables d'un sujet à l'autre (certains légumes, les préparations relativement grasses, la charcuterie…),
- la suppression absolue de l'alcool,

- le fractionnement obligatoire de l'alimentation en 5 à 6 prises.

Le traitement de la perte de connaissance liée à la crise provoquée par le *dumping syndrome* est le même que celui d'une crise d'*hypoglycémie.* La crise est en effet provoquée par une montée du taux d'insulinémie, elle-même déclenchée par l'arrivée massive d'aliments sucrés dans le duodénum.

c. *Syndrome postprandial tardif*

II est dû à des phénomènes hypoglycémiques tardifs. Il faut :

- Supprimer les sucres de digestion rapide (consommés isolément) :
  . sucre en pierre, en poudre,
  . bonbons, caramels, nougats,
  . chocolat,
  . pâtisserie,
  . fruits secs,
  . sodas, sirops.
- Réduire la consommation des fruits (à cause des sucres simples) : 200 g à répartir sur la journée; et du lait (à cause du lactose).
- Fractionner l'alimentation au maximum (6 à 8 repas).

d. *L'anémie par carence en fer*

L'anémie est en général modérée et est plus fréquente chez les femmes non ménopausées. Cette anémie est due à un apport en fer insuffisant et à une diminution de son absorption, du fait de la diminution de la sécrétion acide gastrique. Elle sera compensée par une supplémentation en fer.

Au total, ***le plus important est de :***
- fractionner l'alimentation,
- majorer l'apport protidique,
- retirer la quintessence de l'alimentation en insistant sur les aliments intéressants (laitages) et en éliminant ceux gui ne le sont pas (aliments à fibres dures, hypertoniques – trop salés ou trop sucrés –, épicés, gras et l'alcool),
- le cas échéant : supplémenter en sels minéraux et en vitamines.

CONSOMMATION QUOTIDIENNE MOYENNE RÉGIME ALIMENTAIRE CHEZ UN GASTRECTOMISÉ				
ALIMENTS	QUANTITÉ	PROTIDES	LIPIDES	GLUCIDES
Lait ou yoghourt demi-écrémé Fromage	200 30	7 7,5	3,4 7,5	10 –
Viande ou poisson ou œuf	300	60	30	– –
Pain ou biscottes Pommes de terre ou pâtes ou riz poids cuit	120 300	12 6	–	90 60
Sucre	20	–	–	20
Légumes verts Fruits	400 400	6	– –	28 48
Beurre Huile	20 10	– –	16 10	– –
Boissons hydriques	1,5 l			
Boissons alcoolisées : vin N = 5 %	150 cc = 125 Cal. =			
Total : 2 020 Cal. dont		98,5 g = 394 Cal.	67 g = 603 Cal.	256 g = 1 024 Cal.
Pourcentage		19,6 %	30 %	50,5 %
		N = 15 %	N = 30 %	N = 55 %

RATION ALIMENTAIRE TYPE POUR UNE JOURNÉE CHEZ UN GASTRECTOMISÉ

- **Petit déjeuner :**
  - un petit bol de thé, café léger sans sucre, ou avec un édulcorant de synthèse,
  - deux biscottes avec de la margarine à tartiner,
  - un œuf ou une petite tranche de viande froide (veau, poulet, dinde), ou une portion de gruyère,
  - un fruit ou une petite portion de compote non sucrée.
  - À dix heures :
  - une ou deux biscottes avec du beurre, ou deux biscuits,
  - un fruit et un verre d'eau.
- **Déjeuner :**
  - viande peu grasse : cheval, volaille, veau, bœuf maigre, ou poisson au four, poché, en papillote, au gril,
  - des haricots verts vapeur + beurre, ou du riz, pâtes, pommes de terre à la vapeur*,
  - un verre de vin,
  - biscottes ou croûte de pain.
  - À seize heures :
  - Croûte de pain ou biscottes + beurre, ou biscuits,
  - Port-Salut; plus un verre de thé léger.
  - À dix-huit heures :
  - un verre d'eau; un peu de compote non sucrée.
  - biscottes, beurre.
- **Dîner :**
  - un potage épais sous forme de bouillie de légumes tendres,
  - viande ou poisson (suivant le déjeuner),
  - pommes de terre ou pâtes ou riz ou blancs de poireaux (à l'huile de tournesol et au citron) ou endives à la béchamel.
  - biscottes ou croûte de pain.
  - un verre de vin.
  - À vingt-deux heures :
  - un entremets (céréales) + une tasse de tisane + sucre.

* Alterner légumes verts et farineux au déjeuner et au dîner (légumes verts à midi, farineux le soir).

RÉGIME DES GASTRECTOMIES

▶ Conseils généraux

- Manger lentement en mastiquant chaque bouchée. Faire vérifier l'état de la denture.
- Éviter les repas copieux, les préparations grasses et compliquées. Faire une cuisine simple, mais agréable, variée et appétissante.
- Éviter de boire pendant les repas. Ne pas boire pendant la demi-heure qui précède et les deux heures qui suivent les repas.
- Boire suffisamment entre les repas pour assurer une diurèse minimale d'un litre et demi par 24 heures.
- Éviter les boissons et les aliments glacés ou trop froids, les boissons et les aliments trop chauds.
- Éviter l'alcool sous toutes ses formes, surtout à jeun (un petit verre de vin rouge de bonne qualité à la fin des 2 principaux repas peut être autorisé selon certains cas).
- Éviter les boissons gazeuses et fortement minéralisées.
- Éviter les aliments trop salés ou trop sucrés.

- Éviter les aliments fibreux et durs, les crudités.
- Vérifier la tolérance au café ou au thé au lait.
- Éviter les épices fortes et le vinaigre.
- Éviter les bouillons de viandes et les soupes de poissons.
- Fractionner l'alimentation : faire au moins 3 repas par jour, si possible 4 ou 5. Ne pas sauter de repas.
- Se reposer 10 minutes avant le repas, et couché sur le ventre, si possible, les dix minutes qui suivent la fin des repas.
- Manger à heures fixes et dans le calme.
- Éviter le tabac ; en tout cas ne fumer que l'estomac plein, dans l'heure qui suit les repas.
- Faire du sport (marche, footing, cyclisme, natation…).
- Ne pas prendre d'autres médicaments que ceux prescrits par le médecin ou en tout cas lui demander conseil.

► **Aliments autorisés :**

- Laitages :
  . lait 1/2 écrémé ou écrémé ou entier selon tolérance, inclus dans des préparations culinaires (entremets),
  . fromages à pâte cuite : gruyère, cantal, port-salut, Hollande, emmenthal, bombel, crème de gruyère,
  . petit suisse, fromage blanc, yaourt.
- Viandes : maigres : volailles sans peau, veau, morceaux nobles de bœuf, cheval.
- Poissons : tous sauf les poissons bleus : thon, saumon, sardines, maquereau, anguille, lamproie, murène.
- Œufs : cuits pochés, à la coque, inclus dans des préparations culinaires, en omelette sans matière grasse, cuits à l'aide de poêle à revêtement antiadhésif.
- Abats : foie, cervelle.
- Légumes tendres permis : betteraves rouges, carotte jeune, courgette, endive, haricots verts, cœurs de laitue, blancs de poireaux, pomme de terre (vapeur, bouillie, en purée selon tolérance).
- Potage épais à base de légumes autorisés ci-dessus (sous forme de bouillie).
- Féculents et farineux : croûte de pain ou pain rassis, biscottes. Pâtes, riz, semoule, tapioca, farine.
- Pâtisseries : biscuits secs, entremets maison à base de céréales, lait, œuf, édulcorant de synthèse.
- Corps gras : huile et beurre cru, margarine à tartiner.
- Fruit : pelés très murs ou cuits en compote sans sucre, au four, pochés, pomme, poire, pêche, nectarine, abricot, pamplemousse, banane, orange.
- Sucre : en quantité modérée.
- Boissons :
  . eaux plates (Vittel, Évian), eau du robinet,
  . café, thé légers, tisane,
  . 1 verre de vin à la fin des repas principaux. Rayer cette autorisation en cas d'interdit. jus de fruit avec les fruits permis.
- Aromates : fines herbes, thym, laurier, cerfeuil, citron à la place du vinaigre.

► **Aliments interdits**

- Laitages : fromages fermentes : brie, camembert, roquefort.
- Viandes :
  . fibreuses, bas morceaux : pot-au-feu,
  . grasses : porc, mouton, oie et canard d'élevage,
  . fumées, marinées, faisandées, en conserve, en sauce, en ragoût,
  . bouillon de viande.
- Gibiers : tous.
- Abats : cœur, rognon, langue, tripes.

- Charcuteries : toutes sauf jambon.
- Poissons :
  . gras : thon, sardine, hareng, saumon, anguille, lamproie, murène,
  . Soupe de poissons,
  . Poissons fumés, salés, en conserve.
- Mollusques et coquillages : tous.
- Œufs : cuits avec matière grasse.
- Légumes :
  . crudités, salade crue,
  . ail, artichaut, côtes de bette, céleri rave, céleri-branche, champignons, choux de Bruxelles, rouge, vert, choucroute, chou-fleur, concombre, cresson, échalote, épinard, fève, haricots blancs frais, en grains, macédoine de légumes, navet, oignon, chips, frites, cœurs de palmier, poivron, vert de poireau, petits pois, pissenlits, radis, salsifis, tomate, raifort.
- Légumes secs : tous : lentilles, pois chiches, haricots secs…
- Farineux : pain frais, de mie, mie de pain, pain complet, pain de son, céréales complètes ; blé cuit, maïs.
- Corps gras : cuits : beurre noir, mayonnaise, béarnaise, saindoux, lard.
- Fruits : non mûrs, sans la peau :
  fraise, framboise, groseille, cassis, figue, raisin, châtaigne, marron, rhubarbe, banane non mûre, fruits au sirop.
  Fruits oléagineux : noix, noisette, amande, cacahuète.
  Fruits secs : pruneaux, raisin…
- Sucreries : miel, confiture, gelée, caramel, bonbon, nougat, fruits confits, pâtes de fruits, pâtes d'amande, chocolat, pâtisserie du commerce, glaces, sorbets.

EXEMPLE DE MENUS POUR UNE SEMAINE DE RÉGIME CHEZ UN GASTRECTOMISÉ

	Lundi	*Mardi*	*Mercredi*	*Jeudi*	*Vendredi*	*Samedi*	*Dimanche*
Petit déjeuner	thé biscottes œuf coque compote de poires	café biscottes gruyère compote de pommes	thé biscottes poulet froid compote de pêches	café biscottes œuf coque poire	thé biscottes veau 1/2 banane	café biscottes jambon poire	thé biscottes gruyère pêche
10 h	pêche	poire	pomme	pêche	1/2 pamplemousse	nectarine	pomme au four
Déjeuner	poulet rôti haricots verts biscottes	rôti de veau purée – œuf biscottes	lieu jaune courgettes gratinées biscottes	steak grillé pommes de terre vapeur biscottes	sole pochée riz créole biscottes	escalope de veau pâtes au gratin biscottes	pintade rôtie pommes de terre au four biscottes
16 h	port-salut biscottes	crème de gruyère biscottes	Cantal biscottes	emmenthal biscottes	Hollande biscottes	gouda biscottes	bombel biscottes
18 h	compote de poires	compote de pommes	compote de pêches	compote de pommes	compote de poires	compote de pêches	compote de pommes
Dîner	potage épais cabillaud riz créole	potage épais jambon endive béchamel	potage épais foie grillé pâtes au gruyère	potage épais escalope de dinde carottes béchamel	potage épais steak haché haricots verts	potage épais rôti de cheval salade cuite	potage épais turbot courgettes au gratin
22 h	tapioca vanillé	riz au lait	crème pâtissière	semoule au café	tapioca à l'orange	crème pâtissière	riz au lait

Un verre de vin rouge de bonne qualité est autorisé à la fin des deux principaux repas.

Maladies du foie et de la vésicule biliaire

En dehors de la cirrhose décompensée, les maladies du foie, contrairement à l'idée encore répandue, ne bénéficient guère de la diététhérapie.

La cirrhose

Quelle que soit son étiologie, la cirrhose, lorsqu'elle n'est pas décompensée, ne demande que trois attitudes diététiques particulières :

- une alimentation équilibrée (voir chapitre Équilibre alimentaire), car le régime hypolipidique, hyperprotidique encore préconisé ne repose sur aucune base sérieuse,
- un apport protidique satisfaisant de l'ordre de 1,20 g à 1,50 g/kg, car la *dénutrition protidique* est constante (à condition qu'il y ait ni hyperazotémie, ni hyperammoniémie),
- la suppression totale et définitive de toute boisson alcoolique et alcoolisée, *a fortiori*, lorsque la cirrhose est d'origine alcoolique.

En revanche, lorsque la cirrhose est décompensée, accompagnée d'ascite et de troubles métaboliques, la diététhérapie est une arme de premier plan.

L'ascite

a. ***Bases de la diétothérapie***

La cirrhose de la glande hépatique entraîne une gêne avec hyperpression au niveau de la circulation portale.

L'hypertension portale est responsable de l'augmentation de la masse sanguine et de sa stase dans le compartiment splanchnique.

Cette hyperhémie se fait au détriment de la circulation rénale.

Le rein ainsi spolié, mal irrigué, répond de deux façons :

- réabsorption au niveau du tube proximal de l'eau et du sodium,
- hypersécrétion de rénine.

La rénine, par angiotensine interposée, entraîne un hyperaldostéronisme et une résorption de sodium dans le tube distal.

La finalité de cette interaction surréno-rénale est donc de majorer la volémie, par conséquent de minorer la rétention sodée et de rétablir de meilleures conditions circulatoires.

Mais cette régulation ne vaut que si la pression oncotique des protéines, qui règle l'équilibre entre filtration et résorption liquidienne au niveau des capillaires splanchniques, reste à un niveau suffisant.

Il en résulte un besoin accru en protéines (albumine) que le foie doit synthétiser, ce qu'il ne peut pas faire dans de bonnes conditions (dénutrition par anorexie, hémorragie digestive et infection intestinale, et surtout diminution des capacités fonctionnelles d'un hépatocyte trop altéré).

Quoi qu'il en soit et en bref : les mécanismes d'assèchement de l'ascite reposent essentiellement sur une hypervolémie efficace, ce qui suppose :

- un apport et une synthèse suffisants des protéines,
- et surtout un contrôle de l'apport sodé.

La restriction sodée est donc capitale. Son efficience repose sur un calcul arithmétique :

- il faut 140 mEq de Na, soit 3,2 g de Na, soit 8,2 g de chlorure de sodium (il y a 400 mg de Na dans un gramme de CINa), pour faire un litre de liquide ascitique,
- avec dix fois moins de Na, la reproduction de l'ascite ne dépassera pas 100 ml par jour,
- compte tenu de l'élimination extra-rénale de sodium, la reproduction sera nulle avec un régime apportant environ 10 à 15 mEq de Na, soit 250 à 375 mg de Na ou 0,625 à 0,935 g de CINa, c'est-à-dire en moyenne, entre 0,50 g et 1 g de chlorure de sodium.

b. *Réalisation pratique*

- Pour le régime alimentaire, on se référera au chapitre des régimes contrôlés en sodium, et on prescrira celui qui n'apporte pas plus de 250 mg de Na. (voir p. 94.)
- Repos au lit pendant six semaines sans médicament.
- Si, au bout de quelques jours, la diurèse n'augmente pas, associer quelques petites ponctions de 1,5 l tous les 5 à 7 jours, sous antibiothérapie (Ampicilline) pour éviter toute infection, grande cause de mortalité.
- En cas d'échec, on prescrira des diurétiques en en connaissant bien les risques (déséquilibre, hyperazotémie, hypovolémie).
- Par la suite, mais jamais avant la 6e semaine, et toujours sous antibiotiques, si l'ascite s'assèche, on élargira par paliers de 500 mg de CINa, soit sous forme de paquets, soit, mieux, en réintroduisant dans le régime des aliments plus riches en Na jusqu'à un seuil toléré, indiqué par une réapparition des œdèmes et l'augmentation du périmètre abdominal.
- Cette éventualité est fréquente. Il faut alors revenir à un régime plus désodé et s'y maintenir très longtemps. À ce stade, mieux vaut ne pas utiliser la corticothérapie dans le but de rétablir l'excrétion du sodium; ce traitement est certes efficace, mais ses effets s'épuisent vite et il semble qu'à terme, il majore la mortalité. De toute façon, il ne faut jamais brûler les étapes : en moyenne le traitement d'une ascite dure entre 6 et 12 mois.

L'hyperazotémie

a. *Bases de la diététhérapie*

- L'hyperazotémie résulte le plus souvent :
  . du traitement par diurétiques ou/et ponctions.
  . des complications de la maladie (hémorragies, infections intestinales ou péritonéales).
- Elle procède d'une diminution de la volémie.

b. ***Réalisation pratique***

- Suspendre tout traitement asséchant.
- Perfuser du sang, du plasma ou mieux de la sérum-albumine,
- Faire une antibiothérapie à large spectre,
- Réduire l'apport protidique alimentaire à 60 g (voir régimes de l'insuffisance rénale).

Modifications de la kaliémie

- *En cas d'hyperkaliémie :*
- supprimer les sels diététiques contenant du potassium,
- prescrire du Kayexalate.

- *En cas d'hypokaliémie :*
- utiliser des sels diététiques apportant du potassium et bien entendu pas de sodium (Diasal, Asodil, sel Bouillet),
- enrichir la ration avec des aliments riches en potassium (fruits secs),
- apporter du gluconate de potassium (sirop), les autres sels étant des sels d'acide faible qui favorisent l'acidose, l'hypochlorémie et en fin de compte la fuite urinaire du potassium.

L'hyponatrémie : ≤ 130 mEq

a. ***Bases de la diétothérapie***

L'hyponatrémie n'est que relative. Elle n'est pas due à une carence en sodium, mais à une rétention d'eau très exagérée par rapport à un stock de sodium déjà augmenté en valeur absolue. Ce qu'il faut donc éviter, c'est apporter du sodium, et ce qu'il faut faire, c'est provoquer l'élimination de l'eau ; en bref, rétablir l'équilibre eau/sodium.

b. ***Réalisation pratique***

- Restreindre l'apport hydrique.
- Perfusion de mannitol à 25 % (500 ml) avec les précautions d'usage.
- Et surtout perfusion de sérum-albumine pour rétablir l'hémodynamique rénale.
- Continuer le même régime restreint en sodium sans l'élargir.

L'hyperammoniémie

a. ***Bases de la diétothérapie***

- Le foie ne transforme plus l'ammoniaque en urée (défaillance fonctionnelle de l'hépatocyte, court-circuit hépatique par les anastomoses porto-caves).
- L'ammoniaque en excès procède :
  . soit d'hémorragies digestives (les protéines du sang extravasé entraînent une putréfaction bactérienne ammoniacale),
  . soit d'infections intestinales,
  . soit du fait que l'ammoniaque normalement synthétisé par le rein n'est pas entièrement excrété et reste dans la circulation,
  . soit de shunts porto-caves très ouverts,
  . soit d'anastomose porto-cave chirurgicale.

b. *Réalisation pratique*

- Se méfier de l'entrée d'un cirrhotique dans l'encéphalopathie porto-cave devant l'apparition d'un petit tremblement fin des doigts, signe au moins aussi important qu'un dosage – pas toujours facile ni fiable – élevé de l'ammoniaque.
- Antibiothérapie à large spectre pour juguler la formation d'ammoniaque d'obédience bactérienne.
- Prescrire du lactulose (*Duphalac*) pour inhiber la flore ammoniagène et diminuer l'absorption de l'ammoniaque formé.
- Prescrire arginine, lysine, ornithine, qui transforment l'ammoniaque en urée.
- Restreindre l'apport protéique à 0,80 g/kg, même moins à 0,60 ou 0,40, selon l'évolution de l'ammoniémie.
- Préférer les protéines d'origine lactée à celles de la viande car elles sont moins ammoniagènes.

Hépatites ictérigènes

Très souvent d'origine virale, parfois d'origine toxique.
Elles ne requièrent aucun régime particulier, mais on insiste tout de même sur 3 points :

• Suppression de l'alcool sous toutes ses formes pendant 6 mois. Cet interdit est controversé, car ne reposant sur aucune base scientifique. Mais l'expérience montre que l'asthénie post-hépatique est plus marquée et de durée plus longue chez les sujets qui ont consommé de l'alcool de façon prématurée au décours de l'hépatite, *a fortiori* chez ceux qui n'ont pas arrêté d'en boire.

• La période pré-ictérique et le début de la période ictérique sont souvent marqués par une phase d'anorexie. Il faut donc :
- fractionner l'alimentation en 5 repas,
- gastronomiser l'alimentation pour la rendre appétissante,
- éviter les préparations grasses et compliquées.

• Il faut veiller à un apport protidique suffisant :
- si l'alimentation est équilibrée, il est réalisé « de facto »,
- si le sujet est très anorexique, apporter des protéines d'origine lactée (sous forme de flan, d'entremets), ou issues des poissons (sous forme de terrine).

La lithiase biliaire

Bien que des *facteurs génétiques* interviennent dans la formation des calculs, les facteurs *environnementaux* sont parfois déterminants : les calculs sont moins *fréquents chez les végétariens* et les calculs vésiculaires sont plus rares dans les populations rurales. Il a été démontré également une association entre la consommation de saccharose et le risque de lithiase biliaire.

En dehors d'un enrichissement de la ration en *fibres* (essentiellement légumes verts), il n'y a pas de régime de la lithiase biliaire, même si le malade a été cholécystectomisé, même s'il s'agit de microlithiases, de plus en plus mises en évidence par les moyens actuels d'investigation.

La suppression des aliments riches en cholestérol n'est pas justifiée.

Il a été noté une augmentation de la fréquence d'apparition de lithiases biliaires après des régimes trop sévères et des pertes de poids trop rapides.

Un régime hypocalorique sera prescrit en vue d'une éventuelle intervention chirurgicale si le sujet est obèse.

Les dyskinésies biliaires

Nombre d'auteurs n'admettent plus leur existence et on ne parle plus de dyskinésies biliaires, de dyskinésies du siphon vésiculaire (siphopathies), ni de dyskinésies de la voie biliaire principale par spasme du sphincter de Mirizzi. Cependant, tant sur le plan clinique (douleurs de l'hypochondre droit affectant parfois l'allure d'une véritable crise de colique hépatique, sensation de crispation vésiculaire, de lourdeur, troubles dyspeptiques divers), que sur le plan paraclinique (échotomographie en temps réel sous cholécystokinine – ou caeruléine – intraveineuse, tests aux dérivés nitrés par voie sublinguale), il existe toute une pathologie de la motricité des voies biliaires que le malade ressent et que le médecin constate. Mais à moins que la dyskinésie soit en rapport avec un aliment donné (œufs, chocolat, charcuterie, graisses cuites, le plus souvent incriminés) et d'en avoir la certitude (ce qui impose la suppression de l'aliment responsable), la diététique n'apporte rien. Il faut en convaincre le malade, le plus souvent un dystonique neurovégétatif, et l'amener à une meilleure hygiène de vie, à une alimentation équilibrée et surtout à l'apprentissage d'une méthode de relaxation, nettement plus utile que tous les médicaments « pour le foie » ou « pour la vésicule » qui n'ont d'autre effet que placebo.

- Toutefois il ne faut pas oublier, devant toute douleur biliaire, que le diagnostic de microlithiase doit toujours être évoqué.

L'« insuffisance hépatique » : « les crises de foie »

Mythe tenace, même chez les médecins.

Sa symptomatologie se confond souvent avec celle des « dyskinésies ».

Cependant certains points sont à retenir :

• Rechercher un aliment allergogène :
- par la pratique du Prick test et/ou de l'IDR, du RAST,
- par la méthode d'exclusion et de réintroduction de Rinckel,
- identifier le ou les aliments responsables.

• Éviter les aliments riches en histamine et/ou en tyramine et les aliments histaminolibérateurs. Le plus souvent à l'origine de « fausses allergies alimentaires ».

• Traiter la constipation :
- « l'insuffisant hépatique » n'est souvent qu'un constipé, et sera amélioré par la diétothérapie de sa colopathie (voir chapitre des colopathies).

• Innocenter les œufs, le lait, les corps gras :
- leur suppression, surtout celle du lait, peut être dommageable à l'équilibre,
- apporter la preuve que les œufs, le lait, les graisses ne sont pas responsables en :

. faisant manger des œufs incorporés dans des préparations comportant des farineux,
. faisant consommer du lait inclus dans des préparations culinaires (entremets, bouillies),
. recommandant les margarines à tartiner.

• S'attacher surtout à ne pas rendre le régime trop sévère ; mais le traitement symptomatique de ces crises de foie peut amener à conseiller une diète hydrique de 24 heures, bouillons de légumes, tisanes, abstinence d'alcool, sommeil et parfois des médications antiacides, antireflux, antispasmodiques, anxiolytiques. Les migraines hépatiques souvent liées à l'action des tanins contenus dans le vin seront traitées avec des antalgiques à base de paracétamol.

• Apprendre au patient à faire une autre cuisine.

• L'intéresser à l'équilibre de son alimentation (voir chapitre Équilibre alimentaire).

• L'engager à retrouver un contact avec la vie physique.

• L'orienter vers l'apprentissage d'une relaxation dynamique.

• Connaître les médicaments courants histamino-libérateurs (dérivés salicylés, codéine, opiacés, quinine, néomycine, bêtabloquants, produits iodés, certains antihistaminiques).

En tout état de cause, ***compte tenu du fait que le sujet atteint d'une affection hépatovésiculaire qui, même bénigne, entretient une anxiété l'amenant à « réclamer un régime », mieux vaut lui en donner un. La prescription diététique fait obligatoirement partie, pour ce type de malade, d'un ensemble thérapeutique ; l'en frustrer pourrait le décevoir, entretenir ses troubles ou l'inciter à chercher des solutions alimentaires qui risqueraient d'être trop drastiques.***
Mais il reste que ce régime, que nous appelons régime d'épargne hépatovésiculaire, doit être très large et proposer beaucoup plus des règles d'hygiène alimentaire que des séries d'interdits, par ailleurs injustifiés.

Les allergies alimentaires

Deux à 4 % des Français adultes et 8 % des enfants souffrent d'une allergie alimentaire.
Pour certains spécialistes, la diversification trop précoce des aliments serait l'une des explications. Les pédiatres recommandent de ne pas introduire de blé avant neuf mois, les œufs, le poisson et les fruits exotiques avant un an, enfin pas de cacahuètes avant cinq ans.
Chez l'enfant, l'œuf est le premier allergène en cause. Les autres allergènes sont *l'arachide, le lait et le poisson.*
Chez l'adulte, les principaux allergènes alimentaires sont d'origine *végétale :* fruits de type avocat, kiwi, banane, châtaignes mais aussi les rosacées (prunoïdes et pommoïdes), les fruits secs et oléagineux. Les allergies aux produits animaux (crustacés, œufs) sont plus rares.
Les allergènes classiques étant éliminés, il faut penser aux aliments exotiques riches en allergènes nouveaux. Le syndrome du restaurant chinois est ainsi dû à la présence de *glutamates* en excès mais aussi à la présence d'aliments riches en histamine, sulfites et tyramine.
Les additifs alimentaires représentent une source sans cesse croissante d'allergie.

• Les principales manifestations cliniques de l'allergie alimentaire sont :
1. les manifestations *cutanées :* prurit, œdèmes, urticaire,

2. les manifestations *digestives :* nausées, vomissements, crampes,
3. les manifestations *respiratoires :* rhino-pharyngite, œdème laryngé, toux,

• enfin, l'allergie alimentaire est parfois responsable de *chocs anaphylactiques* redoutables.

• Le diagnostic est porté après une enquête alimentaire très poussée, sur l'existence d'un terrain atopique prédisposant, sur les tests cutanés (Prick tests), pratiqués avec une solution du commerce ou avec des aliments frais. Mais, si un test cutané négatif permet d'exclure pratiquement une allergie, un test cutané positif isolé ne permet pas de conclure définitivement à une allergie alimentaire. Le dosage des IgE spécifiques donne de précieux renseignements : un dosage d'IgE négatif pour des allergènes rend le diagnostic peu probable, mais la mise en évidence d'IgE spécifique sans anamnèse évocatrice ne permet pas de conclure à une allergie alimentaire.

• Le traitement est préventif : suppression de l'aliment responsable et, en cas d'allergie, recours aux antihistaminiques.

• Dans les eczémas atopiques observés chez l'enfant, outre les conseils habituels donnés sur la toilette, les vêtements, la chambre et les animaux domestiques, on conseille de retarder dans l'alimentation de ces enfants les consommations suivantes :
- œufs ;
- cacahuètes ;
- coquillages, crustacés ;
- poissons forts ;
- porc, charcuterie ;
- fromages fermentés ;
- moutardes et épices ;
- céleri, fenouil, persil ;
- fruits exotiques et fraises.

CONSOMMATION QUOTIDIENNE MOYENNE
RÉGIME D'ÉPARGNE HÉPATO-BILIAIRE

Aliments	Quantité	Protides	Lipides	Glucides
Lait ou yoghourt demi-écrémé	300	11	6	15
Fromage pâte cuite	30	8	8	–
Viande ou poissons maigres ou œufs	200	40	12	–
Pain ou biscottes	150	10	–	82
Pommes de terre ou pâtes ou riz ou légumes secs ou farine pesés cuits	300	6	–	60
Sucre Miel ou bonbons Confitures	40	–	–	40
ou biscuits	30	3	3	22
Légumes verts	300	5	–	21
Fruits	300		–	45
Beurre cru	10	–	8	–
Margarine	–	–	–	–
Huile crue	20	–	20	–
Boissons hydriques	1,5 l			
Boissons alcoolisées : vin N = 5 %	150 cc = 100 Cal. =			
Total : 2 000 Cal. dont		83 g = 332 Cal.	57 g = 513 Cal.	285 g = 1 140 Cal.
Pourcentage		16,5 %	26 %	57,5 %
		N = 15 %	N = 30 %	N = 55 %

- **Aliments les plus allergisants** (augmentation des IgE spécifiques) :
  Poisson, œufs, lait, crustacés, céleri, soja, arachide.
- **Aliments histamino-libérateurs** (pas d'allergie vraie) :
  - Porc, blanc d'œuf, tomates, fraises, chocolat, crustacés,
  - Poisson, ananas, céréales, cacahuètes, noix.
- **Aliments riches en histamine** (pas d'allergie vraie) :
  - Épinards, choucroute
  - Aliments fermentés (fromage, vin, bière),
  - Gibier faisandé, charcuterie,
  - Poisson, surtout en conserves (anchois, hareng, thon).
- **Aliments riches en tyramine** (pas d'allergie vraie) :
  - Chocolat, fromages fermentés (brie, roquefort, chester),
  - Viandes, poissons, hareng mariné, fruits, légumes, vin.

RATION TYPE POUR UNE JOURNÉE DE RÉGIME D'ÉPARGNE HÉPATOVÉSICULAIRE

- **Petit déjeuner :**
  - 1 bol de céréales avec lait écrémé et semoule, tapioca, farines raffinées diverses,
  - 1 tasse de thé ou chicorée sucrée,
  - biscottes ou pain grillé avec beurre et gelée.
- **Déjeuner :**
  - pain grillé ou biscottes,
  - un légume cru ou cuit + huile + citron,
  - une viande grillée, rôtie ou bouillie ou poisson cuit au four ou au court-bouillon,
  - un plat de pommes de terre, pâtes ou riz ou un légume vert bouilli + beurre frais,
  - un fromage non fermenté ou un yaourt,
  - un fruit cru très mûr ou cuit suivant la nature de l'entrée.
- **Goûter :**
  - une tasse de thé léger ou d'infusion + sucre,
  - un jus d'agrumes passé,
  - 2 à 3 biscuits secs.
- **Dîner :**
  - pain grillé ou biscottes,
  - un potage de vermicelles ou de légumes passés,
  - une viande, poisson, jambon ou 2 œufs,
  - un légume vert cuit ou un féculent suivant le menu du déjeuner,
  - un fromage ou un entremets instantané,
  - une tarte aux fruits ou un fruit cru très mûr ou cuit.
  - un verre de vin à la fin d'un des 2 principaux repas.

LE RÉGIME D'ÉPARGNE HÉPATO-BILIAIRE

► **Conseils généraux :**

- Prendre 3 repas par jour à heures régulières, dans le calme.
- Manger lentement en mastiquant correctement.
- Éviter les repas trop copieux. Faire des menus variés mais accommodés avec simplicité et de façon tout de même appétissante.
- Se reposer après les repas.
- Éviter de boire pendant les repas. Éviter de boire dans la demi-heure qui précède et dans les 2 heures qui suivent les repas. Mais boire de toute façon 1,5 à 2 litres de liquide par jour, de façon à assurer une diurèse minimale de 1,5 l.
- Éviter les boissons alcooliques et alcoolisées.
- Éviter de fumer, en tout cas ne fumer que dans l'heure qui suit les repas.
- Vérifier la tolérance au café au lait ou au thé au lait.
- Pour l'assaisonnement, éviter toutes les sauces à base d'œuf (mayonnaise, béarnaise, tartare, mousses, etc.) et la crème fraîche.
- On peut utiliser huile et beurre, mais *crus* et en petites quantités. Vinaigre, citron, estragon, thym, romarin, laurier, persil et sel modérément.
- N'utiliser les œufs dans la pâtisserie que pour les cakes ou quatre-quarts mais pas pour les crèmes ou flans.
- N'utiliser le beurre dans la pâtisserie que pour les pâtes à tarte ou cakes ou quatre-quarts, mais pas pour faire de la crème au beurre qui est interdite.
- Consommer au moins un jus d'agrumes passé par jour.
- Essayer de mener une vie calme.
- Faire du sport.

► **Les aliments suivants sont autorisés largement :**

- Lait écrémé : pur ou en préparation culinaire, yaourts, fromages blancs pauvres en matières grasses, petits suisses, fromages à pâte dure (gruyère, Cantal, Emmenthal, Comté, Port-Salut, Hollande) en petites quantités.
- Viandes maigres : bœuf, veau, porc dégraissé, cheval, poulet, dinde, dindonneau, lapin. Grillées ou rôties sans matière grasse ou cuites à l'eau.
- Poissons : cuits au four, au court-bouillon ou grillés, ou en papillote.
- Abats : foie de veau ou de génisse, cœur.

- Œufs : coque, durs, mollets, au four (œufs cocotte) ou cuits sur poêle à revêtement anti-adhésif et sans matière grasse. Pas plus de 4 à 5 par semaine, et seulement s'ils sont bien tolérés.
- Jambon.
- Légumes verts : crus ou cuits à l'eau, à la vapeur ou au four, et toujours sans matière grasse (ajouter huile ou beurre cru en fin de cuisson) ; asperges, aubergines, betteraves, carottes, céleri, céleri rave, courge, courgette, endives, haricots verts, navets, petits pois, poireaux, pommes de terre, salade, tomates (pelées).
- Fruits frais : bien mûrs, ou cuits.
- Pâtes, riz, semoule, tapioca, bouillies de farine.
- Cake, quatre-quarts, tartes faites maison aux fruits et sans crème, biscuits secs,
- Pain rassis, grillé ou biscottes,
- Sucre, miel, gelée de fruits, confitures, fruits confits, pâtes de fruits.
- Huile et beurre crus (sauf pour la pâtisserie autorisée).
- Eau plate : Vittel, Évian, Contrexéville, Volvic, eau du robinet.
  . Tisanes, bouillon de légumes, thé, café, infusions,
  . Un verre de vin rouge de bonne qualité peut être consommé à la fin des 2 principaux repas.

► **Aliments à éviter ou à ne consommer qu'occasionnellement :**

- Lait entier, crème fraîche, fromages blancs gras, fromages fermentés.
- Viandes : mouton (sauf gigot et cœur de côtelette), porc (sauf rôti dégraissé), escargot, viandes grasses faisandées, marinées, salées, fumées, viandes en sauce, ragoût, lard, saindoux.
- Abats : sauf foie de veau ou de génisse bien cuits, cœur.
- Gibier, oie, canard, pigeon, poule.
- Charcuteries : toutes sauf jambon de Paris ou York maigre.
- Œufs : au plat ou omelette (sauf sur poêle à revêtement antiadhésif), œufs en préparation pour crèmes, flans (sauf pour pâtisseries autorisées).
- Poissons gras : anguilles, thon, saumon, maquereau, sardines. Poissons salés, fumés, ou en conserves, crustacés et mollusques, escargots.
- Légumes frais : ail, artichauts, choux, concombre, cresson, échalotes, épinards, oignons, oseille, salsifis.
- Fruits oléagineux : noix, noisettes, amandes, cacahuètes.
- Potages : bouillons de viandes, soupes de poissons, potages à base des légumes ci-dessus. Potages en cubes.
- Corps gras : beurre et huile. Ces corps gras sont mieux digérés quand ils sont consommés crus (ou très peu chauffés pour faire juste fondre le beurre par exemple).
- Pâtisseries : toutes les pâtisseries du commerce, croissant, brioches, petits fours feuilletés, pâtes d'amande.
- Desserts et confiseries : beignets, crêpes, glaces, crèmes, cacao, chocolats, caramels (excepté caramels faits maison).
- Boissons : tous les alcools sont à éviter ainsi que toutes les boissons alcoolisées ou alcooliques excepté un verre de vin rouge de bonne qualité à la fin de chaque repas, Boissons gazeuses du commerce, café et thé forts.
- Épices : toutes interdites sauf les herbes aromatiques.

► **Vérifier la tolérance à :**

- Œufs. Légumes secs. Fraises, framboises, groseilles, cassis, prunes, bananes.

► **Aliments à ne consommer qu'en quantités limitées :**

- Œufs : 4 à 5 par semaine, à la coque, mollets, durs, pochés, au four ou dans les pâtisseries autorisées.
- Corps gras : beurre et huile. Ces corps gras sont mieux digérés quand ils sont consommés crus (ou très peu chauffés pour faire juste fondre le beurre, par exemple).
- Légumes secs : une fois par semaine (s'ils sont bien tolérés), sous forme de purée ou de potage ou tels quels en remplacement des autres féculents : pommes de terre, pâtes ou riz.

MENUS POUR 7 JOURS DE RÉGIME D'ÉPARGNE HÉPATOVÉSICULAIRE

	Lundi	*Mardi*	*Mercredi*	*Jeudi*	*Vendredi*	*Samedi*	*Dimanche*
Petit déjeuner	thé ou café pain-beurre yoghourt	thé ou café pain-beurre fromage blanc	thé ou café pain-beurre gruyère	thé ou café pain-beurre yoghourt	thé ou café pain-beurre St-Paulin	thé ou café pain-beurre fromage blanc	thé ou café pain-beurre Hollande
Déjeuner	tomates en salade poulet et rôti jardinière de légumes crème caramel	salade de champignons dorade au four pommes à l'anglaise flan	avocat au citron faux-filet grillé riz à la tomate yoghourt compote de pommes	concombre en salade côte d'agneau au gril ratatouille niçoise reblochon tarte aux pommes	endives en salade lapin chasseur coquillettes au beurre pomme au four	crevettes rosés épaule de mouton riz salade sorbet cassis	carottes râpées truite au four pommes de terre en robe des champs yoghourt compote de pêches
Dîner	potage de poireaux-pommes de terre steak haché pâtes au gruyère petit suisse pomme	crème d'asperge rôti de veau haricots verts tome de Savoie salade de fruits	velouté de tomates foie d'agneau persillé cœur de laitue au beurre pamplemousse au sucre	radis au beurre rosbeef purée salade orange	salade verte escalope panée carottes Vichy fromage blanc banane	potage de légumes jambon de Paris pommes de terre à l'anglaise gruyère poire	bifteck grillé tomates provençales salade riz au lait caramel
Un verre de vin rouge de bonne qualité est autorisé à la fin des deux principaux repas.							

Pancréatite

Seule sera étudiée la pancréatite chronique. Dans la pancréatite aiguë, l'urgence thérapeutique (aspiration, alimentation parentérale) relègue au second plan une diétothérapie au long cours ; ce n'est qu'ultérieurement, lorsque le malade sera sorti de sa phase aiguë, que se posera le problème du régime.

Bases physiopathologiques

- Il existe une corrélation significative entre alimentation et pancréatite chronique :
  . dans les pays développés, elle apparaît à la quarantaine chez l'alcoolique dont l'alimentation est trop grasse,
  . dans les pays les moins avancés, elle apparaît chez les sujets jeunes (moins de 20 ans), en rapport avec l'hypoprotidie alimentaire,
- La pancréatite chronique est ou sera calcifiante.
- L'insuffisance pancréatique qui en découle peut affecter les deux volets sécrétoires, ce qui détermine l'orientation diététique :
  . l'insuffisance pancréatique externe avec :
  stéatorrhée par défaillance du système enzymatique lipasique,
  créatorrhée par déficit du système enzymatique protéolytique ;
  . l'insuffisance pancréatique endocrine, à l'origine d'un éventuel diabète.

Les 5 points du régime

(À nuancer selon les résultats de l'enquête diététique et du bilan biologique.)

• *Le premier est capital :*
- Suppression totale et définitive de toute boisson alcoolisée.

• *Trois sont importants :*
- Diminution des graisses, surtout celles d'origine animale (à cause de la stéatorrhée) mais il faut cependant laisser un certain goût au régime de crainte de voir s'aggraver la dénutrition,
- Augmentation de la ration protidique (à cause de la créatorrhée). La carence protidique à elle seule, par diminution de l'absorption intestinale, majore la mal-absorption,
- Suppression ou diminution des sucres de digestion rapide (diabète).

• *Le cinquième est utile :*
- Gastronomiser le régime, car le malade est souvent inappétent et très souvent déprimé.

Tout le monde est d'accord sur la suppression de l'alcool et la gastronomisation du régime. Mais bien des auteurs sont permissifs et disent qu'il ne sert à rien de diminuer les graisses animales, de supprimer les sucres simples, et d'augmenter la ration protidique si le malade n'est ni stéatorrhéique, ni diabétique, ni protido-dénutri : c'est une stratégie à courte vue, car l'affection étant évolutive, le malade risque fort de présenter l'un ou l'autre de ces troubles. La diétothérapie, c'est plus que la diététique ; c'est aussi prévoir.

En pratique

• *Régime normocalorique :* entre 1 800 à 2 500 Cal par jour.

• *Ration hypolipidique :* pas plus de 25 % de lipides, ce qui implique non seulement une diminution des aliments gras, mais aussi celle des lipides de constitution (lait entier, fromages, certaines viandes...).

• *Ration hyperprotidique :* de 18 à 20 % : elle permet de diminuer de façon intéressante l'excrétion des graisses.

• *Ration normoglucidique :* 55 à 60 %, mais dépourvue de sucres de digestion rapide.

Cas particuliers

• *En cas de stéatorrhée massive :*
il faut encore réduire l'apport lipidique : 40 grammes par jour au maximum,
- d'où la nécessité de sélectionner les viandes les plus maigres (cheval) et les poissons les plus maigres,
- cette ration très hypolipidique entraîne un déficit calorique important qu'il faut compenser par un apport de T.C.M. (triglycérides à chaîne moyenne – voir note p. 46).

• *En cas de dénutrition protidique par créatorrhée importante :*
- il faut enrichir la ration protidique soit avec des viandes et des poissons maigres, soit avec des préparations du commerce.

• *En cas de diabète :*
- il faut éviter une restriction glucidique trop importante chez ces malades souvent amaigris, se contenter de la suppression des sucres simples, et instaurer une insulinothérapie.

• *Si le malade a été opéré,* car la maladie était devenue trop invalidante (douleurs), et qu'il a subi une wirsungo-jéjunostomie latéro-latérale ou une pancréatectomie partielle, le régime sera le même, mais très strict, car il ne faut surtout pas considérer ce malade comme guéri. S'il a subi une gastrectomie associée = 5 repas. Le seul cas où le malade est guéri, est celui de la pancréatite aiguë secondaire à une lithiase biliaire qui a bénéficié d'une cholécystectomie.

• *Dans tous les cas il faut :*
- apporter des extraits pancréatiques, ne contenant que du trypsinogène (et non de la trypsine qui entraînera une inactivation du produit),
- assurer un apport polyvitaminé lipo- (A.D.E.K-) et hydro- (acide folique, B_{12}) soluble,
- apporter du calcium et du fer.

Au total :
- ***supprimer l'alcool,***
- ***diminuer les graisses animales,***
- ***augmenter les protéines,***
- ***supprimer les sucres simples.***

PANCRÉATITE CHRONIQUE
ÉTUDE DE LA CONSOMMATION QUOTIDIENNE MOYENNE POUR 2 150 CAL.

ALIMENTS	QUANTITÉ en g	PROTIDES en g	LIPIDES en g	GLUCIDES en g
Lait écrémé	500	17,6		25
Viande ou poisson	300	60	24	–
Pain ou biscottes	200 400	14 8	– –	110 80
Pommes de terre ou pâtes ou riz ou légumes secs ou farine (pesés cuits)				
Sucre ou miel ou bonbons ou confitures	20	–	–	20
Légumes verts Fruits	400 300	6 4,5	– –	28 36
Margarine Huile tournesol, maïs	15 20	– –	13 20	– –
Total : 2 150 Cal. dont		110 g = 440 Cal.	57 g = 513 Cal.	299 g = 1 196 Cal.
Pourcentage		20 %	24 %	56 %
		N = 15 %	N = 30 %	N = 55 %

RATION TYPE DANS LA PANCRÉATITE CHRONIQUE

- **Petit déjeuner :**
  - lait écrémé,
  - pain,
  - margarine,
  - compote.
- **10 heures :**
  - un fruit.
- **Déjeuner :**
  - crudités,
  - viande (maigre - grillée),
  - féculents,
  - pain,
  - 1 fruit.
- **16 heures :**
  - lait écrémé,
  - céréales.
- **Dîner :**
  - potage de légumes (pommes de terre),
  - viande ou poisson maigres,
  - légumes verts,
  - pain,
  - 1 yaourt + sucre.

DIÉTOTHÉRAPIE DES PANCRÉATITES

► **Recommandations générales :**

- Manger lentement, dans le calme, en mastiquant correctement.
- Éviter de boire pendant les repas, mais ne pas oublier de boire suffisamment entre les repas pour assurer une diurèse minimale d'un litre et demi.
- Éviter de fumer ou ne fumer que l'estomac plein (dans l'heure qui suit les repas).
- Préparer les aliments de façon variée et agréable, en évitant les préparations compliquées et les graisses de cuisson : préférer la cuisson au four, au gril, en papillote, à la vapeur ou dans des poêles à revêtement siliconé.

► **Aliments à éviter :**

- *Absolument interdit :* l'alcool sous toutes ses formes : vins, bière, cidre, apéritifs, liqueurs, digestifs, préparations culinaires à base de vin ou d'alcool.
- *Aliments déconseillés;*
  . lait et laitages* : lait entier, demi-écrémé, fromages, crème fraîche,
  . viandes : porc, mouton, agneau, oie, canard d'élevage, viandes grasses type bœuf : persillé,
  . abats : langue et cervelle,
  . charcuteries : toutes (sauf celles autorisées),
  . poissons : anguille, lamproie, murène, thon, saumon, hareng, sardine, maquereau, anchois (les cuisses de grenouille et les escargots sont également déconseillés à cause de leur préparation toujours trop grasse); conserves de poissons à l'huile; poissons salés et fumés,
  . œufs : jaune,
  . céréales : pâtes aux œufs – pain de mie, brioche, croissant, pâtisseries, biscuits, pâtisseries, biscuits,
  . légumes : chips, pommes frites, avocats, graines de soja,
  . fruits : fruits oléagineux : noix, noisettes, amandes, noix d'acajou, pignon, pistaches, cacahuètes, olives,
  . corps gras : tous (sauf les quantités permises),
  . sucres : sucre en pierre et en poudre, bonbons, miel, confiseries, chocolat, glaces, sorbets, marrons glacés,
  . sauces : ragoûts, sauces à base de corps gras, mayonnaise, béarnaise, sauces du commerce (y compris celles de tomates).

► **Aliments autorisés :**

- Lait et laitage : lait écrémé, fromages et yaourt à 0 %.
- Viandes : cheval, veau, bœuf maigre, lapin, toutes les volailles (sans la peau) : pintade, pigeon; poulet, dindonneau.
- Gibiers : tous : lièvre, lapin, chevreuil, sanglier, perdrix, faisans…
- Charcuterie : jambon de Paris (sans le gras), mais pas plus de deux à trois tranches par semaine.
- Abats : foie, cœur, tripes, pieds.
- Poissons : tous, sauf ceux interdits. Conserves au naturel.
- Crustacés et mollusques : tous.
- Œufs : blanc.
- Céréales : pain, pâtes (sans œufs), riz, mais,
- Légumes : pommes de terre, tous les légumes verts, tous les légumes secs.
- Fruits : tous (mais pas plus de deux par jour).
- Corps gras :
  . beurre : 10 à 15 g par jour, ou 20 à 30 g de pâte à tartiner à teneur réduite en lipides,
  . huile de table : une cuiller à soupe par jour,
  . margarine : 10 à 15 g par jour,
- Boissons : eau du robinet, eaux minérales de table, thé ou café, lait écrémé (pas plus d'1/4 de litre),
- Divers : aromates, condiments, sauce tomate maison.

* En cas de diabète, ne pas oublier qu'un litre de lait apporte 50 g de lactose.

SEMAINE DE MENUS POUR UNE PANCRÉATITE

	Lundi	*Mardi*	*Mercredi*	*Jeudi*	*Vendredi*	*Samedi*	*Dimanche*
8 h	lait écrémé pain margarine	idem	idem	idem	idem	idem	idem
10 h	1 fruit	1 fruit	1 fruit	1 fruit	1 fruit	1 fruit	1 fruit
12 h	radis nature poulet (sans la peau) petits pois 1 fruit pain	poireaux vinaigrette steak de cheval grillé purée 1 fruit pain	concombre au yoghourt escalope de veau pâtes (sans œufs) + sauce tomate maison 1 fruit pain	cœurs de palmier lapin à la moutarde pommes de terre au four en papillote 1 fruit pain	salade verte dorade au four avec tomates oignons, champignons pommes de terre vapeur 1 fruit pain	salade de tomates rôti de veau purée de pommes de terre + épinards pomme au four à la cannelle pain	crevettes brochette de bœuf riz nature 1 fruit
16 h	lait écrémé céréales	idem	idem	idem	idem	idem	idem
20 h	mâche et betteraves tomates farcies (farce maigre) riz yoghourt pain	potage de légumes avec pommes de terre filet de merlan en papillote fenouil yoghourt pain	artichaut foie carottes à l'oignon yoghourt pain	potage de légumes avec pommes de terre steak haché de cheval haricots verts yoghourt 1 fruit	bouillon de légumes rosbeef macédoine de légumes yoghourt 1 fruit	carottes râpées au yoghourt pintadeau maïs yoghourt pain	salade composée avec pommes de terre, tomates concombre, salade verte jambon maigre yoghourt pain

Colopathies

La diétothérapie des colopathies repose sur des données physiopathologiques trop nombreuses et sur des interprétations trop variées pour ne pas susciter encore des régimes ou trop permissifs ou trop rigoureux.

Par ailleurs, bien des erreurs diététiques sont encore commises à cause d'une insuffisance des tables de composition des aliments qui, bien que plus complètes actuellement, ne tiennent compte que de la teneur globale en cellulose sans différencier la teneur particulière en hémicellulose, en pectine ou en lignine dont les effets peuvent être complètement opposés.

Le point capital est un diagnostic sûr, basé sur des explorations radiologiques, fibroscopiques et coprologiques qu'il faut au besoin savoir répéter.

Au terme des examens, on conclura à :

- Une colite vraie, ou colopathie organique, avec atteinte pariétale de la muqueuse (infectieuse, parasitaire, toxique, diverticulaire, etc.) caractérisée par la présence de sang, de pus ou d'albumine soluble dans les selles.
- Une colopathie fonctionnelle, sans atteinte pariétale, caractérisée par des perturbations de la motricité (spasme ou atonie), de la sécrétion muqueuse (hyper- ou hyposécrétion), un dysmicrobisme (fermentation ou putréfaction) et un déséquilibre acidobasique.

La diétothérapie des colopathies organiques, pour importante qu'elle soit, passe après le traitement de la cause.

La diétothérapie des colopathies fonctionnelles est essentiellement celle du terrain ; c'est surtout elle que nous envisagerons ici.

Colopathies fonctionnelles

Les colopathies fonctionnelles sont caractérisées par trois maîtres symptômes :

- la constipation,
- la douleur,
- la diarrhée.

S'il est aisé, d'un point de vue didactique, de les étudier séparément en fonction du symptôme dominant, il faut savoir qu'en pratique ils sont le plus souvent intriqués : il est rare qu'à un moment donné de son affection, un constipé ne présente pas des épisodes de diarrhée, qu'un diarrhéique ne soit pas un douloureux, qu'un douloureux ne soit pas un stasique.

On conçoit donc ce qu'ont d'artificiel les distinctions entre colopathies et colites, entre colites droites et colites gauches, entre colites avec fermentation et colites avec putréfaction, entre colopathies spasmodiques et colopathies stasiques.

En fait, il faut retenir que :

- il n'y a pas de colopathie, il n'y a que des colopathes,
- par définition, un colopathe est toujours un sujet dont le côlon souffre d'une manière ou d'une autre,
- quand un côlon souffre il faut le mettre au repos,
- il ne faut pas « ajouter à l'inconfort d'une selle capricieuse le déplaisir d'un repas sans joie »,
- le colopathe attend du thérapeute, de façon plus ou moins formulée, autant de bonnes paroles que de médicaments.

Quelle que soit la dominante symptomatique (constipation, douleur ou diarrhée), la diétothérapie fait appel à des règles générales :

• *Veiller à un apport calorique quantitatif compatible avec un poids normal.* Quand un colopathe maigrit, il devient plus vulnérable ; son régime est trop sévère.

• *Assurer une répartition équilibrée des différentes catégories d'aliments :* 15 % de protéines, dont au moins la moitié d'origine animale, 30 % de lipides dont au moins les 2/5 d'origine végétale, 50 % de glucides dont pas plus de 5 % issus des sucres de digestion rapide, 5 % de calories d'origine alcoolique.

• *Savoir écouter le malade :* les intolérances strictement personnelles échappant à toute logique sont fréquentes.

• *La fonction essentielle du côlon est de dégrader les fibres diététiques* (cellulose, hémicellulose, pectine, lignine). C'est donc avant tout cet aspect qui prévaudra dans l'établissement du régime, sachant que les aliments les plus irritants sont surtout ceux riches en lignine et que, en fait, beaucoup plus que la cellulose, c'est la lignine qui domine le problème.

• *En dehors des aliments riches en lignine :*

- certains légumes verts, surtout crus,
- légumineuses, surtout avec l'écorce,
- fruits non pelés,
- fruits oléagineux,
- son.

D'autres aliments sont irritants pour tous les côlons :

- soit directement :
  . épices, viandes à fibres longues avec tendons et collagène, viandes faisandées ou marinées, aliments fermentés (fromages surtout), certains abats, alcool, café et thé forts, boissons gazeuses.
- soit indirectement :
  . la charcuterie, les préparations grasses et compliquées, les sauces, les fritures, à cause de l'effet cholécystokinétique et par stimulation des sécrétions pancréatiques,
  . l'abus des féculents et des farineux par exagération des flatulences,
  . le lait et les laitages, à cause de la disparition ou de la diminution de l'activité lactasique très fréquente chez les sujets qui, depuis longtemps, ne consomment plus de lait,

. l'abus des aliments riches en fructose (miel, fruits secs, raisin, figue, cerise, poire) à cause de leur effet péristaltogène,

. les aliments glacés à cause de la sidération pylorique et de la contraction brutale de la vésicule.

• Il y a donc un tronc commun diététique pour toutes les colopathies, quelles qu'elles soient : *c'est le régime de confort intestinal.*

• Ce régime de confort intestinal est d'ailleurs celui de la colopathie spasmodique, caractérisée par la douleur et les alternances de diarrhée et de constipation, ces trois maître symptômes qui en font le régime charnière.

• Il sera complété par :

- des règles d'hygiène générale,
- des règles spécifiques selon que dominent :
  . la constipation,
  . la diarrhée chronique.

Au total, ***la diétothérapie des colopathies repose sur un point essentiel : mettre le côlon au repos. Pour cela, il faut accélérer le transit (constipation), ou le ralentir (diarrhée), ou le rendre moins spasmodique (douleur). Le régime sera donc nuancé, jouant sur la teneur des aliments en fibres et surtout en lignine, sur les corps gras, sur les amylacés, sur le lactose, sur le lévulose et sur le niveau d'hydratation du bol fécal.***
Mais d'une façon générale il faut non seulement adapter le régime à chaque patient mais aussi aider chaque patient à établir lui-même son régime, en le mettant en garde contre des régimes trop restrictifs et en lui rappelant que la tolérance au régime se modifie avec le temps, en fonction de l'évolution de l'affection.

Colopathie simple non douloureuse avec constipation

a. *Premier point important :*

Faire préciser au patient ce que recouvre le mot constipation : il confond très souvent la constipation vraie (absence de selle) avec la difficulté d'évacuation d'une selle dure (dyschésie), mais par ailleurs quotidienne.

b. *Deuxième point important :*

Bien distinguer diarrhée et fausse diarrhée.

Le ralentissement du transit est responsable d'un séjour prolongé du bol fécal dans le côlon. Il en résulte une surdigestion qui se traduit par une constipation authentique, ou par une diarrhée qui est une fausse diarrhée, qu'il ne faut surtout pas traiter comme telle (l'examen chimique des selles permet le diagnostic). Constipation et fausse diarrhée relèvent de la même diétothérapie.

c. *La constipation procède de plusieurs facteurs :*

- Insuffisance de volume du bol fécal : nécessité d'une alimentation riche en fibres, mais ne comportant tout de même pas trop de lignine (certains légumes verts, certains fruits entiers). « Pour vider le côlon, il faut d'abord le remplir ».
- Insuffisance d'hydratation de la selle qui adhère de la sorte aux parois coliques : veiller à un apport hydrique tel qu'une diurèse minimale de 1,5 l soit assurée. Le verre d'eau fraîche le matin à jeun, a, de plus, une action cholagogue.
- Insuffisance de contraction vésiculaire, responsable d'une diminution du flux biliaire : assurer un apport suffisant en matières grasses; la bile est un excellent laxatif (la vieille notion de la cuillerée à soupe d'huile d'olive le matin à jeun n'est pas du tout à rejeter). Les bouillons de viande et les soupes de poisson qui contiennent des peptones cholagogues peuvent être utiles (mais les consommer dégraissés et s'assurer de la tolérance individuelle).
- Atonie intestinale :
  . nécessité d'une alimentation péristaltogène :
  . les farineux et les légumineuses apportent dans le côlon des grains d'amidon fermentescibles qui favorisent le péristaltisme,
  . le lactose du lait accélère le transit,
  . ainsi que le fructose et les acides organiques (acide malique, acide tartrique de certains fruits – prunes, raisins –, surtout quand ils ne sont pas trop mûrs),

• nécessité aussi d'entretenir un certain rituel péristaltogène (petit déjeuner, cigarette).

- Le réflexe exonérateur est émoussé (d'autant plus que le sujet utilise des suppositoires, notamment à base de bile) : nécessité de se présenter à la selle tous les jours, à la même heure sans « pousser » et dans le calme. Les W.C. doivent être propres, si possible insonorisés et hermétiques aux odeurs (bonne ventilation) et aux regards (W.C. à mi-porte des écoles) de façon à ne pas créer d'inhibition. L'usage des sièges à la turque est un bon moyen de déclencher le réflexe de défécation.
- Non intégrité cutanéomuqueuse et musculaire de l'anus (hémorroïdes, fissure...) responsable de spasmes du sphincter : nécessité de soins locaux.
- Sédentarité, position assise prolongée, déficience de la paroi abdominale : nécessité d'avoir une activité physique, de faire de la gymnastique abdominale et anorectale (contractions volontaires de l'anus par petites séquences de 10 à 15 secondes plusieurs fois par jour), et au besoin une cure de hernie.
- Perturbations psychologiques : l'obsession de la constipation surtout chez le vieillard : nécessité de la démythifier. Intérêt de la relaxation.

d. *Si ces mesures ne suffisent pas :*

- Augmenter le volume du bol fécal avec des quantités raisonnables de mucilages (agar, gommes, carraghénates, alginates; attention aux graines de psyllium dont l'écorce est très ligneuse), d'huile de paraffine, de sorbitol.
- Éviter, de toute façon, des quantités trop importantes d'aliments riches en lignine dont le pouvoir hydropexique est faible et qui, par ailleurs, est irritante.
- Le pain complet et le son sont souvent mal tolérés : de toute façon, il est très important de ne les introduire dans l'alimentation qu'à doses très lentement progressives (risque de flatulences et de météorisme douloureux).
- Proscrire tout laxatif et *a fortiori* tout purgatif qui pérenniseront la colopathie et la doubleront d'une colite iatrogène.

Colopathies avec diarrhée

La diarrhée résulte de l'hypersécrétion de la muqueuse liée à son irritation. Il faut donc éliminer du régime tout ce qui l'entretient, et accélère le transit.

• *Directement :* les aliments riches en cellulose et surtout en lignine : légumes verts et fruits non pelés, les légumineuses (surtout avec l'écorce), les fruits oléagineux, les céréales complètes, les aliments riches en fructose (fruits, miel), les crudités, surtout insuffisamment mûres, à cause de leur teneur en acides organiques (acide malique, acide tartrique), les épices, les viandes à longues fibres (bas morceaux), les poissons à chair ferme (poissons bleus), certains abats, l'alcool, le thé et café forts, les eaux gazeuses.

• *Indirectement :*
- les aliments gras, les préparations grasses (effet cholagogue et d'excitation pancréatique, effet laxatif des savons d'acides gras),
- les aliments amylacés qui ne sont pas entièrement absorbés dans le grêle et qui provoquent une fermentation cæcale douloureuse et hypersécrétante,
- le lait et les préparations à base de lait à cause de l'action péristaltogène du lactose et surtout à cause de la fréquente diminution de l'activité lactasique de bien des sujets,
- les boissons et aliments glacés (effet cholécystokinétique),
- les bouillons de viande et de poisson (très cholagogues). Il faut vérifier la tolérance au café au lait.

En revanche :
- certains fruits et légumes sont riches en pectine (effet hydrophile gélifiant) et peuvent être consommés sous forme de pulpe (citron, betterave), râpée et crue (pomme), de gelée (coing, pomme, fraise, framboise, cassis, groseille), de zeste (agrumes),
- les fromages frais écrémés sont pratiquement débarrassés de leur lactose : on peut tester leur tolérance,
- les poudres de cacao, le chocolat délipidé sont de bons astringents.

Colopathies - cas particuliers

Diarrhée aiguë

Quelle qu'en soit la cause, dans les cas où la gravité de l'affection (altération rapide de l'état général, hyperthermie, déséquilibre hydro-électrolytique) n'est pas telle qu'elle justifie une hospitalisation, l'essentiel consiste à mettre le côlon au repos.

• *Diète hydrique de 24 à 36 heures :*
2 litres d'eau salée de cuisson des légumes (sans les légumes), tisanes, eau peu sucrée, eau de riz.

On peut lui associer :
- de la pulpe de pommes (3 à 4 pommes moyennes pelées, râpées, pilées, réparties dans le courant de la journée),
- de la pulpe de caroube (Arobon = 10 g pour 100 ml, 40 à 50 g répartis dans la journée).

• *Régime sans résidu :*
Dès que les symptômes s'amendent, on passera pendant quelques jours à un régime sans résidu strict n'autorisant exclusivement que les aliments suivants :

- fromages à pâte cuite,
- viandes maigres : cheval haché, blancs de volailles, cuits sans graisses,
- poissons : raie, sole, truite, merlu, dorade par exemple, cuisson à l'eau ou au four,
- œufs : selon la tolérance : coque, durs, pochés, mollets ou cuits sur poêle à revêtement antiadhésif,
- céréales : farines très blutées, semoule, tapioca, riz, pâtes,
- légumes : eau de cuisson (sans les légumes),
- fruits : aucun (sauf une pomme râpée),
- corps gras : 15 à 20 g de beurre ou de margarine, une cuillerée à soupe d'huile,
- produits sucrés : sucre, bonbons, gelées de fruits (pas de confiture ni de marmelade),
- condiments : sel, bouquet garni (ne pas consommer),
- boissons : eau plate, tisanes, eau de cuisson des légumes, sirop de fruits dilué.

• *Au bout de quelques jours :*
- ou bien le sujet a des selles normales, et on lui prescrira le régime de confort intestinal pendant 3 à 4 semaines,
- ou bien les selles restent trop liquides et/ou trop nombreuses et on lui prescrira le régime des diarrhées chroniques.

Recto-colite hémorragique

• *En période aiguë :* le mieux est une alimentation parentérale continue en milieu hospitalier.

• *En période de moyenne intensité :* (voir régime des diarrhées aiguës).
- régime sans résidu, liquide, puis pâteux, puis solide, réparti en plusieurs prises,

• *Le plus rapidement possible,* dès l'amorce de l'amélioration, *réintroduire dans l'alimentation par paliers de 24 à 48 heures, les aliments susceptibles de rétablir un transit intestinal normalisé :*
- pommes râpées, fruits au sirop, légumes verts pauvres en lignine cuits et mixés,
- pommes de terre à l'eau, coupées en dés (éviter la purée qui, insuffisamment insalivée, est avalée sans être mâchée et donne des flatulences),
- lait sans lactose, puis avec lactose écrémé, puis semi-écrémé, puis entier, préparé dans des entremets avec des jaunes d'œufs.

• *Le plus rapidement possible, quelques jours à quelques semaines, passer au régime de confort intestinal* (il faut toujours établir une progressivité dans les textures : liquides, moulinés, écrasés, en morceaux et passer des aliments cuits aux aliments crus).

Régime de la diverticulose colique

a. *En période quiescente*

Outre le régime général des colopathies fonctionnelles, il faut éviter les aliments contenant des particules pouvant s'inclure dans les diverticules et en provoquer l'inflammation. On exclura donc les légumes à graines (concombres, courgettes, tomates, aubergines) et certains fruits comme la groseille, les framboises, etc.

De même, on sera très restrictif sur toute alimentation pouvant créer une distension colique.

b. ***En cas de diverticulite***

En dehors du traitement antibiotique indispensable, il faut mettre le malade au régime sans résidu (voir pages 179-180).

Colectomies

Les capacités fonctionnelles du côlon (réabsorption de l'eau et du sodium, dégradation des résidus cellulosiques et amylacés) diminuent de droite à gauche. Il en résulte que :
- dans les colectomies gauches, le régime a peu d'intérêt, il suffit que l'alimentation soit équilibrée ;
- dans les colectomies droites, en revanche, surtout lorsqu'elles sont élargies à un mètre de côlon, et, *a fortiori*, lorsqu'elles comportent la suppression de la valvule de Bauhin, il existe toujours une diarrhée chronique due à une mauvaise digestion de l'amidon et des déchets hémicellulosiques et, aussi au fait que les sels biliaires, normalement réabsorbés dans l'iléon terminal, arrivent en quantité excessive dans ce qui reste de côlon et stimulent la sécrétion de l'eau et du potassium. Il faut donc prescrire le régime des colopathies avec diarrhée chronique de façon stricte et prolongée et ajouter deux mesures supplémentaires :
  . remplacer les corps gras habituels par des T.C.M. surtout si la stéatorrhée est importante,
  . prescrire de la cholestyramine pour séquestrer les sels biliaires.

Colostomies

a. ***Colostomie avec irrigation***

Il faut rechercher l'action constipante du régime pauvre en résidus (*cf.* deuxième phase de la diétothérapie des diarrhées aiguës) que l'on élargira de façon très prudente.

b. ***Colostomie appareillée***

Il faut :
- éviter la constipation en autorisant un régime aussi normal que possible, en tenant compte des intolérances individuelles et des petits moyens que chaque malade peut découvrir lui-même dans le but de déclencher une exonération à un moment socialement favorable (repas abondant, café au lait au petit déjeuner...).
- éviter les aliments susceptibles de donner des selles trop volumineuses et des gaz abondants et nauséabonds (légumes secs, choux, épinards, artichauts, raves, céleri, carottes d'hiver, rutabagas, navets, panais, salsifis, ail, oignons, bière, cidre, boissons gazeuses).
- savoir reconnaître derrière la fausse diarrhée très fréquente, la vraie constipation et au besoin la traiter en ajoutant au régime : mucilages, sorbitol, huile de paraffine.

Colopathies après antibiothérapie

Elles peuvent survenir après des doses mêmes minimes d'antibiotiques. Elles sont dues à la substitution de la flore normale par une flore pathogène (surtout staphylocoque et candida) perturbant les processus normaux de la digestion. Leur prévention par des flores de remplacement n'est pas évidente; elle semble mieux assurée par les ferments naturels (yoghourts, fromages à moisissures internes).

Les colites post-antibiothérapiques sont de deux types :

• *Aigu* (en général le germe pathogène est le staphylocoque)

L'intolérance alimentaire est totale et ne disparaît que sous alimentation parentérale, réanimation hydro-électrolytique, antibiothérapie spécifique et réensemencement du côlon avec une flore normale. Dès amélioration, on passe à un régime sans résidu ni fibre, puis on réintroduit des fibres, et au bout de quelque temps, on autorise une alimentation normale.

• *Subaigu*

Cette forme impose, avant le retour à une alimentation normale, une alimentation sans fibre ni résidu, en insistant sur le rôle des ferments naturels (yaourts, roquefort, bleus).

Préparation à la radiographie du côlon, à la rectoscopie et à la fibroscopie

Pour avoir une bonne vue radiologique ou directe de la muqueuse colique, il est nécessaire qu'elle soit débarrassée de tout déchet. Il faut donc 48 heures avant l'examen prescrire le régime sans fibre ni résidu.

La maladie cœliaque et le régime sans gluten

La maladie cœliaque est caractérisée par une atrophie villositaire prédominant sur l'intestin grêle proximal, responsable à des degrés divers d'un syndrome de mal-absorption. C'est une entéropathie auto-immune induite par l'ingestion de gluten chez des sujets génétiquement prédisposés.

La maladie cœliaque se manifeste souvent par des signes peu évocateurs et parfois négligés par le malade et le médecin : diarrhée avec amaigrissement, associée à des nausées ou des douleurs abdominales, augmentation isolée des transaminases ou hépatopathies sévères.

Des manifestations extra-digestives peuvent également se rencontrer :

- anémies par carences en fer, en folates ou en vitamines B_{12};
- aphtoses buccales récidivantes;
- déminéralisations osseuses, arthralgies;
- troubles neurologiques : épilepsie, neuropathie périphérique carentielle, migraine ou ataxie;
- troubles de reproduction : aménorrhée, infertilité, fausses couches à répétition;
- devant tous ces signes peu spécifiques, mais aussi chez les sujets asymptomatiques à haut risque : enfants de sujets atteints de maladie cœliaque, maladies auto-immunes, ostéoporose inexpliquée, il est logique de proposer un *dépistage systématique*.

Le diagnostic est fait essentiellement sur des arguments *sérologiques* : anticorps antigliadines de type IgG et de type IgA et maintenant anticorps anti-endomysium, très spécifiques.

L'*endoscopie* associée à l'*histologie* est nécessaire pour rechercher un lymphome. Elle montre de plus un aspect d'atrophie villositaire caractéristique, avec une infiltration des muqueuses par des cellules immunitaires, en particulier des lymphocytes T.

Le régime de la maladie cœliaque est un régime *très restrictif*.

Il est pour cette raison utile, au début du traitement, de prescrire du *fer et une supplémentation en folates, calcium et vitamine D.*

Tous les aliments contenant *blé, orge, seigle sont supprimés*.

Le régime est contraignant pour les malades car le gluten est présent dans de nombreux aliments et préparations. Les plats cuisinés, les entremets, les produits sucrés, diverses sauces, certains apéritifs, les farineux et féculents peuvent en contenir. Le malt, donc la bière, est aussi interdit. Le whisky, fait à partir du malt, est par contre autorisé car la distillation élimine le gluten.

Les produits à base de maïs ou de riz, la semoule de riz, le fécule de pomme de terre, la farine de soja, le tapioca sont par contre admis.

L'avoine, autrefois considéré comme toxique, peut être autorisé, mais son innocuité à long terme demande à être confirmée.

Dans la pratique, ce régime est difficile à suivre du fait de son coût élevé. Depuis 1996, une partie de ce surcoût est pris en charge par la CNAM.

L'absence de réponse clinique après 6 mois de régime sans gluten impose d'abord la réévaluation du diagnostic initial de maladie cœliaque.

En cas de doute diagnostique, on peut rechercher le phénotype HLA DQ2 qui est présent chez plus de 95 % des malades.

Lorsque le diagnostic initial est confirmé, l'absence de réponse au régime doit en premier lieu faire soupçonner une *mauvaise observance du régime* parfois involontaire, liée à une mauvaise lecture des étiquettes. L'aide d'un diététicien ou d'une association de malades (AFDIAG : 2 rue de Vouillé 75015 PARIS. Tél : 01-56-08-08-22 et web : www.AFDIAG.com) peut dans ces cas se révéler utile.

Après avoir éliminé ainsi une mauvaise observance, il faut rechercher une raison de *résistance primaire ou secondaire*. Ces causes peuvent être :

- la prise de médicaments contenant du gluten ;
- une sprue collagène réfractaire ;
- des lésions muqueuses sévères irréversibles ;
- ou enfin un lymphome malin du grêle.

Le régime sans gluten strict réduit significativement le risque de complications malignes et la mortalité, par rapport à un régime simplement appauvri en gluten ou à l'absence de régime.

EXEMPLE D'UNE JOURNÉE DE RÉGIME SANS RÉSIDU

- **Petit déjeuner :**
  - tapioca au lait (AL 110) sucré + 1 noisette de beurre,
  - gelée de coing,
  - infusion.
- **Goûter :**
  - semoule au lait (AL 110) sucré + 1 noisette de beurre,
  - gelée de framboises,
  - infusion ou sirop de fruits dilué.
- **Déjeuner :**
  - filet de sole poché + margarine,
  - riz cuit au naturel (+1 cuiller à café d'huile),
  - pomme crue râpée très finement.
- **Dîner :**
  - blanc de poulet poché + margarine,
  - coquillettes + 1 cuiller à café d'huile,
  - maïzena au lait (AL 110) parfumé au caramel.

Notes sur les fibres alimentaires

Le qualificatif de fibres alimentaires n'est actuellement accordé qu'aux aliments à texture fibreuse peu ou pas attaqués par les sécrétions du tube digestif de l'homme. En conséquence, n'entrent pas dans cette catégorie les fibres de la viande et du poisson puisqu'elles sont digérées. Ce terme de fibres alimentaires recouvre donc exclusivement les fibres végétales que l'on divise en deux groupes : les polysaccharides et les lignines.

1. Les polysaccharides

Les polysaccharides ont tous en commun des liaisons de type bêta. Ces liaisons ne peuvent pas être coupées par des enzymes digestives humaines, mais elles le sont par les enzymes bactériennes de la flore digestive.

Aussi appelées « indigestible glucidique », elles comprennent en fait :

- la cellulose et les hémicelluloses A et B surtout retrouvées dans les enveloppes des céréales (le son), les végétaux et les pommes de terre,
- les pectines, essentiellement rencontrées dans les végétaux à croissance rapide et dans les fruits qui se gélifient à la cuisson. Les pectines rentrent également dans la composition des mucilages qu'il s'agisse de gommes, de graines ou d'algues.

2. Les lignines

Elles constituent les tiges et les parties fibreuses des végétaux et les enveloppes des légumes secs et des céréales.

Les fibres, contrairement à ce qui est observé chez l'animal, n'ont chez l'homme qu'un rôle énergétique négligeable du fait de leur médiocre digestibilité. En effet, 40 à 50 % seulement de la cellulose et de l'hémicellulose sont attaqués par les bactéries du cæcum, et transformés en acides gras volatils qui seront éliminés en quasi-totalité avec le bol fécal. Par ailleurs, la lignine résiste à toute action bactérienne.

Ainsi donc la majeure partie des fibres alimentaires vont traverser le tube digestif sans subir de transformation. En dehors de leur intérêt vitaminique et minéral, elles n'ont essentiellement qu'un rôle mécanique de ballast. Elles agissent sur le transit, le volume et la consistance des selles, et ce du fait de leur pouvoir hydrophile qui leur confère la capacité de fixer plusieurs fois leur volume d'eau.

Cette capacité varie beaucoup en fonction de la nature des fibres. Elle est de :

- 1,5 à 3,5 pour la cellulose,
- 3 à 6 pour les hémicelluloses,
- jusqu'à 50 pour la pectine,
- 0,5 pour la lignine.

Les effets thérapeutiques des fibres

1. traitement de la *constipation* : on retiendra surtout l'intérêt des hémicelluloses et de la pectine, et le peu d'intérêt de la lignine, dont, par ailleurs, le caractère irritant pour la muqueuse intestinale contre-indique la consommation dans les colopathies diarrhéiques et douloureuses.
2. dans le *diabète de type 2* : un apport suffisant en fibres est nécessaire. Les fibres diminuent en effet le pic insulinique postprandial et l'hyperglycémie.
3. dans les *surcharges pondérales* : les fibres, en étalant l'absorption digestive des substrats énergétiques, retardent la survenue de la phase de jeune donc la sensation de faim.
4. dans les *dyslipidémies athérogènes* : un apport élevé en fibres solubles entraîne une diminution du taux de cholestérol total, du cholestérol LDL mais aussi du cholestérol HDL d'environ 10 %.

CONSOMMATION QUOTIDIENNE MOYENNE RÉGIME DE CONFORT INTESTINAL À 1 950 Cal.				
ALIMENTS	QUANTITÉ	PROTIDES	LIPIDES	GLUCIDES
Lait ou fromage blanc 0 %	300	9	–	15
Fromage	40	12	12	–
Viande ou poisson	175	35	17,5	–
Œuf	1/2	3,5	3	–
Pain ou biscottes	150	10,5	–	82,5
Pommes de terre ou pâtes ou riz cuits Farine	250	5	– –	50
Sucre	20	–	–	20
Miel ou bonbons ou confitures ou chocolat	20	–	–	15
Pâtisseries ou biscuits	20	1	2,4	15
Légumes verts	300	4,5	–	21
Fruits	300	–	–	36
Beurre	13	–	10,5	–
Huile	25	–	25	–
Boissons hydriques	1,5 l			
Boissons alcoolisées : vin N = 5 %	150 cc = 100 Cal. = 5 %			
Total : 1 950 Cal. dont		80,5 g = 322 Cal.	70,4 g = 633 Cal.	254,5 g = 1 018 Cal.
Pourcentage		15,5 %	30,5 %	49 %

EXEMPLE D'UNE JOURNÉE DE RÉGIME DE CONFORT INTESTINAL

- **Petit déjeuner :**
  - 200 ml lait écrémé + sucre
  - pain : beurre + confiture ou miel ou gelée
  - œuf ou jambon ou viande froide ou fromage cuit
- **Déjeuner :**
  - viande ou poisson + huile
  - féculents : margarine
  - fromage blanc ou entremets au lait 0 % + sucre
  - fruit *cru*
  - pain
    (vin)
- **Goûter :**
  - thé ou infusion sucrée
  - biscuits
- **Dîner :**
  - viande ou poisson + 5 g d'huile
  - légumes verts + margarine
  - fromage
  - fruit *cuit* + sucre
  - pain
    (vin)

RÉGIME DE CONFORT INTESTINAL

► **Règles générales :**

- Se présenter à la selle aux mêmes heures.
- Manger lentement en mastiquant correctement, faire vérifier l'état de la denture.
- Éviter les repas copieux, les préparations grasses et compliquées, les charcuteries, les aliments fermentés, les aliments épicés (utiliser les fines herbes et le citron).
- Éviter les crudités coriaces ou insuffisamment mûres.
- Éviter les boissons gazeuses et glacées.
- Éviter glaces et sorbets.
- Éviter de boire dans la demi-heure qui précède ou les 2 heures qui suivent les repas.
- Boire suffisamment pour assurer une diurèse minimale de 1,5 litre.
- Éviter l'alcool (pas plus d'un verre de vin à la fin de chaque repas), le thé et le café forts.
- Vérifier la tolérance au café au lait et au thé au lait.
- Prendre 3 ou 4 repas par jour, si possible dans le calme.
- Se reposer après les repas, si possible pendant 10 à 15 minutes.
- Éviter de fumer ou ne fumer que dans l'heure qui suit les repas.
- Faire de l'exercice : marche, cyclisme, footing, natation, éducation physique générale et abdominale.
- Au besoin, faire l'apprentissage d'une méthode de relaxation.
- Ne pas prendre de médicaments à visée intestinale autres que ceux prescrits par le médecin.
- Veiller à ne pas prendre de « coup de froid » sur l'abdomen.

► **Aliments autorisés :**

- Lait :
  - écrémé, en petites quantités, dans des préparations culinaires,
- Fromages :
  . À pâte dure : gruyère, Cantal, Emmenthal, Comté, Port-salut, Hollande,
  . Fromages frais à 0 % M.G.
- Viandes : maigres : cheval, veau, bœuf, porc (froid, rôti dégraissé), mouton (gigot, cœur de côtelette).
- Volailles : poulet, coquelet, pintade, pigeon, dinde, dindonneau.
- Gibier : perdrix, faisan, lapin (non faisandé).
- Abats : foie de veau ou de génisse, ris, cervelle, rognons, pieds.
- Charcuterie : jambons maigres (Paris, York), jambonneau, pâté de tête.
- Œufs : pas plus de 5 par semaine : coque, durs, pochés, mollets, en omelette ou au plat, à la poêle à revêtement antiadhésif, dans les préparations culinaires (entremets).
- Poissons : tous sauf thon, maquereau, saumon, hareng, anguille, murène, lamproie.
- Crustacés : crabes, crevettes, langouste, langoustine, homards.
- Produits céréaliers : pain blanc rassis, biscottes, croûte de pain, pain grillé, pâtes, riz, tapioca, farines (sans son), semoule, fécule, maïzena.
- Légumes : jus de légumes filtrés, bouillons de légumes (eau de cuisson), légumes pauvres en lignine : aubergines, asperges, betteraves, carottes jeunes, céleri-feuille, chou-fleur, courge, courgette, endives, haricots verts, laitue, oignons[1], poireau (blanc), pommes de terre (éviter la purée), tomates (sans peau et épépinées).
- Fruits :
  . Peler les fruits.
  . Crus mais très mûrs : pomme (râpée), poire, pêche, banane très mûre.
  . Les autres : cuits, en compote, au sirop,
  . Jus de fruits filtrés (agrumes).
- Corps gras : (en petites quantités) : beurre cru ou fondu, huiles : arachide, olive, maïs, tournesol, soja, pépins de raisin, colza Primor.
  Crème fraîche.

---

1. Riches en soufre, entraînant des intolérances individuelles.

- Produits sucrés : sucre, miel, bonbon, pâtes de fruits, gelée, confitures sans pépins. Gâteaux secs, pâtisserie maison (Savoie), meringue, cuiller, tarte aux fruits autorisés. Entremets au lait.
- Condiments : sel, vanille, fines herbes (thym, laurier, persil, estragon).
- Boissons : eaux plates, infusions, thé et café légers, chicorée ; jus de fruits sans la pulpe, dilués dans de l'eau ; sirops de fruits (en bouteilles) dilués ; un verre de vin, rouge de préférence, de bonne qualité est autorisé à la fin des 2 principaux repas.
- Mode de cuisson : à l'eau, à la vapeur, au gril, grillades, au four, en papillote, poché, à l'étouffée, en cocotte minute.

N.B. : pas plus d'un repas de féculents ou de farineux par jour (au déjeuner par exemple) ; pas plus d'un plat de légumes verts par jour (au dîner par exemple). Veiller à ne pas consommer l'un et l'autre au cours du même repas.

► **Aliments peu recommandés :**

- Lait : entier.
- Fromages : fermentés (type Camembert, Brie, Pont-l'Évêque, etc.) ; à moisissures (type Roquefort).
- Viandes : grasses (mouton, porc), à longues fibres et avec les « nerfs » (bas morceaux), faisandées, fumées, marinées.
- Volailles : oie, canard d'élevage, poule.
- Gibier : lièvre, chevreuil, sanglier.
- Abats : cœur, langue, tripes.
- Charcuteries : toutes (sauf jambon, jambonneau, pâté de tête).
- Œufs : en omelette au beurre ou à l'huile, au plat, frits, mayonnaise.
- Poissons : gras et demi-gras : thon, saumon, hareng, maquereau, murène, lamproie, anguille. Poissons séchés, salés, fumés en conserve à l'huile.
- Coquillages : huîtres, palourdes, praires, moules, escargots (une douzaine d'huîtres par semaine est autorisée).
- Produits céréaliers : pain frais, pain chaud, mie de pain, pain de mie, farines de céréales complètes, pain complet, pain de son, pain de seigle.
- Légumes riches en lignine : ail, artichaut, brocolis, céleri rave, carottes d'hiver, champignons, choux, choux de Bruxelles, choucroute, concombre, cresson, échalote, épinards, navets, poivrons, petits pois, radis, rhubarbe, salsifis, tomates (entières).
- Légumes crus : tous y compris les salades.
- Légumes secs : tous.
- Fruits : abricots, ananas, bananes peu mûres, cassis, cerises, figues, framboises, fraises, groseilles, melon, prunes, raisin, fruits secs.
- Fruits oléagineux : noix, noisettes, amandes, avocat, marron, châtaigne.
- Corps gras : tous les corps gras cuits, saindoux, lard, graisses de cheval, de bœuf, d'oie.
- Produits sucrés : confitures aux fruits entiers et avec grains, compotes et marmelades avec fruits interdits, pâte d'amande, nougat, cacao, chocolat, caramel.
  Pâtisseries du commerce, à la crème.
  Tartes aux fruits interdits, croissants, brioches, petits fours, pâtes feuilletées. Glaces, sorbets, crèmes. Beignets, crêpes.
- Condiments : vinaigre, moutarde, épices, aromates, cornichons, pickles.
- Boissons : vins, bière, cidre, apéritifs, digestifs, eaux gazeuses, sodas, limonades, boissons glacées, café et thé forts. Bouillons de viande et de poisson, même dégraissés. Potages en sachets ou en cube. Potage à base de légumes interdits.
- Mode de cuisson : sautés, rissolés, fritures, sauces, ragoût, mayonnaise, béarnaise.

MENUS POUR 7 JOURS POUR LE RÉGIME DE CONFORT INTESTINAL

	Lundi	*Mardi*	*Mercredi*	*Jeudi*	*Vendredi*	*Samedi*	*Dimanche*
Petit déjeuner	semoule au lait 0 % pain-beurre-confiture œuf coque	chicorée au lait AL 110 biscottes-beurre-miel jambon	maïzena au lait 0 % pain-beurre-confiture fromage	tapioca au lait 0 % biscottes-beurre-gelée jambon	chicorée au lait AL 110 toasts-beurre-miel œuf au plat	lait AL 110 sucré biscottes-beurre-confiture jambon	maïzena au lait 0 % pain-beurre-gelée œuf dur
Déjeuner	faisan rôti pommes à l'anglaise fromage blanc à 0 % pêche pain	steak grillé spaghettis gruyère salade de fruits (poire, pomme, pêche + jus d'orange) pain	foie poêlé semoule à la sauce tomate fromage blanc à 0 % aux fines herbes pomme pain	côte de mouton grillée riz pilaf Port-Salut banane flambée pain	dorade au four coquillettes fromage blanc à 0 % poire pain	blanquette de veau riz Hollande pêche pain	rosbeef pommes de terre nouvelles persillées fromage blanc à 0 % à la cannelle tarte aux pommes « maison »
Goûter	infusion sablés	thé ou café léger Savoie	infusion petits beurres	thé ou café léger biscuits à la cuiller	infusion meringue	thé ou café léger galettes maison	infusion gaufrettes
Dîner	rôti porc froid tomates au four Saint-Paulin banane pain	coquille de poisson froid courgettes sautées fromage blanc à 0 % abricots au sirop pain	œuf dur béchamel au lait 0 % laitue braisée poire cuite pain	crevettes chou-fleur et betteraves vinaigrette fromage blanc 0 % à la vanille pêches au sirop pain	pâté de tête carottes Cantal pomme au four pain	huîtres aubergines fromage blanc à 0 % poire au sirop pain	poulet rôti ou froid haricots verts Comté soupe de fruits pain

Un verre de vin rouge de bonne qualité est autorisé à la fin des deux principaux repas.

CONSOMMATION QUOTIDIENNE MOYENNE RÉGIME TYPE POUR CONSTIPATION (environ 2 1 50 Cal.)				
ALIMENTS	QUANTITÉ	PROTIDES	LIPIDES	GLUCIDES
Lait demi-écrémé Fromage	400 30	12 7,5	6 7,5	20 –
Viande ou poisson Œuf	225 1/2	45 3,5	22,5 3	– –
Pain ou biscottes Pommes de terre ou pâtes ou riz ou légumes secs ou farine	150 200	10,5 4	– –	82,5 40
Sucre ou miel ou bonbons ou confitures Biscuits ou pâtisseries maison à la margarine	20 20	– 1	– 2,5	20 15
Légumes verts Fruits	350 450	5 –	– –	24,5 54
Beurre Huile	15 20	– –	12 20	– –
Boissons hydriques	1,5 l			
Boissons alcoolisées : vin N = 5 %	150 cc = 100 Cal. =			
Total : 2 140 Cal. dont		88,5 g = 354 Cal.	73,5 g = 661,5 Cal.	256 g = 1 024 Cal.
Pourcentage		16,5 %	31 %	48 %

EXEMPLE D'UNE JOURNÉE DE RÉGIME TYPE POUR CONSTIPATION

- **Petit déjeuner :**
  - lait ou équivalent + 1 sucre
  - pain ou biscottes
  - beurre
  - œuf ou viande ou jambon
- **Déjeuner :**
  - crudités + huile
  - viande ou poisson
  - féculents*
  - fromage
  - fruit
  - pain
- **Goûter :**
  - thé ou infusion ou café léger (+ 1 sucre)
  - biscuits + fruit
- **Dîner :**
  - crudités ou potage légumes
  - viande ou poisson**
  - légumes verts*
  - yaourt ou entremets
  - fruit frais
  - pain

* Margarine
** Huile

RÉGIME POUR LA CONSTIPATION

► **Règles générales :**

- Se présenter à la selle aux mêmes heures.
- Manger lentement en mastiquant correctement. Faire vérifier l'état de la denture.
- Éviter les repas copieux, les préparations grasses et compliquées, les charcuteries, les aliments fermentes, les aliments épicés (utiliser les fines herbes et le citron).
- Éviter les crudités coriaces ou insuffisamment mûres.
- Éviter les boissons gazeuses et glacées.
- Éviter de boire dans la demi-heure qui précède ou les 2 heures qui suivent les repas.
- Boire suffisamment pour assurer une diurèse minimale de 1,5 litre et hydrater le bol fécal.
- Éviter l'alcool (pas plus d'un verre de vin à la fin de chaque repas), le thé et le café forts.
- Vérifier la tolérance au café au lait et au thé au lait.
- Prendre 3 ou 4 repas par jour, si possible dans le calme.
- Se reposer après les repas, si possible pendant 10 à 15 minutes.
- Éviter de fumer ou ne fumer que dans l'heure qui suit les repas.
- Faire de l'exercice : marche, cyclisme, footing, natation, éducation physique générale et abdominale.
- Au besoin, faire l'apprentissage d'une méthode de relaxation.
- Ne pas prendre de médicaments à visée intestinale autres que ceux prescrits par le médecin.
- Veiller à ne pas prendre de « coup de froid » sur l'abdomen.

► **Aliments autorisés :**

- Lait : entier (sauf intolérance individuelle).
- Fromages :
  . blancs, frais, petits suisses,
  . à pâte dure : gruyère, Cantal, Emmenthal, Comté, Port-salut, Hollande,
  . yoghourt.
- Viandes : cheval, veau, bœuf, porc (froid, rôti dégraissé), mouton (gigot, cœur de côtelette).
- Volailles : poulet, coquelet, pintade, pigeon, dinde, dindonneau.
- Gibier : perdrix, faisan, lapin (non faisandé).
- Abats : foie, ris, cervelle, rognon, pieds.
- Charcuterie : jambons maigres (Paris, York), jambonneau, pâté de tête.
- Œufs : pas plus de 5 par semaine. Cuisson indifférente (sauf au plat et en omelette avec du beurre cuit). Utiliser des poêles à revêtement antiadhésif.
- Poissons : tous.
- Crustacés : tous.
- Coquillages : une douzaine d'huîtres par semaine.
- Produits céréaliers : tous, y compris le pain complet (sauf le pain frais).
- Légumes : bouillons de légumes, soupes de légumes.
  Aubergines, asperges, betteraves, carottes jeunes, céleri-feuille, chou-fleur, courge, courgette, endives, haricots verts, laitue, oignon (sauf intolérance individuelle), poireau (blanc), pommes de terre, tomates (sans la peau).
- Fruits : tous, sauf les fruits oléagineux (les fruits secs sont très recommandés).
- Corps gras : tous, en quantités raisonnables.
- Produits sucrés : sucre, bonbons, miel, pâtes de fruits, gelées, confitures, compotes, gâteaux secs, pâtisseries maison.
- Condiments : sel, vanille, fines herbes.
- Boissons : eaux plates, infusions, thé et café légers, chicorée, jus de fruits, sirops. Un verre de vin rouge de bonne qualité est autorisé à la fin de chaque repas. Vérifier la tolérance aux bouillons de. viande et aux soupes de poissons.

Modes de cuisson : à l'eau, à la vapeur, au four, au gril, grillade, poché, en papillote, à l'étouffée, en cocotte-minute.

N.B. : un moyen simple pour lutter contre la constipation : faire tremper 4 ou 5 pruneaux secs dans un bol d'eau, le soir; mettre au réfrigérateur; manger les pruneaux et boire l'eau de trempage le lendemain à jeun.
Ou bien : une cuiller à soupe d'huile d'olive, le matin avant le petit déjeuner.

► **Aliments peu recommandés :**

- Fromages fermentés (camembert, Brie...) ou à moisissures internes (bleus, Roquefort).
- Viandes : grasses (mouton, porc) ou à longues fibres (bas morceaux). Viandes faisandées, salées, fumées, marinées.
- Volailles : oie, canard d'élevage, poule.
- Gibier : lièvre, chevreuil, sanglier.
- Abats : cœur, langue, tripes.
- Charcuteries : toutes sauf jambon, jambonneau, pâté de tête.
- Œufs : au plat ou en omelette avec beurre cuit.
- Coquillages : huîtres (sauf une douzaine par semaine), palourdes, praires, moules, escargots.
- Produits céréaliers : attention au pain complet, au pain de son et aux produits à base de son : les introduire progressivement dans l'alimentation.
- Légumes : vérifier la tolérance :
  . à tous les légumes crus,
  . et à certains légumes : ail, artichaut, brocolis, céleri rave, carottes d'hiver, champignons, choux, choux de Bruxelles, choucroute, concombre, cresson, échalote, épinards, navets (vieux), poivrons, petits pois, radis, rhubarbe, salsifis, tomates (avec la peau).
- Légumes secs : sauf en purée (pas plus de 2 ou 3 fois par mois).
- Fruits oléagineux : noix, noisettes, amandes, cacahuètes.
- Corps gras : cuits, chauffés.
- Épices : toutes les épices fortes : moutarde forte, poivre, piment rouge, harissa, curry.
- Boissons : eaux gazeuses, café et thé forts; apéritifs et digestifs. S'assurer de la tolérance aux bouillons de viande et aux soupes de poisson.

Mode de cuisson : en sauces, en ragoût.
Vérifier la tolérance aux fritures (éliminer la graisse superficielle en roulant les aliments dans du papier absorbant).

MENUS POUR 7 JOURS DE RÉGIME POUR CONSTIPATION

	Lundi	*Mardi*	*Mercredi*	*Jeudi*	*Vendredi*	*Samedi*	*Dimanche*
Petit déjeuner	café lait biscottes beurrées œuf coque	thé fromage blanc pain de campagne-beurre jambon	café yoghourt pain au son beurre poulet froid	thé 1/2 ficelle beurrée œuf au plat lait froid à la vanille	café lait + 30 à 40 g céréales à p. déjeuner rôti froid	thé lait froid à la chicorée biscottes beurrées jambon	café fromage blanc pain de seigle beurre œuf dur
Déjeuner	1/2 pamplemousse rôti de porc bien maigre purée de pois cassés yoghourt pomme pain	carottes râpées steak grillé macaronis Port-Salut fraises pain	salade de tomates brochette de foie + rognons riz au safran demi-sel raisin pain	betteraves rosbeef cœurs de céleri fromage blanc pomme pain	laitue côte de veau grillée gnocchis à la romaine Saint-Paulin orange pain	salade de riz aux anchois escalope de dinde épinards en purée Cantal pomme pain	melon épaule de mouton pommes de terre rôties Beaufort framboises à la crème pain
Goûter	thé gaufrettes	café sablés poire	infusion petits beurres compote	café Savoie brugnon	thé biscuits à la cuiller pomme	infusion petits fours prunes	thé tarte aux poires
Dîner	potage aux tomates colin poché courgettes au gratin pêche pain	poulet à la broche salade composée (haricots verts tomates, maïs) petits suisses abricot pain	asperges vinaigrette filet de merlan en papillote petits pois extra-fins et carottes lait gélifié au caramel banane pain	potage de légumes rosbeef froid pommes de terre au four comté salade de fruits frais (pommes, poires, oranges) pain	potage au potiron 1 douzaine d'huîtres + citron haricots verts à l'anglaise petits suisses pêche pain de seigle	batavia omelette tomates provençales yoghourt banane pain	potage julienne jambon d'York blancs de poireaux en vinaigrette fromage blanc aux pêches pain

CONSOMMATION QUOTIDIENNE MOYENNE RÉGIME POUR DIARRHÉE CHRONIQUE (2 000 CAL.)				
ALIMENTS	QUANTITÉ	PROTIDES	LIPIDES	GLUCIDES
Lait AL 110 Fromage à pâte cuite	50 40	11 10	10 10	25
Viande ou poisson ou œuf, 2 à 3/semaine	250	50	25	–
Pain ou biscottes Pâtes ou riz ou céréales cuits }	120 300	8 6	– –	66 60
Sucre ou bonbons Gelée ou meringues ou pâtes de fruits } Biscuits	60 40	– 4	– 4	60 30
Jus de fruits passés Pomme râpée	100 100	– –	– –	10 12
Beurre cru Huile crue	15 10	– –	12 10	– –
Boissons hydriques	1,5 l			
Boissons alcoolisées : vin N = 5 %	150 cc = 100 Cal. =			
Total : 2 050 Cal. dont		89 g = 356 Cal.	71 g = 639 Cal.	263 g = 1 052 Cal.
Pourcentage		18 %	31 %	51 %
		N = 15 %	N = 30 %	N = 55 %

EXEMPLE D'UNE JOURNÉE DE RÉGIME POUR DIARRHÉE CHRONIQUE

- **Petit déjeuner :**
  - lait AL 110
  - sucre
  - pain ou biscottes
  - beurre
  - gelée
- **Collation de 10 h :**
  - jus de fruit filtré
  - eau
  - biscuits
- **Déjeuner :**
  - viande
  - féculents (pâtes, riz, semoule, tapioca)
  - beurre
  - entremets au lait AL 100 + sucre
  - pâtes de fruits ou meringues,
  - biscottes ou pain grillé
  - vin.
- **Goûter :**
  - thé ou café léger + sucre
  - biscottes + gelée
    + beurre
- **Dîner :**
  - bouillon + céréales (tapioca, semoule, petites pâtes)
    + beurre
  - viande ou poisson
  - féculents*
  - fromage
  - pomme râpée crue
    + sucre
  - biscottes ou pain grillé
  - vin

* Huile

RÉGIME POUR DIARRHÉE CHRONIQUE

► **Règles générales :**

- Manger lentement en mastiquant correctement. Faire vérifier l'état de la denture.
- Éviter les repas copieux, les préparations grasses et compliquées, les charcuteries, les aliments fermentes, les aliments épicés (utiliser les fines herbes et le citron).
- Éviter les crudités coriaces ou insuffisamment mûres.
- Éviter les boissons gazeuses et glacées.
- Éviter glaces et sorbets.
- Boire suffisamment pour assurer une diurèse minimale de 1,5 litre.
- Éviter l'alcool (pas plus d'un verre de vin à la fin de chaque repas), le thé et le café forts.
- Vérifier la tolérance au café au lait et au thé au lait.
- Prendre 3 ou 4 repas par jour, si possible dans le calme.
- Se reposer après les repas, si possible pendant 10 à 15 minutes.
- Éviter de fumer ou ne fumer que dans l'heure qui suit les repas.
- Faire de l'exercice : marche, cyclisme, footing, natation, éducation physique générale et abdominale.
- Au besoin, faire l'apprentissage d'une méthode de relaxation.
- Ne pas prendre de médicaments à visée intestinale autres que ceux prescrits par le médecin.
- Veiller à ne pas prendre de « coup de froid » sur l'abdomen.

► **Aliments autorisés :**

- Lait : sans lactose : lait AL 110, entremets au lait AL 110.
- Fromages : fromages à pâte cuite.
- Viandes : maigres et très tendres sans nerf : poulain, veau, agneau, cheval, bœuf (hachés ou bien mastiqués).
- Volailles : coquelet, dindonneau, blanc de poulet, de pintade, de pigeon.
- Gibier : blanc de perdrix, de faisan, lapin de garenne (non faisandés).
- Abats : foie, ris, cervelle, pieds.
- Charcuterie : jambons maigres (Paris, York), jambonneau, pâté de tête.
- Œufs : pas plus de 5 par semaine : durs, coque, pochés, mollets, en omelette ou au plat (poêle à revêtement antiadhésif) dans des préparations culinaires (entremets).
- Poissons : tous (sauf thon, maquereau, hareng, saumon, anguille, murène, lamproie).
- Crustacés : crabes, crevettes, langoustines.
- Produits céréaliers : pain blanc rassis, biscottes, croûte de pain, pain grillé, pâtes, riz, tapioca, semoule, fécule de pomme de terre, farines (très blutées), maïzena.
- Légumes : eau de cuisson des légumes, jus de légumes filtrés.
- Fruits : jus de fruits filtrés coupés d'eau (1/4-3/4), pomme râpée, pulpe de citron, zeste d'agrumes.
- Corps gras : le moins possible et toujours crus : 1 à 2 cuillerées à soupe d'huile (olive, arachide ou colza, maïs, tournesol, soja...) ; beurre (15 à 20 g), margarines (15 à 20 g) ; crème fraîche (vérifier la tolérance).
- Produits sucrés : sucres, bonbons, pâtes de fruits, gelées, cacao, chocolat (peu gras). Gâteaux secs, pâtisseries maison, meringue, biscuits à la cuiller.
- Condiments : sel, aromates en poudre, vanille.
- Boissons : eaux plates, chicorée, thé et café forts, jus de fruits filtrés et sirops de fruits très étendus d'eau. Un verre de vin de bonne qualité est autorisé à la fin de chaque repas.

Modes de cuisson : à l'eau, à la vapeur, au four, au gril, en papillote, à l'étouffée, en cocotte minute.

► **Aliments peu recommandés :**

- Lait : entier.
- Fromages fermentés.
- Viandes : grasses (porc, mouton), dures avec « nerfs » (bas morceaux), faisandées, fumées, marinées.

- Volailles : oie, canard d'élevage, poule, parties dures des autres volailles (cuisses, pilon, ailes).
- Gibier : lièvre, chevreuil, sanglier.
- Abats : cœur, langue, rognons, tripes.
- Charcuteries : toutes sauf jambons maigres, jambonneau, pâté de tête.
- Œufs : frits ou en omelette avec du beurre ou de l'huile chauffés.
- Poissons : thon, saumon, hareng, maquereau, murène, lamproie, anguille. Poissons sèches, salés, fumés, en conserve, à l'huile.
  Coquillages-crustacés : homard, langouste, praires, moules, palourdes, huîtres, escargots.
- Produits céréaliers : pain frais, pain chaud, mie de pain, pain de mie, farines de céréales complètes, pain complet, pain de son, pain de seigle.
- Pommes de terre.
- Légumes verts : tous.
- Légumes crus et salades : tous.
- Légumes secs : tous.
- Fruits : tous, y compris les fruits secs et oléagineux, les châtaignes et les marrons.
- Corps gras cuits.
- Produits sucrés : confitures, marmelades, compotes, pâtes d'amande, nougats, bonbons fourrés aux fruits, pâtisseries du commerce, feuilletés avec crème, tartes aux fruits, glaces et sorbets.
- Condiments : moutarde, vinaigre, cornichons, pickles, fines herbes, aromates entières, épices.
- Boissons : eaux gazeuses, thé et café forts, sodas, limonades, jus de fruits, apéritifs, digestifs, vin, bière, cidre. Boissons glacées. Bouillons de viande et soupes de poisson. Potages en sachets et en cubes.

Modes de cuisson : grasse (au beurre ou à la crème), sauté, en sauce, ragoût, mayonnaise, béarnaise.

MENUS POUR 7 JOURS DE RÉGIME POUR DIARRHÉE CHRONIQUE

	Lundi	*Mardi*	*Mercredi*	*Jeudi*	*Vendredi*	*Samedi*	*Dimanche*
Petit déjeuner	lait AL 110 sucré biscottes + beurre gelée groseilles	lait AL 110 sucré pain grillé + beurre gelée de coing	lait AL 110 au cacao maigre biscottes + beurre gelée groseille	lait AL 110 à la chicorée pain grillé + beurre gelée cassis	lait AL 110 sucré biscottes + beurre gelée framboise	lait AL 110 au cacao maigre biscottes + beurre gelée pommes	lait AL 110 à la chicorée biscottes + beurre gelée cassis
10 h	jus d'orange dilué 2 petits beurres	jus de pommes dilué biscuits à la cuiller	jus de pamplemousse dilué gaufrettes	jus de citron dilué boudoirs	jus d'orange dilué petits beurres	jus de pommes dilué biscuits à la cuiller	jus de citron dilué gaufrettes
Déjeuner	rôti de poulain coquillettes meringues pain grillé	crevettes steak haché semoule pomme râpée crue citronnée pain grillé	escalope de dinde riz au curry (peu) pâtes de fruits pain grillé	filet de limande au four semoule riz au lait (AL 110) pomme crue râpée pain grillé	omelette au jambon nouilles pâtes de fruits pain grillé	poulet rôti à la broche riz au cumin en poudre (peu) meringues pain grillé	langoustines rôti de veau macaronis crème de riz (lait AL 110) au jus d'orange pomme crue râpée pain grillé
16 h	thé léger biscottes + beurre + gelée framboises	café léger biscottes + beurre meringues	infusion biscottes + beurre gelée fraises	thé léger biscottes + beurre pâtes de fruits	café léger biscottes + beurre gelée de coing	infusion biscottes + beurre gelée cassis	thé léger biscottes + beurre meringues
Dîner	bouillon de légumes au tapioca limande pochée riz maïzena au lait AL 110 vanillé pomme râpée crue	bouillon de légumes aux pâtes cervelle pochée riz vinaigrette tapioca au lait AL 110 caramel pain grillé	2 œufs durs sur jeunes betteraves en vinaigrette spaghettis crème de riz au lait AL 110 pomme râpée crue pain grillé	bouillon de légumes au vermicelle côte d'agneau grillée – riz meringue pain grillé	jeunes betteraves en vinaigrette crabe gnocchis au lait AL 110 pomme râpée crue pain grillé	bouillon de légumes au tapioca jambonneau semoule en vinaigrette crème aux œufs (lait AL 110) pomme râpée crue pain grillé	salade de riz au blanc de poulet et aux jeunes betteraves sablés à la gelée de fraises pain grillé

Alimentation et maladies neurologiques

Les besoins énergétiques du cerveau adulte sont très importants.

Le cerveau représente chez l'homme adulte 2 % seulement du poids corporel, mais son métabolisme est si élevé qu'il utilise 25 % de l'oxygène consommé. La consommation d'oxygène du cerveau est chez l'adulte de 50 ml d'O_2/min.

La source essentielle d'énergie pour le cerveau est le *glucose*.

Son utilisation par le cerveau est à peu près constante : 4 grammes à l'heure.

Lorsque les apports cérébraux en glucose sont réduits, le cerveau peut utiliser d'autres sources d'énergie : corps cétoniques et lactates.

Le catabolisme des *aminoacides* contribue pour moins de 10 % à l'énergie totale fournie au cerveau. Ces acides aminés sont nécessaires à la synthèse des protéines, peptides et neuromédiateurs (sérotonine en particulier).

Les acides gras saturés et mono-insaturés peuvent être synthétisés dans le cerveau mais les acides gras poly-insaturés sont dits *essentiels* car ils ne peuvent être synthétisés. Ils sont pourtant absolument indispensables pour construire et maintenir l'ensemble des membranes en particulier cérébrales et doivent être apportés par l'alimentation.

Parmi les acides poly-insaturés, on distingue deux familles : la *famille linoléique* (oméga-6) présente en excès dans l'alimentation occidentale, et la famille *alpha-linolénique* (oméga-3) dont l'apport est souvent déficitaire sauf chez les esquimaux ou les Japonais.

Pour apporter ce dernier acide insaturé en quantité, une consommation de poissons gras deux fois par semaine est recommandée.

Les huiles les plus riches en acide *linoléique* sont les huiles de noix, de maïs, de soja et de tournesol.

Les plus riches en acide *alpha-linolénique* sont les huiles de colza, de noix, de soja et de germes de blé.

Les acides linoléique et alpha-linolénique absorbés sont transformés dans le foie en acides à chaîne plus longue : les acides *arachidonique et cervonique*.

Un bon fonctionnement cérébral nécessite également un apport suffisant en *vitamines et en minéraux*. Les états pathologiques neurologiques et psychiatriques ne surviennent cependant qu'après plusieurs mois de régimes fortement carencés.

Vitamines, sels minéraux et maladies du système nerveux

Thiamine

La thiamine est impliquée dans le métabolisme glucidique, indispensable au bon fonctionnement cérébral.

Les alcooliques développent souvent un déficit en thiamine. Ce déficit peut aboutir au *syndrome de Wernicke* caractérisé par des troubles de l'humeur, des paralysies oculomotrices et des troubles de l'équilibre. Ces troubles sont parfois réversibles s'ils sont traités précocement par de la thiamine.

Le syndrome de Korsakoff est, lui, caractérisé par des troubles très importants de la mémoire portant sur les faits récents avec fausses reconnaissances. Anatomiquement, on constate un élargissement des ventricules cérébraux. Ces lésions anatomiques régressent parfois dès l'arrêt de *l'intoxication alcoolique* qui en est la cause.

Chez les épileptiques traités par des phénytoïnes au long cours, des carences thiaminiques avec leurs conséquences, peuvent également se développer.

Les aliments les plus riches en vitamine B_1 sont : les viandes en général, et la viande de porc en particulier, les œufs, les pois et les haricots secs, les lentilles et les céréales complètes.

Vitamine B_3 ou PP

Une carence en vitamine *PP* peut être à l'origine de troubles psychiques à type d'excitation, de confusion, voire de démence.

La *pellagre* se rencontrait autrefois dans les populations pauvres se nourrissant presque exclusivement de maïs. Elle associait : démence, diarrhée et dermatose.

Actuellement des *formes mineures de carence* sont observées chez les alcooliques, chez les personnes souffrant de mal-absorption ou soumises à des traitements médicamenteux.

Comme son nom l'indique, l'acide pantothénique est contenu dans beaucoup d'aliments. Les aliments les plus riches en vitamine PP sont : le foie, la cervelle et le lapin, le bœuf, la volaille et certains poissons.

Pyridoxine

Elle est nécessaire pour la synthèse et le métabolisme de presque tous les neurotransmetteurs : conversion de l'acide glutamique en acide gamma-aminobutyrique et du tryptophane en sérotonine.

La déficience en pyridoxine peut entraîner : irritabilité, dépression, insomnie, troubles de la marche mais également des névralgies, des vertiges et des syndromes du canal carpien.

Les déficiences en pyridoxine se rencontrent essentiellement chez les malades traités par des dérivés de *l'hydrazine :* antihypertenseurs, antidépresseurs, et antituberculeux.

Les dénutris, les alcooliques y sont particulièrement exposés.

Les contraceptifs oraux contenant de fortes doses de *progestérone* peuvent induire une dépression par l'intermédiaire d'un trouble du métabolisme du tryptophane. Dans ces cas l'administration de 20 mg de vitamine B_6 peut améliorer les symptômes.

Chez le nourrisson, des convulsions liées à la carence en vitamine B_6 ont été observées au cours de certains *allaitements artificiels*.

Les aliments les plus riches en pyridoxine sont : le jambon, la cervelle et le foie, ainsi que les lentilles, la viande et les noix.

Vitamine B_9 ou acide folique

La carence en folates est probablement l'avitaminose la plus répandue, en particulier au cours de la grossesse.

L'acide folique permet toutes les croissances, les divisions et multiplications cellulaires.

Elle intervient dans la genèse et la prévention des anomalies embryonnaires de non-fermeture du tube neural dont les manifestations sont le *Spina bifida et l'anencéphalie.*

Les causes du spina bifida sont mal connues, mais semblent, d'après l'épidémiologie, multifactorielles, combinant des *facteurs nutritionnels* (carences en folates) et des *facteurs héréditaires* (altération du métabolisme des folates).

Il y aurait chaque année en France 350 à 400 nouveaux cas par an.

La supplémentation alimentaire en acide folique, instaurée notamment en Grande-Bretagne, a permis de diminuer l'incidence des spina bifida.

Cette supplémentation est efficace à condition d'être effectuée suffisamment tôt pour permettre la reconstitution des stocks maternels, avant la phase de fermeture du tube neural (entre le 21e et le 28e jour de la vie embryonnaire). La direction générale de la santé s'appuyant sur l'avis des experts recommande en France aux femmes en âge de procréer de consommer des aliments riches en folates sous forme de :

- légumes verts à feuille (brocolis, salades, épinards);
- de légumes secs (pois et haricots);
- de fruits (agrumes en particulier).

Cependant, les folates naturels sont moins bien absorbés que l'acide folique synthétique, c'est pourquoi chez les *femmes sans antécédent particulier mais désirant concevoir*, une supplémentation systématique quotidienne à la dose de 0,4 mg d'acide folique peut être prévue.

Pour être efficace, cette prévention doit être entreprise 4 semaines avant la conception et poursuivie 8 semaines après celle-ci. Cette information doit donc être entreprise bien avant la conception : visite prénuptiale ou visite pour une contraception.

Une supplémentation de 5 mg par jour d'acide folique est recommandée dès qu'une grossesse est envisagée chez les *femmes à risque élevé :* mère ayant déjà donné naissance à un enfant atteint de spina bifida, femme soumise à un traitement antifolique (traitement antiépileptique ou : méthotrexate, pyriméthamine, triamtérène, pentamidine), femmes appartenant à un milieu socio-économique défavorisé.

Vitamine B_{12}

Elle est nécessaire au maintien de la *myéline* dans le système nerveux central.

Une carence en vitamine B_{12} occasionne des pertes de mémoire, des sensations anormales aux extrémités des jambes et est parfois à l'origine du syndrome des jambes sans repos.

Le déclin des *fonctions cognitives* constaté avec l'âge peut être amélioré par la prise de *vitamine B_{12}, de vitamine B_6 et de folates*. En effet un déficit de vitamines B_6, B_9 et B_{12} peut être à l'origine d'une augmentation du taux sanguin *d'homocystéine,* issue de la dégradation de la méthionine.

L'homocystéine, acide aminé soufré, étant particulièrement toxique pour la paroi vasculaire, l'hyperhomocystéinémie est un facteur de risque des pathologies vasculaires.

Les performances des sujets âgés aux tests de mémoire et de praxie sont d'ailleurs négativement corrélées à l'homocystéinémie.

Dans l'alimentation humaine, la vitamine B_{12} est exclusivement présente dans les aliments *d'origine animale* : viandes, œufs, crustacés, poissons, lait et dérivés. C'est pourquoi, chez les enfants nourris au sein par des mères strictement végétariennes, on peut observer des désordres neurologiques sévères : atrophie cérébrale, crises comitiales, microcéphalies et cécité corticale.

Magnésium

Le magnésium est un ion sédatif nerveux. Son déficit provoque une hyperexcitabilité neuromusculaire diffuse.

Les enfants souffrant d'une carence magnésienne sont agités et souffrent d'instabilité psychomotrice. Les adultes carencés sont nerveux, souffrent de spasmes musculaires et de tétanies.

Le *magnésium* est abondant dans les légumes, certains poissons, les cacahuètes, le chocolat.

On trouve également du magnésium dans le lait entier et dans certaines eaux minérales : *Vittel* et *Contrexéville* en particulier.

Mercure

L'intoxication aiguë au mercure se caractérise, après l'apparition de diarrhée et de vomissements sanglants, par des troubles *neurologiques* pouvant aller jusqu'à une encéphalopathie avec coma prolongé irréversible.

L'intoxication chronique se manifeste par l'apparition d'un *tremblement* dit mercuriel associé à un champ visuel rétréci et à une écriture modifiée. L'ataxie constatée est également la conséquence de la neurotoxicité du mercure. Tous les sujets atteints sont de très gros consommateurs de poissons. Les poissons d'eau de mer sont en grande partie responsables des intoxications humaines.

Manganèse

Les carences en manganèse sont exceptionnelles. Mais les *intoxications* au manganèse peuvent se rencontrer. Ainsi on peut observer chez les mineurs de manganèse au Chili « une folie manganique » avec hallucinations et irritabilité. La poursuite de l'intoxication se traduit par l'apparition d'un syndrome *extra-pyramidal* voisin de celui de la maladie de Parkinson : difficulté d'élocution, micrographie, difficulté de se mouvoir, détérioration intellectuelle.

Cuivre

Une altération du métabolisme du cuivre, en particulier pendant l'élaboration de l'organisme, affecte avec une intensité particulière le *cerveau.*

Une *ataxie* cérébelleuse survient chez les individus ayant une *déficience* en cuivre d'origine nutritionnelle. On peut observer aussi une insensibilité à la saveur salée et un besoin accru pour le sel.

Dans la *maladie de Menkes* une mal-absorption intestinale entraîne une *déficience* en cuivre et parallèlement des altérations cérébrales avec des crises convulsives et un retard mental sévère. Il s'agit d'une affection rare touchant un cas sur 35 000 naissances.

Une supplémentation en cuivre n'empêche habituellement pas la mort.

La *maladie de Wilson* est une maladie héréditaire rare qui se caractérise par une *accumulation* excessive de cuivre.

La concentration de cuivre dans le cerveau atteint 10 fois la valeur normale.

Les symptômes neurologiques principaux sont : dysarthrie et altération de la coordination des mouvements volontaires. À ces symptômes, s'associe parfois un anneau de Kayser-Fleischer sur l'iris.

Plomb

L'intoxication au plomb est parfois due à l'utilisation de céramiques et de poteries à usage culinaire colorés par des émaux plombifères. Elle peut aussi être d'origine professionnelle chez les travailleurs de l'extraction du plomb ou chez les récupérateurs de vieux métaux. Il existe également un saturnisme dû à de vieilles peintures murales à base de plomb.

Les atteintes neurologiques périphériques se manifestent par une paralysie qui a pour caractéristique l'impossibilité d'extension du médius et de l'annulaire : les malades font les cornes.

Le saturnisme se révèle par une baisse parfois irréversible des *fonctions cognitives* qui peut passer inaperçue. Les premiers symptômes sont en effet assez peu spécifiques : irritabilité, apathie, troubles du sommeil, retard scolaire.

Environ 1,5 % des enfants français présenteraient une plombémie supérieure à *100 µg/l.* On considère qu'il y a un début d'intoxication lorsque la plombémie est supérieure à *150 µg par jour.*

Le liseré de Burton, liseré bleu localisé au niveau des gencives, les taches de Gubler, caractéristiques de l'élimination salivaire de sulfure de plomb ne se rencontrent pratiquement plus.

Sélénium

Une déficience en sélénium a été invoquée dans de nombreuses maladies neurologiques sans que des preuves formelles aient été apportées. Les maladies neurologiques incriminées sont en particulier : la sclérose latérale amyotrophique, la maladie de Parkinson, la maladie d'Alzheimer, certaines crises comitiales.

Les sources de sélénium sont principalement les poissons, les coquillages, les huîtres, et la dinde.

Zinc

Des *déficiences en zinc* peuvent altérer l'appétit, le goût, l'odorat et la vision. Les adolescentes qui restreignent leur alimentation durant la croissance ont un taux de zinc abaissé *et l'anorexie mentale,* souvent liée à ces restrictions, est parfois améliorée par la prise de zinc.

Les autres situations à risque de carence en zinc sont la *grossesse, le vieillissement, l'insuffisance rénale, le sida et les situations de stress.*

En nutrition artificielle, les apports en zinc doivent être systématiques.

Le zinc est abondant dans la viande rouge, les coquillages, les légumes.

Alimentation et mémoire

Des déficiences sévères en thiamine, pyridoxine, niacine, acide folique et vitamine B_{12} peuvent altérer la mémoire. Celle-ci pourra être alors améliorée par un apport de la vitamine déficiente.

Une restriction sodée trop importante chez les sujets âgés peut également altérer les performances cognitives.

Il a été constaté une corrélation entre un statut vitaminique élevé en acide ascorbique et bêtacarotène d'une part et la conservation de bonnes fonctions mnésiques d'autre part.

Fer

La carence en fer est la plus fréquente des carences nutritionnelles en France.

Plusieurs études suggèrent le retentissement possible de la carence en fer sur les performances cognitives de l'enfant. Le fer est en effet le cofacteur de plusieurs enzymes intervenant dans le métabolisme de neuromédiateurs dopaminergiques et sérotoninergiques.

Des troubles du comportement peuvent également résulter des effets centraux de la carence en fer.

Glucides

L'effet favorable des glucides sur les fonctions cognitives de l'enfant n'a pas été démontré, mais ils pourraient cependant exercer un effet bénéfique sur la mémoire chez l'enfant, en favorisant peut-être la *synthèse de l'acétylcholine* dans certaines régions de l'encéphale.

Il existerait enfin une corrélation entre la malnutrition du jeune enfant et les performances intellectuelles.

Alimentation et maladie de Parkinson

Le rôle de l'alimentation dans le risque de survenue de la maladie de Parkinson a été suspecté à partir de données *épidémiologiques*.

Dans l'île de Guam, on ingérait traditionnellement beaucoup de noix de cycade qui apportent un excès de bêta-méthylalanine. À la suite de l'occupation de l'île de Guam par les troupes américaines et du changement consécutif des habitudes alimentaires des habitants, on a constaté sur l'île une moindre incidence de survenue de la maladie de *Parkinson* mais aussi de la maladie de *Charcot* et de la maladie *d'Alzheimer*. Ce changement a été attribué à la baisse de la consommation de bêta-méthyl-L-alanine, produit toxique pour les neurones dopaminergiques et contenu dans la noix de cycade.

Par ailleurs les dosages plasmatiques chez le parkinsonien montrent que les taux d'*albumine, de vitamine A et E, de fer et de zinc* sont abaissés. Ces carences constatées en *antioxydants* chez le parkinsonien sont à l'origine de l'hypothèse d'une « *alimentation stressante oxydativement pour les neurones dopaminergiques* ».

Ces études suggèrent également que les sujets bien portants se protègent en absorbant plus de *vitamine E, de vitamine C et de bêtacarotène.*

On pourrait, dans cette hypothèse, envisager pour la *prévention* de la maladie de Parkinson une alimentation riche en *légumes verts* et en *agents antioxydants, alimentation de toute façon bénéfique dans la prévention* de nombreuses autres maladies.

Quant au traitement par les agents antioxydants, il n'a pas fait jusqu'à présent la preuve de son efficacité.

Interactions de l'alimentation et des thérapeutiques utilisées dans la maladie de Parkinson :

La *composition de la ration en hydrates de carbone mais surtout en protéines* a parfois un rôle dans l'apparition de fluctuations d'efficacité de la Dopa : blocages ou dyskinésies.

Ainsi, on a pu constater une *amélioration des performances motrices* chez des parkinsoniens soumis à un *régime pauvre en protéines.* Ce phénomène s'explique par le fait que les acides aminés aromatiques et la Dopa entrent en compétition au niveau du transporteur pour le passage de la barrière hémato-encéphalique.

Sur le plan pratique chez les malades présentant des fluctuations d'activité de la Dopa, on peut tenter un régime *hypoprotidique le matin et à midi. Ce régime étant compensé au repas du soir, par une alimentation hyperprotidique.*

Ainsi, les aliments suivants sont *déconseillés* au *petit déjeuner, au déjeuner et au goûter* :

- laits et produits laitiers ;
- viandes ;
- poissons ;
- œufs ;
- légumes secs ;
- fruits oléagineux ;
- pain, céréales et pommes de terre sont *limités.*

Les matières grasses, les produits sucrés, les légumes, les fruits et le lait hypoprotidique sont, par contre, *permis à volonté.*

Au dîner tous les aliments sont permis, mais les aliments interdits au petit déjeuner, au déjeuner et au goûter sont privilégiés pour éviter tout risque de carences.

La *denture* du parkinsonien est vérifiée et si possible soignée. Si cela est nécessaire les aliments seront moulinés.

La *constipation*, fréquente chez le parkinsonien, est combattue par une alimentation riche en fibres végétales et en laitages et la prise d'au moins 1,5 litre de liquide par jour. La journée pourra commencer par un grand verre d'eau fraîche.

Alimentation et migraine

Les migraineux attribuent souvent aux aliments la responsabilité de leurs migraines.

Les principaux aliments incriminés sont : *chocolat, fromage, bière et vin rouge.* Il n'existe cependant pas de preuves irréfutables à l'appui de ces allégations.

Le mécanisme par lequel le *vin* peut déclencher des migraines serait le suivant : chez les sujets histaminosensibles, il existerait une diminution de l'activité de la *diamine-oxydase.* Le vin serait un déclencheur de migraines car il contient de l'histamine.

Les malades susceptibles de déclencher des migraines histaminosensibles pourraient alors tirer bénéfice de la prise *d'antihistaminiques et d'une supplémentation en vitamine* B_6, qui est un cofacteur dans le métabolisme de l'histamine.

Crises comitiales

Des observations ont montré que les crises comitiales seraient moins fréquentes dans les périodes de jeun et de restriction. De ces observations certains médecins ont tenté parfois avec succès de réduire, par des régimes cétogènes, la fréquence des crises comitiales chez les sujets résistants à la chimiothérapie. Il ne faut pas cependant oublier que des crises comitiales sont observées lors des hypoglycémies.

Alimentation et prévention des accidents vasculaires cérébraux

Le principal facteur de risque de l'accident vasculaire cérébral est *l'hypertension artérielle.* Celle-ci peut être prévenue par la mise en œuvre d'une action *diététique* et si nécessaire médicamenteuse. Il a été montré aux États-Unis qu'une réduction de la tension artérielle moyenne de la population pourrait prévenir 34 000 attaques cérébrales dans la tranche d'âge 35-64 ans.

Les autres facteurs de risque sont *l'obésité*, *l'hyperinsulinisme* et *l'hyperlipidémie*.

Les régimes s'avérant bénéfiques dans la prévention de l'athérosclérose, à savoir ceux ayant un apport en lipides inférieur à 30 % de l'apport calorique total avec moins de 5 % de graisses saturées, 15 % de graisses mono-insaturées et 10 % de graisses poly-insaturées, sont également utiles dans la prévention des accidents vasculaires cérébraux.

Un apport suffisant en *acides gras N-3* a été jugé utile pour prévenir les accidents thromboemboliques.

La valeur de 5 pour le rapport acide linoléique/acide alpha-linolénique est maintenant retenue dans une optique de prévention des accidents vasculaires.

Il faut noter cependant que l'incidence des accidents *hémorragiques cérébraux* est importante chez les Inuits, grands consommateurs d'huiles marines riches en acides gras N-3. *Ces acides N-3 inhibent en effet l'agrégation plaquettaire.*

L'alcool : indépendamment des autres facteurs de risque, l'alcool pris à *petites doses* (l'équivalent d'un verre de vin) réduirait le risque d'athérosclérose carotidienne. Plusieurs mécanismes sont invoqués : effet inhibiteur de l'éthanol sur l'agrégation plaquettaire ; effet favorable sur le profil lipidique (augmentation du HDL-cholestérol).

L'alcool pris *à plus forte dose* augmenterait au contraire le risque d'accidents hémorragique cérébral.

Enfin des études récentes tendent à démontrer l'influence favorable sur la prévention des accidents vasculaires de la consommation de *fruits et de légumes*, peut-être grâce à la présence d'agents antioxydants et de caroténoïdes.

Le thé noir, qui contient de la quercetine, autre agent antioxydant, aurait également un effet protecteur.

Outre son rôle dans la *prévention des accidents vasculaires*, la diététique permet également une meilleure *récupération* de ces accidents alors qu'une *dénutrition* constatée dans les suites de l'accident vasculaire et non combattue est à l'origine d'un mauvais pronostic vital et fonctionnel.

Les vitamines B_{12}, B_6 *et les folates auraient également une action bénéfique dans la prévention.* Elles sont indispensables en tant que cofacteurs du métabolisme de *l'homocystéine* dont l'accumulation peut être à l'origine d'une *vasculopathie*.

Maladie d'Alzheimer

La maladie d'Alzheimer *agit sur le statut nutritionnel* du patient par un triple mécanisme :
- perte de poids ;
- déficits vitaminiques ;
- troubles du comportement alimentaire.

Inversement, des anomalies nutritionnelles peuvent favoriser l'apparition de cette maladie.

Perte de poids

Une perte de poids est souvent notée avant même que le diagnostic de démence ne soit constaté et alors même que ces malades conservent des apports énergétiques satisfaisants, voire supérieurs à ceux des sujets témoins.

Cette perte de poids s'explique par *différents mécanismes* :
- les malades ont des difficultés pour faire leurs courses et préparer leurs repas ;
- ils ont, du fait de leur stress et de leur agitation, des besoins énergétiques modifiés ;
- ils ont enfin, peut-être, un dysfonctionnement du système de régulation du poids corporel au niveau du contrôle hypothalamique.

Déficits vitaminiques

De hauts niveaux plasmatiques en vitamines C, E, B_{12}, B_6, folates et bêtacarotène sont associés chez les personnes âgées à de meilleures performances lors des tests cognitifs.

Inversement, des déficiences en vitamines B_6, B_{12} et folates, qui sont parfois la conséquence de troubles du comportement alimentaire, peuvent être à l'origine des troubles cognitifs de la maladie d'Alzheimer, soit en favorisant l'accumulation toxique d'homocystéine, soit en réduisant la méthylation de la myéline.

L'homocystéine est un acide aminé soufré dérivé de la méthionine dont la régulation fait intervenir des cofacteurs vitaminiques. À jeun, elle est comprise entre 5 et 15 µmol/l. Pour un taux d'homocystéine supérieur à 15, le risque d'Alzheimer se trouve presque doublé, indépendamment des autres paramètres dont le génotype de l'apolipoprotéine E.

La vitamine B_{12} est présente dans les produits d'origine animale (poissons, produits laitiers, œufs, viandes et volailles).

Les produits riches en folates sont les feuilles vertes, les haricots secs, les pois, les céréales et les agrumes.

Les vitamines E, C, et le bêtacarotène peuvent, eux, limiter les effets délétères des radicaux libres grâce à leurs propriétés antioxydantes.

Cette protection en antioxydants, présents dans l'environnement du cerveau, peut prévenir les changements oxydatifs, à l'origine de moins bonnes fonctions cognitives.

C'est vraisemblablement par l'intermédiaire d'une action antioxydante que les isoflavones, phytoestrogènes contenues notamment dans le soja, pourraient peut-être aussi avoir une action protectrice contre la maladie d'Alzheimer.

L'alcool, à faible dose, peut avoir un effet direct bénéfique sur les fonctions cognitives par un relargage de l'acétylcholine qui exercerait une action favorable sur la mémoire et l'apprentissage.

Il pourrait aussi exister une interaction entre le génotype (apolipoprotéine E) et l'alcool.

Les propriétés antioxydantes de l'alcool pourraient agir également sur la liaison entre cette lipoprotéine et la protéine bêta-amyloïde, facteur de formation des plaques chez les porteurs de l'allèle ApoE4.

Troubles du comportement alimentaire

Ils sont fréquents au cours de la maladie d'Alzheimer. On recherchera, afin de mieux les combattre :

- les comportements de résistance et les comportements sélectifs;
- la *dyspraxie et l'agnosie* (le malade est incapable d'utiliser les couverts, il semble ne pas reconnaître les aliments);
- les *incoordinations orales neuromusculaires* (le sujet n'ouvre pas la bouche lors de la présentation de la nourriture);
- enfin les fausses-routes et les dépendances alimentaires.

Ces troubles du comportement alimentaire entraînent une *perte de poids et des déficits plasmatiques en vitamines* dont nous avons vu qu'ils sont parfois déterminants dans l'aggravation de la maladie.

La prise en charge des troubles nutritionnels est capitale pour *freiner l'évolution de la maladie*, c'est pourquoi l'association France Alzheimer a diffusé un guide qui donne aux professionnels de santé de nombreux conseils nutritionnels.

Un *calendrier* adapté à un suivi nutritionnel y est proposé ainsi que des *conseils diététiques* et des recommandations pour pratiquer un *exercice physique régulier*. Le suivi de poids, non seulement du malade mais aussi de son accompagnant principal, est très important. Dès que la perte de poids dépasse *2 kg*, la personne responsable préviendra le médecin traitant.

Une évaluation de l'état nutritionnel est proposée aux soignants. Cette évaluation est faite à partir d'une grille de questions dénommée MNA *(Mini Nutritional Assessment)*. Ce test comprend :

- une évaluation anthropométrique;
- une évaluation globale (6 questions liées au mode de vie et aux médications);
- des indices diététiques (8 questions d'enquête alimentaire);
- une évaluation subjective de l'état de santé (2 questions).

Pour gagner du temps, il peut être proposé de faire ce test en deux temps.

Dans un premier temps est réalisé un *test simplifié* comportant 6 items : anorexie, perte de poids, capacité motrice, maladies aiguës, problèmes neuropsychologiques et IMC. Au terme de ce premier test qui dure trois minutes, on peut distinguer : les patients *ayant un score > à 12* : il n'est pas nécessaire de faire la deuxième partie du test pour eux, car ils ont un état nutritionnel satisfaisant; et les patients pour lesquels il est nécessaire de réaliser le MNA dans sa totalité.

Le score obtenu permettra alors de classer les personnes en 3 catégories :

MNA > 23,5 : bon état nutritionnel. On conseille de maintenir la surveillance du poids tous les mois, de refaire le MNA dans un délai de 3 mois et de respecter des principes alimentaires de base :

- manger de tout;
- faire trois vrais repas par jour;
- manger ni trop, ni trop peu, prendre plaisir à manger;
- prendre des produits laitiers, des crudités et du pain à chaque repas, de la viande, du poisson, des œufs ainsi qu'un plat de pommes de terre, de pâtes, de riz ou de légumes secs au moins une fois par jour, de l'eau enfin à volonté.

17 < MNA < 23,5 : on étudie les points sensibles du MNA :
- si le patient prend plus de *3 médicaments par jour :* il faut voir avec le médecin traitant si l'ordonnance peut être allégée ;
- si le patient ne fait que *deux repas* par jour ou présente une *anorexie*, il faut vérifier la présence de troubles du comportement alimentaire et conseiller une aide ménagère ou un service de portages de repas à domicile.
- dans tous les cas :
  . donner des conseils pour *varier* l'alimentation et conseiller des *boissons variées, y compris eau gélifiée* en cas de troubles de la déglutition ou de fausses-routes,
  . préconiser des *ustensiles* facilitant la préparation des repas et la préhension des couverts.
  . en cas *de plaies cutanées* : veiller à enrichir l'alimentation en calories et en protéines.
  . quand cela est possible, une enquête alimentaire par une diététicienne est demandée.

MNA < 17 : il est nécessaire de faire le point avec le généraliste en vue de :
- faire un bilan biologique ;
- rechercher une dépression ou une perte d'autonomie ;
- examiner le MNA point par point ;
- enfin enrichir l'alimentation par une supplémentation nutritionnelle de 300 à 500 kcal sous forme de *compléments* dont il faut savoir varier les goûts, la texture et les moments de distribution au cours de la journée.

Anencéphalie et Spina bifida

Un apport suffisant d'acide folique est impératif dès les premières semaines de la grossesse, car l'acide folique joue un rôle fondamental dans la synthèse de l'ADN et de l'ARN. Une insuffisance d'apport en folates peut entraîner un défaut de fermeture du tube neural et deux anomalies graves : anencéphalie et Spina bifida.

En France, 25 % des femmes en âge de procréer présentent un risque modéré de déficience en folates et 5 % un risque élevé. C'est pour cela que l'on conseille dès la perspective d'une grossesse et dès le premier trimestre de celle-ci un complément de *400 µg de folates.*

Dès l'adolescence, il est conseillé par ailleurs la consommation d'aliments riches en folates : légumes verts, fruits, fromages affinés, œufs.

Chez les *femmes à risque élevé* : femmes ayant déjà donné naissance à des enfants atteints de Spina bifida, femmes prenant un traitement antifolique ou grossesse survenant dans un milieu défavorisé, on conseille la prise de *5 mg d'acide folique*. Ce traitement sera commencé dès qu'une grossesse est envisagée.

Maladies neuromusculaires

Les maladies neuromusculaires conduisent à une paralysie motrice périphérique avec une dégradation progressive de la masse maigre.

Dans la sclérose latérale amyotrophique :

- Les lésions bulbaires entraînent des troubles de la déglutition. Certaines positions ou l'épaississement de l'alimentation font céder au début ces troubles.

- *L'hypersialorrhée fréquente dans cette maladie* peut également favoriser les fausses-routes.
- *L'assistance nutritionnelle*, à un certain stade nécessaire pour lutter contre la dénutrition, peut améliorer sinon le pronostic, du moins la qualité de la vie. On propose d'abord une adaptation des conditions matérielles des repas, et des supplémentations orales hypercaloriques et hyperazotées. Lorsqu'il existe une macroglossie, des troubles de la déglutition ou des fausses-routes, la pose d'une sonde de *gastrostomie* doit se discuter.

États fébriles

Bases théoriques

Sur le plan nutritionnel, les états fébriles sont caractérisés par un certain nombre de perturbations qui entament les réserves de l'organisme et qu'il faut essayer de minimiser :

- pour amortir le mieux possible les effets de la période hyperthermique,
- pour préparer une convalescence de bonne qualité.

La fièvre :

- augmente le besoin basal, mais peu (7 % par degré),
- élève le besoin hydrique, du fait de la transpiration et de la perspiration de 150 à 200 ml par 24 heures et par degré de température au-dessus de 37. Ce besoin est d'autant plus important que la température ambiante est plus élevée,
- majore le besoin en sels (essentiellement sodium et potassium) en fonction des pertes d'eau, surtout pendant les périodes d'effervescence et de défervescence, moins pendant la période d'état,
- modifie le besoin protidique :
  . l'anabolisme diminue,
  . le catabolisme s'accentue, ainsi qu'en témoignent les bilans azotés négatifs,
- implique un apport glucidique minimum (de 120 à 150 g) pour couvrir les besoins du névraxe dont le glucose est le seul nutriment physiologique, faute de quoi, avant d'utiliser des corps cétoniques issus du catabolisme des acides gras, ce qui entraînerait une cétose, l'organisme se servira de la néoglucogenèse, ce qui négativera encore un peu plus le bilan azoté,
- augmente le besoin en vitamine C, du simple au double (de 75 à 150 mg).

Il faut tenir compte avant tout, surtout dans la période d'effervescence, que le sujet est très souvent totalement anorexique et très nauséeux.

S'il est relativement facile de lui faire absorber de l'eau, du sucre, des sels minéraux et de la vitamine C, il est beaucoup plus difficile de lui faire manger des aliments protidiques (d'autant que leur A.D.S.[1] est élevée : 30 % de leur énergie est consommée sous forme de chaleur, ce qui risque d'augmenter la fièvre). Néanmoins, en fractionnant les prises, il faut tout de même en assurer un apport quotidien de 50 g.

Il faut démythifier trois vieux tabous encore très ancrés dans les esprits :

- « il ne faut pas nourrir la fièvre », ce qui revient à laisser instaurer des diètes hydriques très hypocaloriques intempestives ou de trop longue durée,
- « la viande rouge entretient la température » (on peut toujours la remplacer par d'autres protéines animales : volailles, poissons, œufs),

1. Action dynamique spécifique des aliments.

- « l'alcool tue la fièvre » (grogs, vin chaud à la cannelle). Si, pendant la période d'invasion, au moment des frissons, les boissons alcooliques ou alcoolisées peuvent entraîner une sensation de réchauffement (vasodilation périphérique), à la période d'état, elles sont contre-indiquées car l'alcool ne participe pas aux processus de thermorégulation.

Au total, ***dans tous les états fébriles, surtout ceux liés aux maladies infectieuses, il faut apporter de l'eau, des sels minéraux, du glucose, de la vitamine C et des protéines. Ce qui majore les défenses naturelles de l'organisme et l'aide à lutter contre l'asthénie, la dénutrition et l'amaigrissement.***

Bases pratiques

Dans la période d'installation de la fièvre

Il faut :

- Assurer une diurèse minimale d'un litre par jour : pour ce faire, il faut consommer 2 litres de liquides ou plus si nécessaire, sous forme de Vittel, Évian, Contrexéville. Ces boissons peuvent être consommées fraîches, sans inconvénient, au contraire.
- Assurer un apport de sels minéraux, sous forme de bouillon de légumes, d'eau de Vichy, de jus de fruits.
- Apporter du sucre : tisanes sucrées, jus de fruits sucrés.
- Apporter de la vitamine C (le jus de 3 à 4 oranges).
- Apporter des protéines d'origine animale (de bonne valeur protéique) en 5 prises fractionnées.
- Obtenir que le malade ne soit pas trop couvert et que la température de sa chambre soit plus fraîche que chaude.

Dès la période d'état installée

On élargira l'alimentation à 1 500 Cal par jour réparties en :

- 12 % de protéines,
- 25 % de lipides,
- 63 % de glucides,

tout en assurant une diurèse optimale de 1 200 à 1 500 ml, et en tenant compte de la nécessité d'apporter, sinon des quantités importantes de sels minéraux (dont les besoins à ce stade sont moindres), du moins suffisamment de vitamine C.

Dans un 3e temps, dès la période de défervescence (qui laisse présager l'entrée en convalescence)

La ration sera quantitativement élargie (1 800-2 500 Cal, selon la faim du sujet), enrichie en protéines (17 %, contre 30 % en lipides, 50 % de glucides et, à la demande, 3 % d'alcool), et toujours répartie sur 5 repas.

Cas particuliers

- *Si le malade est traité par :*
- *des sulfamides :* il faut augmenter encore la consommation hydrique de façon à assurer une diurèse suffisante pour empêcher la cristallisation du médicament dans les voies excrétrices,

- *des antibiotiques :* introduire le plus tôt possible dans l'alimentation des ferments lactiques (yoghourts) et des vitamines du groupe B,
- *des corticoïdes :* réduire le sel d'ajout.

• *En cas de fièvre typhoïde :* il s'agit d'une entérite congestive et ulcéreuse ; la muqueuse intestinale est certes très fragile, mais cela ne justifie plus les mesures diététiques drastiques encore prises aujourd'hui pour éviter perforations et hémorragies. En fait, il faut alimenter précocement le typhique de façon équilibrée en prenant tout de même la précaution de prescrire un régime peu irritant (voir régime de confort intestinal, p. 186).

• *En cas de néphrite compliquant les angines :*
- dans la forme œdémateuse et hypertensive : régime hypoprotidique (fonction des clairances de l'urée et de la créatinine) et hyposodé strict. Apport hydrique surveillé,
- dans la forme anurique : régime hypoprotidique ; ration hydrique strictement contrôlée,
- en fait dans ce genre d'affections qui requièrent une surveillance très étroite, il est prudent d'hospitaliser le malade en milieu spécialisé.

• *En cas de tuphos, de troubles neurologiques* (coma, troubles de la déglutition), *d'anorexie profonde,* de *vomissements incoercibles :* le seul recours réside dans l'alimentation par sonde ou intraveineuse : mieux vaut, dans ce cas également, hospitaliser le malade.

PRINCIPES D'UNE JOURNÉE DE DIÈTE HYDRIQUE POUR ÉTATS FÉBRILES

Boire toutes les heures en alternance :
- eau plate
- jus de fruits
- bouillon de légumes
- thé léger
- infusions sucrées

EXEMPLE D'UNE JOURNÉE DE DIÈTE HYDRIQUE AVEC APPORT PROTIDIQUE MINIMUM (50 g)*

- 7 h 30 : thé ou café léger – sucre ou miel – lait enrichi en lait écrémé,
- 9 h : eau de Vittel ou Évian ou Contrexéville,
- 10 h : jus d'orange + sucre,
- 11 h : eau de Vichy,
- 12 h : légumes passés + lait écrémé + jaune d'œuf, crème au lait enrichi avec lait écrémé + œuf,
- 13 h : infusion + miel,
- 16 h : jus d'agrumes + meringue,
- 17 h : eau de Vittel ou sucre Évian ou Contrexéville,
- 18 h : eau de Vichy,
- 19 h : légumes passés + lait écrémé, yaourt ou fromage blanc enrichi au lait écrémé,
- 21 h : tisanes + miel.

* . Lait : 400 ml	= 12	50 g protéines
. lait écrémé en poudre : 80 g	= 28	
. œuf : 1 1/2	= 10	

RÉGIME POUR LES ÉTATS FÉBRILES (1 500 Cal.) CONSOMMATION QUOTIDIENNE MOYENNE				
ALIMENTS	QUANTITÉ	PROTIDES	LIPIDES	GLUCIDES
Lait ou yoghourt demi-écrémé Fromage	400 25	12 5	8 6,3	20 –
Viande ou poisson ou œufs	100	20	10	– –
Pain ou biscottes Pommes de terre ou pâtes ou riz ou légumes secs ou farine	80 150	5,6 3	– –	44 30
Sucre Miel ou bonbons Pâtisseries ou biscuits	20 30 50	– – 3	– – 5	20 20 35
Légumes verts Fruits	150 500	1,5 –	– –	10 60
Beurre Huile	10 5	– –	8,5 5	– –
Boissons hydriques	> 1,5 l			
Boissons alcoolisées : vin N = 5 %	0			
Total : 1 540 Cal. dont		50 g = 200 Cal.	42,8 g = 385 Cal.	240 g = 960 Cal.
Pourcentage		13 %	25 %	62 %
		N : 15 %	30 %	55 %

JOURNÉE-TYPE POUR RÉGIME DES ÉTATS FÉBRILES À 1 500 Cal

- **Petit déjeuner :**
  - thé ou café léger
  - lait 1/2 écrémé + sucre
  - pain ou biscottes
  - beurre
  - confiture
  - jus d'agrume
- **Collation de 10 h :**
  - entremets au lait (lait, céréales, sucre, œuf)
  - jus d'agrume
- **Déjeuner :**
  - bouillon de légume
  - viande ou poisson + huile + margarine
  - féculents
  - fromage
  - fruits crus,
  - pain
  - tisane + miel.
- **Goûter :**
  - lait aromatisé + sucre
  - biscuits
- **Dîner :**
  - bouillon de légumes
  - viande ou poisson + huile + margarine
  - légumes verts
  - fromage blanc ou yaourt,
  - fruits cuits + sucre
  - pain
- **21 h :**
  - tisanes + miel

MENUS TYPES POUR RÉGIME DES ÉTATS FÉBRILES À 1 500 Cal

	Lundi	*Mardi*	*Mercredi*	*Jeudi*	*Vendredi*	*Samedi*	*Dimanche*
Petit déjeuner	thé léger lait-biscottes beurre-confiture jus d'orange	café léger lait pain de mie beurre-gelée jus de pamplemousse	chicorée-lait pain-beurre-miel jus de cynorrhodon	céréales au lait jus d'orange	café léger-lait pain-beurre confiture jus de cassis	thé léger-lait biscottes beurre-gelée jus d'ananas	chocolat-lait brioche jus de citron
10 h	semoule au lait jus de cassis	œuf au lait jus de citron	crème chocolat jus d'orange	flan jus de goyave	riz au lait jus d'orange	lait gélifié mandarines	maïzena au lait jus d'orange
Déjeuner	bouillon soufflé au jambon-gruyère fraises pain infusion	bouillon sole pomme vapeur cantal abricots pain infusion	bouillon poulet/ ratatouille St-Paulin banane pain infusion	bouillon ravioli sauce tomate parmesan poire pain infusion	bouillon filet cabillaud riz camembert pamplemousse pain infusion	bouillon hachis Parmentier port-salut prunes pain infusion	bouillon rôti de veau coquillettes Hollande salade de fruits pain infusion
Goûter	lait caramel Savoie	lait banane petit-beurre	lait noisette cake	lait ribot boudoirs	lait fraises sablés	yoghourt pain d'épices	lait orange meringue
Dîner	bouillon steak haché courgettes petits suisses pêches au sirop pain	bouillon tomates farcies fromage blanc pomme au four pain	bouillon gratin dauphinois brugnon pain	bouillon filet de limande carottes béchamel compote pommes pain	bouillon tarte aux poire aux poires au sirop pain	bouillon endives au jambon (béchamel) tarte abricots	bouillon pain de poisson cerises au sirop pain
21 h	tilleul	menthe	verveine	tilleul-menthe	verveine	menthe	tilleul

CONSOMMATION QUOTIDIENNE MOYENNE RÉGIME POUR LES ÉTATS FÉBRILES (2 000 Cal.)				
ALIMENTS	QUANTITÉ	PROTIDES	LIPIDES	GLUCIDES
Lait ou yoghourt demi-écrémé Fromage	400 40	14 10	6 10	20 –
Viande ou poisson ou œufs	220	44	22	– –
Pain ou biscottes Pommes de terre ou pâtes ou riz cuits ou légumes secs ou farine	200 250	14 5	– –	110 50
Sucre Miel ou bonbons Confitures ou chocolat Pâtisseries	14 20	– – – 0,15	– – – 4	14 14
Légumes verts Fruits	300 400	3 –	– –	21 48
Beurre Huile	15 15	– –	12,6 15	- –
Boissons hydriques	> 1,5 l			
Boissons alcoolisées : vin N = 5 %	100 ml 150 = 70-105 cal. = 3 %			
Total : 2 100 Cal. dont		90 g = 360 Cal.	69,6 g = 626,4 Cal.	277 g = 1 108 Cal.
Pourcentage		17 %	30 %	53 %
		N : 15 %	30 %	55 %

JOURNÉE-TYPE DE RÉGIME DES ÉTATS FÉBRILES (2 000 Cal)

- **Petit déjeuner :**
  - thé ou café léger
  - lait 1/2 écrémé
    + sucre
  - pain
  - beurre
  - confiture
  - 1 œuf ou du jambon ou viande froide
- **Collation :**
  - entremets au lait (lait-céréales-œuf-sucre)
  - jus d'agrume
- **Déjeuner :**
  - potage de légumes
  - viande ou poisson
    + huile
  - féculents
    + margarine
  - fromage
  - fruits crus,
  - pain
  - vin
- **Goûter :**
  - lait aromatisé (sucre) ou yaourt
  - biscuits
- **Dîner :**
  - potage de légumes
  - viande ou poisson
    + huile
  - légumes verts
    + margarine
  - fromage blanc ou yaourt,
  - fruits
  - pain
- **21 h :**
  - tisane + miel

MENUS TYPES POUR UNE SEMAINE DE RÉGIME DES ÉTATS FÉBRILES (2 000 Cal) :

	Lundi	*Mardi*	*Mercredi*	*Jeudi*	*Vendredi*	*Samedi*	*Dimanche*
Petit déjeuner	chicorée-lait biscottes beurre-gelée jambon	thé léger-lait pain grillé beurre-confiture viande froide	café léger-lait céréales œuf coque	chocolat au lait pain de mie beurre-miel viande froide	thé léger-lait pain beurre-confiture œuf brouillé	café léger lait biscottes beurre-miel jambon	chicorée-lait pain viennois beurre-confiture blanc poulet
10 h	riz au lait jus d'orange	maïzena au lait mandarine	flan jus de cassis	semoule au lait jus de pamplemousse	crème vanille jus d'ananas	pudding jus de citron	crème renversée jus d'orange
Déjeuner	potage poireaux/ pommes de terre rosbeef petits pois cantal poire pain vin	potage potiron filet limande pommes de terre vapeur comté pomme pain vin	1/2 pamplemousse blanquette de veau + riz Hollande framboises pain vin	potage aux fanes de radis lapin moutarde purée demi-sel raisin pain vin	potage à l'oseille colin-riz St-Paulin prunes pain vin	velouté de laitue foie/pâtes au gruyère orange pain vin	velouté d'asperges côte d'agneau flageolets bleu d'Auvergne brugnon pain vin
Goûter	lait grenadine Savoie	lait ribot cake	lait fraise meringue	glace vanille langue de chat	clafoutis aux cerises	yoghourt petit-beurre	tarte au fromage blanc
Dîner	velouté tomates côte de porc pommes frites fromage blanc fraises pain	potage au cresson bœuf braisé carottes petits suisses banane pain	potage légumes variés gigot haricots verts yoghourt pêche pain	soupe gratinée paupiette courgettes au gratin orange pain	velouté de champignons œufs pochés épinards sauce blanche pomme au four pain	potage au pistou poulet/soja faisselle groseille pain	potage Julienne escalope de veau tomates yoghourt poires au sirop pain
21 h	menthe	tilleul	verveine	tilleul	verveine	tilleul	tilleul/menthe

Un petit verre de vin rouge de bonne qualité est autorisé à la fin du déjeuner.

Ostéoporose - ostéomalacie

L'ostéoporose

L'ostéoporose est l'accentuation pathologique du vieillissement de l'os. Elle est maintenant définie par une densité minérale osseuse inférieure à plus de 2,5 écarts-types de la densité moyenne observée chez l'adulte jeune.

L'ostéoporose provient d'un déséquilibre entre la diminution de l'activité ostéo-blastique et/ou l'augmentation de l'activité ostéoclastique. Il en résulte que l'os résorbé n'est pas remplacé en totalité. On observe alors un amincissement et une raréfaction des travées protéiques de l'os qui se traduisent radiologiquement par une diminution de l'opacité du squelette.

La masse totale de l'os est donc diminuée, mais sa charge calcique reste normale. On ne peut donc pas parler de décalcification.

L'ostéoporose se rencontre dans de nombreuses circonstances : troubles endocriniens, algoneurodystrophie décalcifiante, affections génotypiques, traumatismes. Mais la forme la plus fréquemment observée est l'ostéoporose d'involution sénile, chez la femme après la ménopause.

Cette affection est soit diffuse (le plus souvent), soit localisée (rachis, bassin), trabéculaire (la soixantaine : tassement vertébral avec diminution de la taille) ou corticale (soixante-dix ans : fracture du col du fémur). L'ostéoporose posera de plus en plus un problème de santé publique, car avec l'augmentation de l'espérance de vie, l'incidence des fractures osseuses pourrait tripler avant un demi-siècle (actuellement 50 000 fractures du col du fémur par an en France). Elle est plus ou moins marquée, mais l'ostéopénie dite physiologique de la sénescence doit être considérée comme la forme de début de l'ostéoporose pathologique et traitée comme telle, le plus tôt possible.

Bases théoriques du traitement

L'ostéoporose post-ménopausique est une affection plurifactorielle procédant de :

• *Facteurs endocriniens :* essentiellement diminution puis disparition de la sécrétion des hormones cycliques stéroïdiennes œstrogéniques.

• *Carence calcique :* (notion encore controversée, mais l'action de la calcithérapie ne fait aucun doute) :
- par insuffisance d'apport alimentaire,
- par trouble d'absorption intestinale. L'acide phytique, les graisses, l'alcool, le fluor et l'oxalate en excès, ou un rapport $Ca/P < 1$ inhibent l'absorption du calcium,

- par excès d'élimination urinaire ou fécale. La vitesse d'excrétion urinaire du calcium est dépendante de la charge sodée (lorsque l'individu est en privation calcique, un apport sodé élevé augmente le besoin calcique et inversement).

• *Carence protéique :*
- elle inhibe l'élaboration de la trame collagène qui supporte le matériel calcique et contribue à l'involution conjonctive,
- elle se produit par carence d'apport alimentaire.

• *Facteur génétique :* d'où l'intérêt d'une prévention plus poussée (bon équilibre alimentaire protidocalcique et hormonothérapie dans les familles à risque)[1].

• *Sédentarité :*
- diminution de l'activité physique liée au caractère limitant ou invalidant des douleurs articulaires,
- majorée par une obésité souvent associée.

• *Manque d'ensoleillement :*
- entraînant l'inactivation des métabolites actifs de la vitamine D,
- dû souvent aux douleurs qui incitent le sujet à rester confiné dans son appartement.

• *Problèmes socio-économiques :* ils contribuent à augmenter le déséquilibre alimentaire.

Bases pratiques

Indépendamment :
- de la thérapeutique hormonale :
  . hormonothérapie sexuelle :
    . double : œstrogène + progestérone,
    . avec des produits naturels (gels ou patchs) et non de synthèse,
    . à petites doses (surtout dans la période préménopausique, à titre préventif, chez la femme prédisposée),
  . toutes conditions pour éviter tout risque oncogénique,
  . anabolisants protidiques (dérivés de la 19-Nortestostérone, moins virilisants).
- de la prescriptions du fluor et de calcitonine (plus ou moins efficaces),
- et du traitement orthopédique,

la diétothérapie basée, si possible, sur les résultats donnés par l'absorptiométrie biphotonique[2] ou absorptiométrie à rayon « X » vise essentiellement à :

• lutter contre la sédentarité en demandant au patient de retrouver un certain contact avec une activité physique modérée et peu traumatisante (marche, footing, natation, cyclisme sur tricycle...). L'éducation physique avec un bon professeur de gymnastique ou un kinésithérapeute est un remarquable adjuvant,

• orienter le patient vers des activités de plein air, en lui demandant de dénuder certaines parties du corps, pour le faire bénéficier de l'ensoleillement,

• le cas échéant, obtenir une réduction pondérale,

• traiter d'éventuels troubles digestifs :
- gastrites hypo- ou achlorhydriques, facteurs de mauvaise absorption protidique,
- séquelles de gastrectomie, stéatorrhée, cirrhose,

1. La femme à risque est petite, frêle, blanche, active ; elle boit et elle fume trop ; elle a souvent eu de longues périodes aménorrhéiques ; elle est souvent une sportive de bon niveau...
2. Toutefois, le rapport calciurie sur créatinine était et peut rester un examen fiable.

- diverticulose intestinale, facteur d'accélération du transit,
• surveiller l'état de la denture,
• développer l'appétit du malade (souvent anorexique) en gastronomisant le régime. Des études épidémiologiques prospectives ont montré un certain rôle protecteur de l'obésité (synthèse des œstrogènes endogènes par les adipocytes).
• rechercher un facteur secondaire majorant :
- endocrinien (hypercorticisme, hyperthyroïdie, hypogonadisme, voire acromégalie),
- métabolique (diabète, hémochromatose, scorbut, cystinose, glycogénose),
- iatrogénique (traitements hépariniques et cortisoniques prolongés, opothérapie thyroïdienne surdosée, donc essentiellement à visée freinatrice),
- l'ingestion de plus de 4 tasses de café par jour et l'alcool augmenteraient le risque de fractures.
• enfin et surtout, modifier l'alimentation en insistant :
- sur l'apport calcique
. 1 200 à 1 500 mg par jour (c'est-à-dire le double de l'apport normal),
. en utilisant les produits laitiers seuls capables de constituer une source suffisante de calcium,
. avec comme corollaire un apport phosphore de l'ordre de 1 500 à 1 800 mg/jour,
- sur l'apport protidique, en sachant qu'un excès de protéines conduit à une augmentation de la perte urinaire en calcium :
. Cette influence sur la calciurie est surtout marquée dans le cas de protéines riches en acides aminés soufrés dont le catabolisme conduit à une acidose modérée favorisant la perte urinaire de calcium.
. Il faudra surtout utiliser les protéines animales, d'où l'intérêt des laitages de bonne valeur biologique.
- en tenant compte des facteurs socio-économiques, fréquents chez ces sujets du 3e âge :
. d'où le 3e intérêt des laitages, dont les protéines ont l'avantage d'être peu coûteuses,
- et en inscrivant l'alimentation dans des standards par ailleurs équilibrés :
. protéines : 20 %,
. lipides : 30 %,
. glucides : 50 %,
. alcool : < 5 %,
. eau : assurer une diurèse minimale de 1,5 l/jour,
. avec des rapports :

$$\frac{\text{protides animaux}}{\text{protides végétaux}} \geq 1$$

$$\frac{\text{lipides végétaux et de poisson}}{\text{lipides totaux}} \geq \frac{2}{5}$$

$$\frac{\text{calories sucres solubles}}{\text{calories totales}} \leq \frac{1}{10}$$

Si l'alimentation est ainsi équilibrée, elle apporte *de facto,* tout l'équipement enzymatique minéral et vitaminique nécessaire et utile.

Mais, dans un certain nombre de cas, la diététique est inexploitable, car le malade n'accepte pas ou ne tolère pas l'alimentation préconisée, surtout le lait et les laitages. Dans ce cas, on prescrira calcium et phosphore par cures séquentielles (2 g de calcium par jour, 20 jours par mois ; 2 g de phosphore par jour, 10 jours par mois).

On adjoindra également :
- une vitaminothérapie de soutien (A et B),

- et surtout une vitaminothérapie D (400 à 500 UI) si l'exposition solaire est insuffisante.

La vitaminothérapie D systématique est recommandée pour les enfants de plus de 6 mois ainsi que pour les femmes enceintes ou allaitant.

Les mêmes facteurs qui favorisent l'athérosclérose, à savoir une alimentation riche en graisses, pourraient favoriser la survenue de l'ostéoporose. Inversement, les mêmes facteurs alimentaires de protection de l'athérosclérose (abondance de produits végétaux, source d'antioxydants, de vitamine C et de vitamine K) pourraient être efficaces aussi dans la *prévention de l'ostéoporose.*

Cas particuliers

- L'ostéoporose cortisonique

Lorsqu'on envisage une corticothérapie au long cours, il faut instaurer un régime hyperprotidique, hypercalcique et hyposodé. Ces mesures sont d'autant plus nécessaires que la corticothérapie est souvent prescrite à des sujets âgés et peu actifs ; or, sénescence et sédentarité sont, en soi, responsables d'ostéoporose.

- Par subcarence en minéraux par excès de perte sudorale chez les jeunes sportifs.
- Autres formes : immobilisation prolongée (grabataires, cosmonautes, etc.).

L'ostéomalacie

Elle correspond à un déficit calcique et phosphoré :

a. ***Par insuffisance d'apport***

Elle ne se voit guère que dans les pays sous-développés, en période de famine, parfois chez les économiquement faibles, et chez les femmes allaitant plusieurs années de suite en raison de grossesses répétées.

L'ostéomalacie peut se rencontrer chez les migrants des grandes villes ayant conservé leurs habitudes alimentaires et ne recevant plus assez de soleil (Hindous vivant à Londres).

b. ***Par déficit d'absorption***

L'apport phosphocalcique et en vitamine D est normal. Mais ces éléments sont malabsorbés, notamment la vitamine D liposoluble qui, en l'absence de sécrétion biliopancréatique, ne peut être utilisée.

Elle se voit surtout dans :

- la sprue, maladie cœliaque,
- la stéatorrhée (pancréatites chroniques),
- l'entéropathie par intolérance au gluten,
- certaines gastrectomies,
- la prise prolongée de phénobarbital et d'anticonvulsivants (inactivation de la vitamine D),
- les insuffisances hépatiques graves avec cholestase (la vitamine D ne subit pas sa première hydroxylation),
- les insuffisances rénales sévères (la vitamine D ne subit pas sa deuxième hydroxylation).

En plus d'un apport phosphoré, calcique et vitaminique D, il faut bien entendu corriger le trouble responsable.

c. ***Par augmentation de l'excrétion :***

• L'acidose tubulaire chronique d'Albright : avec fuite urinaire de calcium en rapport avec un trouble de l'ammoniogenèse.

• Le diabète phosphoré (rachitisme sévère de l'enfant) : hypocalcémie, hyperphosphorémie ; le régime riche en calcium et phosphore est intéressant mais il faut lui adjoindre, outre de fortes doses de phosphore, de très fortes doses de dihydrotachystérol, car le rein ne peut plus hydroxyder la 25-OH-D3 en 1,25-OH_2-D3, forme active de la vitamine D.

• Le rachitisme familial vitaminorésistant : il existe ici une insuffisance de la réabsorption tubulaire du phosphore et une diminution de l'absorption intestinale du calcium. Le régime est efficace à condition de le compléter par de fortes doses de vitamines D.

• Le syndrome de Debré, de Toni, Fanconi (diabète gluco-phospho-aminé) : il se caractérise par une fuite urinaire du phosphore, une fuite urinaire des amino-acides, une cystinose, un diabète rénal, une acidose tubulaire.
La diététique ne peut guère ici proposer que des aliments riches en vitamine D et un régime alcalinisant.

• L'hypercalciurie idiopathique : l'ostéomalacie n'y est pas fréquente. En revanche, la lithiase rénale s'y voit souvent. On peut donc proposer :
. une cure de diurèse avec des eaux non calciques (Évian, Volvic),
. l'exclusion des aliments riches en calcium,
. la diminution d'apport en viandes, poissons, volailles, car le régime hypoprotidique diminue la calciurie,
. c'est ici que le pain complet, avec son acide phytique, trouve tout son intérêt, car il donne des phytates de calcium insolubles et donc non absorbés,

• Les troubles de l'absorption du phosphore (prise régulière et prolongée de fortes doses de gel d'alumine),

• Certaines tumeurs osseuses ou des parties molles (type neurofibromatose de Recklinghausen) dont l'exérèse guérit l'ostéomalacie.

• **Quelques aliments riches en fluor** (pour 100 g)

Tomates = 41 mg	Lentilles = 18 mg
Haricots blancs = 21 mg	Cerises = 6 mg
Pommes de terre = 3 mg	

Notes

a. ***La véritable prévention des ostéoporoses, des ostéomalacies et des ostéoporomalacies :***

Elle consiste à boire du lait ou à manger du fromage tout au long de sa vie. Le lait est un aliment pratiquement équilibré, en dehors de son déficit en fer et en vitamine C. Sans lait, il est très difficile d'avoir une ration calcique suffisante. Le lait réalise les conditions optimales d'assimilation du calcium du fait :

- d'un certain degré d'acidité intestinale que confère l'acide lactique du lait,
- de la présence de protéines (3,5 %),
- de la présence de 4 à 5 % de lipides, taux au-delà duquel on observe une précipitation des sels de calcium (le taux standard en lipides, fixé par le législateur est de 3,4 %),
- de l'existence d'une petite quantité de vitamine D,
- de la présence de vitamines A et du groupe B,
- de l'existence de potassium, sodium, chlore, et soufre,
- d'une richesse suffisante en phosphore permettant d'obtenir un rapport phosphocalcique égal à 1,4.

Si les Français consommaient chacun un demi-litre de lait par jour (ou ses équivalents), il n'y aurait plus d'excédents laitiers. Ce demi-litre représente la quantité que préconisent les nutritionnistes. Nous sommes 53 millions de Français et ce sont 28 millions de litres de lait que, chaque jour, produisent les vaches de notre pays...

La véritable prévention du « rhumatisme » passe donc par le non-arrêt de la consommation de lait à partir de l'âge de trois ou quatre ans. Trop d'adultes n'en consomment plus, ou ne consomment que des fromages intéressants par leur calcium, mais trop riches en corps gras saturés.

b. ***Les aliments qui empêchent l'assimilation du calcium :***

Le calcium ne peut être correctement assimilé que lorsque n'existent pas dans le milieu intestinal des substances qui le rendent insoluble. Ces substances sont :

- l'acide oxalique apporté par le cacao, les épinards, l'oseille, le céleri rave, les bettes, la rhubarbe, le chocolat amer, la betterave, la figue, la groseille,
- l'acide phytique apporté par le son de blé et des céréales (pain complet, pain de son). Mais, en fait, il semble bien que ce soit les fibres seules qui agissent en tant que chélateur calcique. En effet, on a fabriqué du son « déphytinisé », et l'on a obtenu la même négativation du bilan calcique. Il résulte de ces constatations que le cacao au lait (acide oxalique) pris avec du pain complet (acide phytique et/ou fibres) beurré (plus de 5 % de corps gras) est diététiquement une erreur, encore qu'il y ait probablement des facteurs personnels d'adaptation, permettant de minorer les troubles de l'assimilation.

c. ***Quand par désaffection du lait,*** dès le jeune âge, le pouvoir lactosique s'est émoussé (ce qui entraîne une difficulté de digestion des aliments lactés), la consommation progressive de yaourts, moins riches en lactose, reste une bonne façon de les réintroduire dans l'alimentation.

Au total : ***dans l'ostéoporose il faut :***

- ***prescrire :***
  - ***. de l'activité physique (tout particulièrement la marche)***
  - ***. du soleil***
- ***apporter :***
  - ***. des protéines***
  - ***. du calcium (1 200 à 1 500 mg/jour)***
  - ***. du phosphore***
- ***ce que réalisent, de façon naturelle, les produits laitiers***
- ***et cela à tout âge de la vie, en tenant compte des périodes sensibles que sont :***
  - ***. la croissance (adolescence : constitution du capital osseux)***
  - ***. la préménopause***
  - ***. la post-ménopause***

CONSOMMATION QUOTIDIENNE MOYENNE RÉGIME DE L'OSTÉOPOROSE

ALIMENTS	QUANTITÉ	PROTIDES	LIPIDES	GLUCIDES	P (mg)	CA (mg)	VIT. D (m g)
Lait ou yoghourt	800	28	12	40	720	1 000	0,8
Fromage	50	12,5	12,5	–	83	250	0,5
Viande ou poisson ou foie	200	40	20	–	360	–	0,5
Poisson gras 1/semaine	10	2	1	–	30	–	4
Sardines en conserve	30	3	3	–	60	–	6
Œufs							
Pain ou biscottes	150	10	–	82,5	135	75	–
Pommes de terre ou pâtes ou riz ou légumes secs ou farine	200	4		40	100	–	–
Sucre ou miel ou bonbons ou confitures ou chocolat ou pâtisseries	40	–	–	40	–	–	–
Légumes verts	500	8	–	30	150	150	–
Fruits	300	–	–	36	60	60	–
Beurre	15	–	12	–	–	–	0,15
Huile	15	–	15	–	–	–	–
Boissons hydriques	1,5 l						
Boissons alcoolisées : N = 5 %	0						
Total : 2 180 Cal. dont		107,5 g = 430 Cal.	75,5 g = 680 Cal.	268,5 g = 1 074 Cal.	1 698	1 535	11,95
Pourcentage		20 %	31 %	49 %			
		N : 15 %	30 %	55 %			
Un verre de vin rouge de bonne qualité est autorisé à la fin des deux principaux repas.							

JOURNÉE-TYPE DU RÉGIME DE L'OSTÉOPOROSE

- **Petit déjeuner :**
  - lait demi-écrémé
  - café ou thé
  - sucre
  - pain
  - beurre
- **10 h :**
  - yaourt
  - sucre
  - fruit
- **Déjeuner :**
  - crudités en salade
  - légumes
  - viande grillée ou foie ou sardines à l'huile 1 fois par semaine
  - féculents
  - fromage
  - fruits
  - pain
- **Goûter :**
  - lait demi-écrémé
  - sucre
  - pain + confiture
- **Dîner :**
  - crudités en salade
  - viande ou poisson grillé
  - légumes verts + beurre
  - fromage
  - crème au lait
  - pain

RÉGIME DE L'OSTÉOPOROSE

► **Recommandations générales :**

- Répartir l'alimentation en 3 repas par jour auxquels on ajoutera une collation à 10 heures et à 16 heures.
- Manger lentement, en mastiquant correctement. Faire vérifier l'état de la denture.
- Éviter les repas copieux, les préparations grasses ou compliquées. Mais varier les menus pour rendre l'alimentation agréable et appétissante.
- Éviter de boire dans la demi-heure qui précède ou les deux heures qui suivent les repas. Mais boire suffisamment entre les repas pour assurer une diurèse minimale de 1,5 l par jour.
- Manger dans le calme. Se reposer quelques instants avant et après les repas.
- Faire de l'exercice : marche, cyclisme sur tricycle, footing, natation, culture physique modérée.
- Ne pas hésiter à se mettre en tenue légère ou en maillot de bain, pour profiter de l'ensoleillement (veiller à ne pas prendre de coups de soleil).
- Éviter l'alcool : mais un verre de vin à la fin de chaque repas est autorisé.
- Éviter thé ou café trop forts.
- Éviter de fumer l'estomac vide : ne fumer que dans l'heure qui suit les repas.
- Sauf contre-indication particulière, peu d'aliments sont interdits, il y a surtout des aliments recommandés.

► **Aliments recommandés :**

- *à cause de leur richesse en calcium :*
  . fromages, laitages,
  . choux, cresson, navets, oignons verts, pissenlit,
  . légumes secs (pas plus d'une fois par semaine, en purée),
  . fruits oléagineux, fruits secs,
  . Vittel, Contrexéville,
  . Badoit, Perrier, cidre.
- *à cause de leur richesse en phosphore :*
  . les mêmes que ci-dessus et, en plus : les œufs,
  . les viandes, les poissons, les crustacés, les mollusques,
  . le soja, les petits pois, les champignons,
  . le pain, les pâtes, le riz,
  . le vin.
- *à cause de leur richesse en fluor :*
  . tomates,
  . lentilles, haricots blancs, pommes de terre,
  . cerises.
- *à cause de leur richesse en vitamine D :*
  . les huiles de foies de poissons,
  . et parmi les poissons : le thon, le hareng, la sardine, le maquereau.

► **Aliments à éviter à cause de leur richesse en acide oxalique :**

- cacao, chocolat amer.
- épinards, oseille, céleri rave, bette, betterave,
- rhubarbe, figue, groseille.

MENUS TYPES POUR UNE SEMAINE DE RÉGIME DES OSTÉOPOROSES

	Lundi	*Mardi*	*Mercredi*	*Jeudi*	*Vendredi*	*Samedi*	*Dimanche*
Petit déjeuner	café ou thé lait pain beurre	idem	idem	idem	idem	idem	idem
10 h	yoghourt pomme	fromage blanc banane	yoghourt orange	petit suisse poire	yoghourt pomme	fromage blanc orange	yoghourt banane
Déjeuner	carottes râpées rôti de veau petits pois camembert ananas	concombre à la crème poulet rôti haricots verts reblochon compote de pommes	tomates en salade steak haché persillé pâtes au fromage crème vanillée	avocat au citron côte de mouton grillée ratatouille niçoise Brie orange	champignons en salade dorade au four pommes de terre à l'anglaise Cantal salade de fruits	céleri rémoulade foie d'agneau persillé épinards en béchamel boursin pomme	salade de cresson rosbeef purée fromage des Pyrénées sorbet cassis
Goûter	lait thé ou café pain confiture	idem	idem	idem	idem	idem	idem
Dîner	potage Julienne colin pané riz salade gruyère crème au chocolat	sardines rôti froid/ cornichons pommes sautées salade fromage chèvre riz au lait	salade frisée jambon de Paris carottes Vichy Roquefort pomme au four	gratinée à l'oignon steak grillé salade verte crème renversée	velouté de tomates aubergines farcies tomme semoule au lait	salade verte brochettes de viande spaghettis au gruyère crème pralinée	artichaut vinaigrette escalope panée jardinière de légumes demi-sel flan caramel

Un verre de vin rouge de bonne qualité est autorisé à la fin des deux principaux repas.

Anémies

Bases théoriques

Il existe un rapport entre l'alimentation et l'anémie rencontrée dans les grandes hémopathies (Biermer, anémies hémolytiques, aplasiques, secondaires à des intoxications) et, *a fortiori*, dans les hypoglobulies dites nutritionnelles.

Les viscères (foie, rein) et les muscles animaux, certains fruits (abricot, pêche, pomme, prune) sont pourvus d'une activité anti-anémique.

Mais il serait illusoire de ne vouloir traiter toutes les anémies que par la seule diétothérapie tant sont nombreux les facteurs autres qu'alimentaires intervenant dans leur genèse.

Néanmoins, la diététique peut proposer des règles générales basées sur l'apport des éléments indispensables à l'érythropoïèse et qui sont souvent suffisantes pour traiter les anémies nutritionnelles.

L'O.M.S. appelle anémie nutritionnelle les états pathologiques dans lesquels la teneur du sang en hémoglobine, l'hématocrite ou le nombre des hématies est devenu anormalement faible du fait d'une carence en un ou plusieurs nutriments essentiels, quelle que soit la cause de cette carence.

Ces éléments sont :

- les éléments minéraux : essentiellement le fer, mais aussi, à un degré moindre, le cuivre, le zinc, le cobalt, le molybdène, le magnésium,
- les protéines,
- les vitamines du groupe B – notamment la pyridoxine (B_6), la niacine (PP), la cyanocobalamine (B_{12}), l'acide folique (B_9) – et aussi la vitamine C.

Carence en fer

La carence martiale est très fréquente (elle vient en troisième position dans les préoccupations de l'O.M.S., après la carence calorico-azotée et l'avitaminose A).

En Occident, 15 à 20 % des femmes, 5 à 10 % des hommes présentent un déficit en fer. En Afrique et en Asie, 50 à 90 % de la population jeune, 25 à 40 % de la population adulte. Ce phénomène se rencontre dans toutes les couches socioculturelles, mais avec une certaine prédominance chez :

a. *Les nourrissons*

Très fréquente autrefois (on parlait d'anémie « physiologique » entre 6 et 12 mois), l'anémie ferriprive existe encore, mais moins, du fait :

- d'une ablactation plus précoce,
- d'une diversification de l'alimentation à partir du 6e mois, au moment où les stocks de fer transmis par la mère commencent à s'épuiser.

Mais elle se voit encore :

- chez les enfants maintenus trop longtemps à un régime lactofarineux classique (le lait de femme et le lait de vache sont pauvres en fer, d'où l'introduction intéressante sur le marché de laits « de suite » enrichis en fer),
- chez les enfants nés de mère malnutrie (mauvaise éducation alimentaire, milieux immigrés), et qui n'ont pas eu la possibilité de bénéficier d'un stock martial optimum légué par la mère,
- chez les prématurés, les hypotrophiques, les jumeaux.

D'où la nécessité de diversifier l'alimentation en apportant des légumes verts dès le 4e mois et des protéines animales (viandes, poissons, œufs) dès le 5e (en dehors des préparations médicamenteuses qu'on aura prescrit le cas échéant, dès le 2e mois).

b. ***Les enfants et les adolescents***

- Les carences en vitamine C chez les enfants qui « n'aiment pas les fruits ni les légumes », souvent associées à une carence en folates et surtout en fer (la vitamine C favorise l'absorption duodénale du fer).

c. ***Les femmes enceintes ou allaitantes (20 %)***

La constitution du stock martial de l'enfant, la spoliation sanguine de l'accouchement, le fer du placenta « coûtent » (malgré l'économie du fer menstruel) environ 500 à 600 mg de fer.

D'où un risque certain d'anémie, notamment dans les 3 ou 4 derniers mois, surtout si, dès le début de la grossesse, les réserves de fer étaient faibles.

D'où la nécessité d'un régime varié et équilibré dès le début de la gestation (et même, évidemment, avant).

d. ***Les femmes en période d'activité génitale (25 %) :***

Les règles sont ferriprives.

e. ***Les adeptes du végétalisme intégral***

Le fer contenu dans les aliments végétaux a un coefficient d'absorption médiocre. L'anémie est d'autant plus marquée que souvent s'y associent d'autres carences nutrimentielles.

f. ***Les régimes amaigrissants trop sévères et trop longtemps suivis*** (carences multiples mais surtout ferriprotéiques)

g. ***Les maladies caractérisées par les hémorragies distillantes*** (spoliations sanguines occultes) :

- ménométrorragies,
- hernies hiatales,
- hémorroïdes,
- certains cancers digestifs.

Carences en cuivre, zinc et autres éléments minéraux

Il existe des anémies par carence en cuivre (Pérou) ou en zinc (Moyen-Orient). On ne les rencontre pratiquement pas en Occident. De toute façon, cuivre et zinc sont apportés par les mêmes aliments comportant du fer.

L'insuffisance d'apport calorico-azoté

Les anémies nutritionnelles par carence martiale vont parfois de pair avec un déficit caloricoprotidique.

Elles sont toujours plus rapidement améliorées lorsque l'alimentation apporte 15 à 20 % de protéines de bonne valeur biologique.

Elles se rencontrent surtout chez le vieillard (15 à 20 % des vieillards occidentaux, surtout les femmes) ont une hémoglobinémie inférieure à 12 g et un fer sérique abaissé pour diverses raisons :

- facteurs économiques,
- inappétence pour les aliments d'origine animale (surtout les viandes),
- alimentation centrée sur le mode lactofarineux et sucré,
- carences d'absorption nutrimentielle (troubles digestifs chroniques – surtout par denture défaillante : achylie, mal-absorption…) portant non seulement sur les protéines et le fer, mais aussi sur les folates et la vitamine B_{12}.

Carence en folates (vitamine B_9)

Elle détermine une anémie parfois sévère, avec anisocytose et macrocytose ; l'hémoglobinémie est relativement moins abaissée que les globules rouges ; le noyau des polynucléaires est polylobé ; la moelle est mégaloblastique.

Elle se voit :

- chez le vieillard, surtout en association avec une carence azotée et martiale,
- mais aussi chez l'adulte jeune,
- dans la cirrhose, dans les entéropathies chroniques (sprue, maladie cœliaque), chez les gastrectomisés,
- chez la femme enceinte en fin de grossesse (surtout dans les régions tropicales). On a imputé récemment certaines malformations du nouveau-né (spina bifida) à une carence en folates.

Carence en vitamine B_{12}

En dehors de certains déficits enzymatiques, elle se voit lorsque la carence du facteur intrinsèque, sécrété par les cellules du fond de l'estomac, rend impossible son absorption (gastrite atrophique).

Elle se voit aussi dans la botriocéphalose essentiellement en Suisse, Roumanie, Canada mais pratiquement pas en France (sauf en Haute-Savoie).

Carence en vitamine PP et en vitamine B_6

Chez la femme enceinte, en fin de grossesse.

Cas particuliers : étiologie mixte

a. ***L'anémie des gastrectomisés :***

- Si elle est hypochrome et microcytaire : il s'agit d'une carence martiale (mal-absorption du fer ou hémorragie distillante).
- Si elle est macrocytaire : il s'agit :
  . d'une carence en B_{12} de type biermérien (gastrite atrophique du moignon),
  . ou d'une carence en acide folique (demander un dosage du folate érythrocytaire),
  . ou des deux.

b. ***L'anémie des entéropathies*** (avec diarrhée chronique et stéatorrhée; sprues, syndromes de mal-absorption, résection du grêle, court-circuit).

Elle est de type mégaloblastique. Elle procède d'une carence en B_{12} et en acide folique.

c. ***L'anémie des cirrhoses :***

- Son mécanisme est mal connu.
- Action toxique de l'alcool sur la moelle osseuse (?); troubles de l'absorption des folates par déficit enzymatique (l'anémie est effectivement souvent anisocytaire et macrocytaire) (?); carence d'apport (?); saignements occultes (?); tendance à l'hémolyse (?).

Bases pratiques

Il faut :

- Savoir qu'une alimentation normale diversifiée et équilibrée apporte 10 à 30 mg de fer par jour, ce qui semble suffisant car le *turn-over* du fer ne porte que sur un milligramme.

Mais le taux d'absorption du fer contenu dans les aliments varie considérablement en fonction de l'aliment considéré :

- de 0,5 à 9 % pour les végétaux (sauf le soja : 10 %),
- 5 % pour les œufs,
- 10 à 15 % pour les poissons,
- 15 à 20 % pour la viande (fer héminique).

Ce taux est majoré par la vitamine C; en revanche, il est diminué en présence de l'acide phytique (des céréales).

La diététique, pour efficace qu'elle soit, n'est pas toujours suffisante : il faut souvent lui associer des sels de fer à condition de prescrire les mieux assimilables (sulfate, gluconate, aspartate, fumarate).

- Se souvenir que les aliments les plus riches en fer sont (pour 100 g en mg) : farine de soja (13), cacao (12), abats (6 à 12), légumineuses (6 à 10), crustacés (5 à 8), fruits secs (3 à 5), viandes et poissons (2 à 3), œuf (3), pain (2,5).
- Se souvenir aussi que l'on trouve :
  - la vitamine B_{12} dans les viandes rouges, les poissons, les abats, les laitages,
  - l'acide folique dans les viandes rouges, les abats, les œufs, les fromages, les légumineuses, les germes de céréales, les pommes de terre, les légumes verts,

- la vitamine PP dans les viandes, les poissons, les céréales,
- la vitamine B_6 dans les viandes rouges, les abats, les jaunes d'œuf, le lait, les levures, les céréales.

L'équilibre azoté s'obtient surtout avec :

- un apport protidique relativement plus important que pour le sujet normal (18 % au lieu de 15 %),
- des acides aminés de bonne valeur biologique tirés du règne animal : viandes, poissons, œufs, laitages, qui sont d'ailleurs aussi pour la plupart les aliments les plus intéressants en fer,
- mais il ne faut plus prescrire de «jus de viande», obtenu dans une presse, qui n'est en fait que de l'eau rougie, l'essentiel des nutriments restant dans la viande que l'on jette.

Il faut varier l'alimentation; gastronomiser la diététique, car l'anémique est souvent anorexique.

Au total, ***les anémies nutritionnelles procèdent de causes différentes; mais celles-ci sont le plus souvent intriguées; leur diétothérapie repose donc sur un apport suffisant :***

- ***de protéines (18 % de la ration), ces protéines étant essentiellement d'origine animale,***
- ***de fer (au moins 30 mg par jour),***
- ***parfois de cuivre et de zinc,***
- ***de vitamine C (au moins 150 mg),***
- ***de vitamine B_6 (au moins 50 mg),***
- ***de vitamine PP (au moins 25 mg),***
- ***d'acide folique (au moins 0,5 mg),***
- ***de vitamine B_{12} (au moins 5 γ)[1].***

1. Dans les pays occidentaux, ces carences vitaminiques sont exceptionnelles, *a fortiori* lorsque l'alimentation est diversifiée.

RÉGIME DE L'ANÉMIE CONSOMMATION QUOTIDIENNE MOYENNE								
Aliments	Quantité	Protides	Lipides	Glucides	Fer	Vit. C	Vit. B_6	Vit. PP
Lait 1/2 écrémé	400	14,8	6,8	20	0,4		0,28	30,4
Yoghourt	1	5	2	7		–	–	–
Fromage	30	7,5	7,5	–	0,6	–	–	0,12
Viande ou poissons	250	50	25	–	7,5		1	0,55
Pain	150	10,5	–	82,5	3,3	–	–	0,9
Pommes de terre ou pâtes ou riz ou légumes secs ou farine (pesés cuits)	50	5	–	50	3		1	6,25
Sucre	20	–	–	20	–	–	–	–
Confitures	30	–	–	23	0,27	–	–	–
Chocolat	10	0,7	2,4	6,4			–	0,06
Légumes verts 6 %	400	4	–	24	4	128	0,8	2,40
Fruits moyenne 12 %	300	–	–	36	1,2	60	–	0,6
Beurre	20	–	16	–	–	–	–	–
Huile	10	–	10	–	–	–	–	–
Vin	170 ml = 125 Cal					–	–	
Total : 2 100 Cal. dont		97,5 g = 390 Cal.	69 g = 627 Cal.	270 g = 1 080 Cal.	20	188	3	41,3
Pourcentage		18,5 %	29,5 %	52 %				
		N : 15 %	30 %	55 %				

JOURNÉE TYPE DANS L'ANÉMIE

- **Petit déjeuner :**
  - café ou thé ou cacao, lait
  - pain ou biscottes
  - beurre – confiture
  - fruit
- **Déjeuner :**
  - hors-d'œuvre (légumes verts avec ou sans féculent)
  - crudités en salade
  - viande ou équivalent
  - féculent ou légumes verts (selon le dîner)
  - fromage
  - fruit, pain
  - vin
- **Goûter :**
  - pain + chocolat
  - 1 verre de lait ou 1 yaourt
- **Dîner :**
  - hors-d'œuvre ou potage
  - viande ou équivalent
  - féculents ou légumes verts (selon le déjeuner)
  - fruit, pain
  - vin
- **Collation à 10 h ou 21 h :**
  - produits laitiers (yaourt ou fromage blanc)

RÉGIME POUR ANÉMIES NUTRITIONNELLES

► **Recommandations générales :**

- Fractionner l'alimentation en 4 à 5 repas.
- Manger lentement, en mastiquant correctement (faire vérifier l'état de la denture).
- Éviter de boire pendant les repas : ne pas boire dans la demi-heure qui précède ou les deux heures qui suivent les repas.
  Boire suffisamment entre les repas pour assurer une diurèse minimale d'1,5 l par jour.
  Sauf cas particulier, un verre de vin de bonne qualité est autorisé à la fin des 2 principaux repas, ainsi qu'une tasse de café après les repas.
- Préparer les aliments de façon variée et agréable.
- Éviter de fumer ou ne fumer que dans l'heure qui suit les repas.
- Faire un petit déjeuner copieux et varié.
- Faire de l'exercice physique (marche, footing, natation, cyclisme).

► **Aliments interdits :**

Sauf cas particulier, il n'y a pas d'aliments interdits; mais il vaut mieux, à volume égal, consommer ceux qui apportent les éléments intéressants pour combattre l'anémie (protéines, fer, vitamines B et C).

► **Aliments recommandés :**

- Parce qu'ils portent des protéines animales de bonne valeur biologique :
  . lait, laitages, fromages,
  . toutes les viandes, les volailles, les gibiers, les abats,
  . tous les poissons de mer et d'eau douce, tous les crustacés et les coquillages,
  . les œufs, les charcuteries.
- Parce qu'ils apportent du fer : viandes, abats, coquillages, gibier, œufs, charcuterie.
  . épinards, artichauts, cresson, pissenlit, persil, soja, olives vertes,
  . légumes secs, fruits secs (figue, datte, noix, noisettes, amandes, raisins...),
  . châtaignes, marrons, chocolat, cacao.
- Parce qu'ils apportent de la vitamine C :
  . tous les légumes verts surtout : chou rouge, choux de Bruxelles, chou-fleur, cresson, épinards, fenouil, mâche, navet, oseille, pissenlit, poivrons,
  . tous les fruits mais surtout : orange, citron, pamplemousse, mandarine, fraises, cassis, groseille, melon,
  . estragon, piment, persil, cerfeuil.
- Parce qu'ils apportent de la vitamine B_6 : viandes, volailles, poissons, abats, fruits, oléagineux et en plus : levure de bière, germes de blé, de maïs, de soja.
- Parce qu'ils apportent de la vitamine PP : viandes, volailles, abats, poissons, céréales, légumes secs, levure de bière, fruits secs, fruits oléagineux.
- Parce qu'ils apportent de la vitamine B_{12} : viandes, poissons, abats (foie surtout), lait et dérivés.

MENUS TYPES POUR 7 JOURS DE RÉGIME DE L'ANÉMIE

	Lundi	*Mardi*	*Mercredi*	*Jeudi*	*Vendredi*	*Samedi*	*Dimanche*
Petit déjeuner	café-lait pain-beurre confiture orange	cacao au lait pain-beurre confiture pamplemousse	thé au lait biscottes beurrées confiture fraises	ricoré au lait pain-beurre confiture orange	cacao au lait pain-beurre confiture pamplemousse	thé au lait pain-beurre confiture pomme	café céréales au lait biscottes beurrées fraises
Déjeuner	macédoine légumes brochette de volailles ratatouille fromage fruit	salade de maïs aux poivrons verts poulet grillé chou-fleur fromage fruit	salade de pissenlit mimosa foie d'agneau persillé purée fromage fruit	céleri rave rémoulade steak grillé purée pois cassés fromage fruit	fenouil en vinaigrette côte de porc lentilles fromage fruit	tomates lapin aux oignons pommes de terre fondantes fromage fruit	cocktail de crabe escalope viennoise bouquetière de légumes fromage fruits rafraîchis
Goûter	pain + chocolat verre de lait nature	lait de poule biscuits	biscottes + chocolat yoghourt	pain + chocolat yoghourt	pain + confiture verre de lait	pain + chocolat verre de lait	pain + chocolat verre de lait
Dîner	potage poisson pommes vapeur salade fruit	potage côte d'agneau flageolets/ haricots verts salade fruit	salade verte aux betteraves rouges moules marinières riz + haricots rouges fruit	potage salade composée germes de soja, pois chiches, œuf, jambon, olives, tomates fruit	poireaux vinaigrette rognon de bœuf pâtes salade fruit	potage de légumes fond d'artichauts farci riz créole salade verte fruit	potage de vermicelle œuf poché épinards béchamel fruit
Collation	yoghourt à la confiture	yoghourt sucré	1 verre de lait	1 verre de lait	yoghourt sucré	yoghourt à la confiture	yoghourt à la confiture

Un verre de vin rouge de bonne qualité est autorisé à la fin des deux principaux repas.

Les dénutritions

Les dénutritions sont des situations dans lesquelles les besoins en énergie (dénutritions caloriques) ou en protéines (dénutritions protéiques) ou les deux (dénutritions protéinocaloriques) ne sont plus couverts.

Elles constituent un problème encore méconnu de santé publique. Ceci est d'autant plus regrettable que la dénutrition touche une partie importante de la population :

- 5 % des personnes âgées de plus de 65 ans et 30 à 50 % des personnes en institution sont dénutris ;
- 5 à 15 % des cancéreux sont sévèrement dénutris.

Les jeunes femmes constituent paradoxalement également un groupe à risque du fait du modèle social dominant de minceur.

Les dénutritions sont le plus souvent la conséquence de *maladies* entraînant des pertes d'appétit ou un coût métabolique accru du fait de douleurs, de fièvre ou de troubles digestifs.

Plus rarement, elles sont liées à des carences d'apport isolées. Ces carences d'apport sont quasi exclusivement retrouvées dans nos sociétés dans les *anorexies mentales.*

Appréciation de la dénutrition

L'appréciation de la dénutrition repose sur :

- *L'interrogatoire*

La dénutrition est suspectée devant des pertes de mémoire, une asthénie en fin de journée, une dyspnée d'effort, une fatigue musculaire.

Un état de dénutrition préoccupant est à craindre lorsqu'un déficit d'apport calorique de 50 % pendant 4 à 6 mois est noté par rapport au niveau calorique habituel ou lorsqu'un déficit de 75 % est observé pendant 1 à 2 mois. *Trois semaines de jeûne hydrique* suffisent par ailleurs à provoquer un état sérieux de dénutrition.

- *L'examen clinique* qui note :
- le poids ;
- l'étude du rapport *poids/taille.*
- *L'indice de masse corporelle* (IMC ou en anglais BMI, *body mass index)* est le rapport entre le poids en kg et le carré de la taille en mètres.

Le poids idéal est (PI) = 22 kg/m^2.

Le risque de dénutrition existe dès que *l'index est inférieur à 18,5.*

Tout trouble de l'hydratation corporelle diminue cependant la validité de ce rapport et un index compris entre *16 et 18,5 kg/m²* peut s'observer dans les *maigreurs constitutionnelles* en dehors de toute dénutrition.

Un IMC inférieur à 16 signe par contre de façon certaine la dénutrition.

- *L'importance de l'amaigrissement et surtout la rapidité de l'installation de la perte de poids* : une perte de 2 % de poids en une semaine a la même valeur pronostique péjorative qu'une perte de 5 % en un mois.

On examinera successivement :

- les *masses musculaires* : une fonte de ces masses sera particulièrement bien appréciée à la main et aux tempes;
- les *téguments et les membres* : des signes précieux orientent parfois sur des déficiences vitaminiques spécifiques : peau sèche, amincie, ecchymoses faciles, perte de cheveux ou cheveux secs raréfiés et cassants, ongles striés déformés, œdèmes des membres inférieurs et des lombes;
- la *langue : son état* permet de juger de l'importance de la dénutrition. Dans une dénutrition sérieuse, les papilles sont atrophiques. La langue est d'abord lisse au centre et sur les bords puis à un stade plus avancé, elle devient lisse sur toute sa surface et dans les dénutritions très graves, la muqueuse est fine et crevassée. L'amélioration de la dénutrition est, elle, appréciée sur la réapparition des papilles.
- la tension artérielle et le cœur : une *hypotension* et une *bradycardie* sont observées dans les formes *sévères.*

Parmi tous ces signes cliniques aucun symptôme n'est spécifique de dénutrition, mais leur association est évocatrice.

- La *mesure du pli cutané tricipital* (PCT) est un précieux élément diagnostique pour apprécier l'importance de la *masse grasse*. Cette mesure est effectuée à trois reprises du côté droit chez l'adulte et, par convention, du côté gauche chez l'enfant.

- La mesure de la *surface musculaire brachiale (SMB)*

SMB (cm) = CB (cm) – (0,314 × PCT (mm))

où CB est la circonférence du milieu du bras.

La CMB normale moyenne est de 21-23 cm chez la femme et de 25-27 cm chez l'homme.

Une diminution de la CMB de plus de 25 % signe une perte importante de *masse musculaire.*

- La mesure des *tour de taille et tour de hanche* est réalisée avec un mètre à ruban. Cette mesure donne une idée de la *répartition* de la masse grasse.

Un tour de taille *supérieur à 100-102 cm* chez l'homme et *90 cm* chez la femme doit alerter, car le risque cardio-vasculaire est augmenté lorsque la masse adipeuse prédomine au niveau viscéral abdominal.

La clinique est cependant parfois trompeuse. Il faut alors s'aider des marqueurs biophysiques et biologiques et des tests fonctionnels musculaires.

L'impédance bioélectrique permet de calculer la *masse maigre*. La masse maigre, soustraite du poids, donne le chiffre de la *masse grasse*. Cette méthode, difficilement réalisable en pratique courante, est par contre relativement simple et peu coûteuse en milieu spécialisé. Sa mesure répétée permet d'évaluer les *modifications* de l'état nutritionnel.

Les marqueurs biologiques :

- Le dosage de l'*albuminémie* est le plus couramment utilisé. Un taux inférieur à 30 g/l témoigne d'un début de dénutrition; inférieur à 25 g/l, il témoigne d'une dénutrition importante. Ce dosage constitue cependant un moyen de *surveillance* peu fiable car la durée de demi-vie de l'albumine est trop longue (20 jours). La *pré-albumine* dont la demi-vie est de 48 heures est un meilleur critère de *surveillance nutritionnelle*.

- La *transferrinémie* : les valeurs de 2 à 4 g/l chez l'adulte sont considérées comme normales. Le risque de décès et de complications chez les patients hospitalisés augmente lorsque la transferrinémie est inférieure à 1,7 g/l.

Les tests fonctionnels musculaires représentent l'approche la plus récente pour évaluer l'état nutritionnel. La force musculaire est directement liée en effet au capital protéique.

Ces tests comprennent *la mesure de la force de préhension*, la *force des muscles respiratoires* et la réponse de certains muscles à une stimulation électrique.

Ces tests permettent de différencier la *dénutrition* où la force musculaire est *réduite* de la *maigreur constitutionnelle* où la force musculaire est *normale*.

Le pronostic postopératoire est facilité par ces tests : une perte de poids supérieure à 10 % en 3 mois et une réduction de la force musculaire annoncent des complications postopératoires.

Les tests fonctionnels musculaires permettent de juger aussi l'*évolution* : en effet, sous l'effet de la renutrition, la force musculaire s'améliore avant même l'augmentation mesurable de la masse protéique totale.

Au terme de ce bilan : différents indices de risque nutritionnel sont proposés. Ces indices qui tiennent compte de l'association des différents éléments cliniques biologiques et physiques permettent d'évaluer le pronostic de la dénutrition.

On admet qu'il existe un risque de dénutrition grave lorsque les critères suivants sont atteints :

Poids < 60 % du poids théorique calculé selon la formule de Lorenz

Index créatinine/taille < 60 % rapport créatinine/taille théorique

Transferrine < 1 g/l

Lymphocytes < 800

Conséquences de la dénutrition

Les conséquences de la dénutrition sont nombreuses et peuvent aboutir au décès en l'absence de prise en charge précoce.

Un mauvais état nutritionnel est un facteur défavorable dans le pronostic de beaucoup d'affections : suites opératoires, blessures, syndromes immunodéficitaires car :

- la dénutrition entraîne une lymphopénie et une *déficience immunitaire;*
- le déficit protéique augmente la sensibilité aux *infections* et accroît le risque de *toxicité médicamenteuse* (la baisse du taux d'albumine plasmatique a pour conséquence une augmentation de la forme libre et active du médicament);
- la dénutrition s'accompagne d'une asthénie et d'une anorexie qui ne font qu'aggraver le cercle vicieux de la dénutrition. On parle de *spirale de la dénutrition*;
- la dénutrition peut entraîner : bradycardie et troubles de la conduction, déminéralisation osseuse;
- une dénutrition importante entraîne également des troubles de cicatrisation pouvant, en cas de chirurgie récente, provoquer des lâchages de sutures.

Un bon état nutritionnel permet à l'inverse la guérison rapide des maladies aiguës et chroniques. Un traitement rapidement efficace de la dénutrition est donc indispensable.

Stratégie thérapeutique

La conduite thérapeutique répond à certains principes généraux :

- *La multiplication des repas est conseillée.*

La plupart des malades ne peuvent absorber de grandes quantités d'aliments au cours d'un seul repas : cinq petits repas par jour permettent alors d'augmenter la ration calorique quotidienne.

Le personnel infirmier n'est malheureusement pas toujours en nombre suffisant pour nourrir des personnes trop faibles pour se nourrir seules. Il faut dans bien des cas faire appel à la famille pour aider les malades à se nourrir aussi souvent.

- *L'enquête diététique* guide la conduite de la réalimentation.

Elle permet de chiffrer l'importance et la durée de la dénutrition et surtout de déterminer le taux initial de la ration à fournir au malade. L'augmentation de l'alimentation doit être progressive : cette ration doit être à peine supérieure à celle consommée spontanément (augmentation de 300 kcal par rapport à l'alimentation habituelle, à majorer si possible tous les 3-4 jours).

Les apports *protéiques ne doivent pas être inférieurs à 1 g/kg de poids idéal et par jour.*

Le niveau calorique de la ration ne sera atteint que très progressivement en cas de dénutrition sévère (perte de poids supérieure à 20 % du poids du corps).

- *La variété des menus est une nécessité,* la monotonie des repas étant fréquemment à l'origine d'une sous-alimentation.
- *Une bonne palatibilité des aliments* est également indispensable, la meilleure alimentation étant celle qui plaît au malade.
- *La présentation des repas doit toujours être soignée :* la présentation successive des mets est toujours préférable au plateau repas.
- *L'examen de la bouche est systématique :* il faut toujours rechercher, pour les traiter, les bouches sèches, les bouches mycotiques, ulcérées ou hémorragiques.
- *L'alimentation liquide* est indiquée lorsque l'alimentation solide est rendue difficile du fait d'une intervention, d'une grande fatigue ou d'un obstacle mécanique ou fonctionnel (mauvaise denture, fracture du maxillaire ou atteinte des voies digestives supérieures).

Des mélanges liquides à base de viandes, de fromages, de jus de fruits, de lait (lait de poule : lait écrémé, jaune d'œuf, sucre) ou de crèmes glacées sont alors alternativement proposés et donnés toutes les trois heures.

Pour ne pas provoquer de diarrhée, les mélanges liquides ne seront pas donnés trop rapidement et le lait ne sera pas donné en trop grandes quantités.

- *Les suppléments diététiques sont conseillés* lorsque les malades ne parviennent pas à absorber une alimentation couvrant leurs besoins.

Ces suppléments ont l'avantage de pouvoir être donnés en dehors des heures normales des repas. Ils sont toujours adaptés au goût du patient, faciles à déglutir et de haute valeur énergétique.

Il existe des compléments nutritifs épais (crème) et des produits pour alimentation de complémentation orale liquide. Ces compléments peuvent être normoprotidiques équilibrés ou hyperprotidiques.

- Il faut savoir que le malade peut perdre du poids, du fait de la fonte des œdèmes, lors de la première semaine de réalimentation.

- Certaines thérapeutiques peuvent être utiles : les antiémétiques pour lutter contre les nausées, les antalgiques non émétisants pour lutter contre la douleur qui est un obstacle à l'alimentation.

- Un soutien psychologique est essentiel : il faut évaluer un éventuel état dépressif, améliorer le contexte social et prévoir si nécessaire une aide ménagère ou la distribution à domicile de repas préparés.
- L'alimentation par sonde est enfin l'alimentation de choix lorsque l'administration orale n'est plus possible.

L'alimentation par sonde est utile :
- en l'absence de perte de poids, lorsque les malades ne peuvent pas déglutir ou lorsque leurs besoins ne sont pas couverts par une alimentation normale ou par des suppléments alimentaires pendant une durée prévisible d'au moins deux semaines. L'alimentation par sonde est réservée aux malades ayant une capacité fonctionnelle digestive satisfaisante ;
- lorsque la perte de poids dépasse 5 %, l'alimentation par sonde est prévue dès lors qu'une alimentation orale normale n'est pas envisageable pendant une semaine ;
- enfin l'alimentation par sonde est toujours préconisée lorsqu'il existe une *malnutrition avec perte de poids de plus de 10 %*, lorsque les besoins (de maintenance) ne sont plus couverts pour une activité sédentaire du fait d'une diminution des ingesta ou du fait de pertes digestives.

Les contre-indications à la nutrition entérale sont essentiellement :

- les occlusions intestinales ;
- les diarrhées sévères ;
- les fistules à gros débit ;
- les pancréatites aiguës graves dans les 8 premiers jours ;
- les hémorragies digestives sévères ;
- l'ischémie mésentérique, les péritonites généralisées.

Deux types de sondes sont utilisées : les sondes naso-gastro-intestinales, et les sondes placées par gastro- et jéjunostomies.

Les *sondes nasogastriques* sont utilisées pour les réalimentations de *courte durée*. Les sondes de *gastrojéjunostomie* sont utilisées en cas de durée d'alimentation prévisible *plus longue* (supérieure à 1 mois). Ces dernières, placées chirurgicalement, sont indiquées également lorsque le risque de pneumopathie d'inhalation est élevé (risque de reflux, troubles de la conscience).

Les nutripompes permettent une alimentation continue à faible débit.

Les sondes maintenant utilisées sont plus confortables, elles sont souples, faites en polyuréthane ou silicone. De ce fait, *les complications* (rhinites, pharyngites, œsophagites) sont beaucoup plus rares.

Le risque principal est le risque de *pneumopathie d'inhalation* qui impose le retrait immédiat de la sonde. Cette affection est surtout fréquente chez les malades ayant des désordres neurologiques affectant la déglutition.

L'alimentation par sonde est toujours préférée à l'alimentation parentérale car, lorsque les nutriments ne sont pas administrés par voie gastro-intestinale, il existe un risque d'atrophie de la muqueuse et de dysfonctionnement du système pancréatique et biliaire.

L'alimentation par sonde dure en moyenne une quinzaine de jours puis une alimentation orale *liquide, fractionnée et sans résidu est prescrite* afin de ne pas stimuler les sécrétions digestives et le péristaltisme intestinal.

Les aliments mous ou rendus mous sont ensuite réintroduits.

L'alimentation est alors toujours pauvre en fibres. Les laitages, les fruits (très mûrs, sans peau ni pépins), certaines crudités (tomates sans peau ni pépins, salades vertes tendres), certains légumes (blanc de poireau, asperges en boîte, salade cuite, fond d'artichaut) sont donnés très prudemment.

La surveillance appréciera l'évolution clinique et biologique et tiendra compte des éléments suivants :

- *la faim :* si le patient n'est pas rassasié, on pourra augmenter la ration calorique ;
- *la soif :* il est possible d'instiller de l'eau fréquemment entre les repas et ceci surtout en cas de fortes chaleurs. L'eau gélifiée sera utilisée si nécessaire ;
- la surveillance du *transit intestinal* en recherchant les causes d'éventuels troubles du transit ;
- la surveillance du poids :
  . recherche d'une cause de perte de poids : ingesta insuffisants, pertes importantes, catabolisme accru en cas de stress thérapeutique, fonte d'œdèmes de dénutrition,
  . recherche d'une cause de prise de poids importante : hyperhydratation, œdèmes ;
- *la surveillance anthropométrique :* pli cutané tricipital (surveillance de la masse grasse) ; circonférence musculaire brachiale (appréciation de la masse musculaire) ;
- *la surveillance biologique :* l'apport protéique est réglé en fonction du *bilan azoté* et de *l'albuminémie*. Il faut surveiller également la *créatinine et l'ionogramme* à la recherche d'une hyponatrémie provoquée par des mélanges nutritifs trop peu salés.

La surveillance dépistera et préviendra des complications qui peuvent être liées au déplacement, à l'extraction involontaire ou à l'obstruction de la sonde : contrôle du bon positionnement de la sonde ; rinçage systématique par au moins 60 ml d'eau normale avant et après chaque passage de nutriments et changement de la sonde en cas de nécessité et systématiquement chaque mois ; les poches sont conservées fermées à la température ambiante.

Les médicaments seront administrés quand cela est possible par voie orale : ils seront administrés de préférence sous forme liquide ou si nécessaire solides mais à libération immédiate. Ils seront toujours administrés indépendamment les uns des autres.

Les régurgitations, les nausées et les vomissements seront prévenus par un fractionnement des repas, par la position semi-assise du malade et si nécessaire par la prescription de médicaments antireflux et d'antiémétiques.

La pneumopathie d'inhalation, heureusement rare, impose de traiter l'insuffisance respiratoire et d'enlever d'urgence la sonde nasogastrique.

Les complications digestives seront prévenues par : l'interrogatoire qui dépiste des ballonnements pouvant être liés au mauvais positionnement de la sonde, à un mauvais fractionnement de l'administration ou à un débit d'instillation trop rapide.

La *constipation* sera combattue par une hydratation suffisante, un mélange enrichi en fibres et la prescription de laxatifs. Ceux-ci seront en particulier nécessaires lors de prescriptions de morphiniques.

Le traitement de la diarrhée est fonction de l'étiologie :

- repositionner la sonde si celle-ci est trop enfoncée ;
- rechercher une infection liée à une contamination bactérienne ;
- ralentir si nécessaire le débit ou introduire des fibres ou un produit antidiarrhéique ;
- vérifier l'absence d'un médicament pouvant induire des diarrhées ;
- hydrater le malade et apporter des électrolytes en fonction des données de l'ionogramme ;
- prescrire un traitement après une coproculture ;
- en l'absence d'efficacité du traitement, rechercher une autre cause de diarrhée : maladie de Crohn, etc.

Dans tous les cas il faudra surveiller la bonne tolérance psychologique de ce type d'alimentation et toujours penser à laisser la possibilité au malade de participer, tant soit peu, aux réunions familiales et sociales.

La nutrition parentérale

Elle est plus coûteuse et expose à de nombreux risques. Elle est pour cela réservée à des situations pathologiques bien particulières de mal-absorption.

On y a recours en cas *d'intestin radique, de maladies inflammatoires sévères, d'obstructions intestinales et de résections intestinales étendues.* Elle est également utilisée lors des vomissements persistants, en cas de diarrhées sévères incontrôlables, et dans les situations de catabolisme extrême, lorsque l'alimentation entérale ne suffit plus.

Elle est ainsi utilisée :
- *lorsque la nutrition entérale est impossible et lorsque les malades n'ont pas la possibilité de manger :* comas, néoplasie ORL ;
- *lorsqu'ils ne doivent pas manger :* lors d'une chirurgie digestive lourde par exemple ;
- enfin *lorsqu'ils ne veulent pas manger :* refus de la nutrition entérale lors des anorexies psychogènes.

La nutrition parentérale n'est pas indiquée :
- en période périopératoire, s'il n'existe pas de dénutrition sévère (perte de moins de 10 % par rapport au poids usuel) ;
- si le malade la refuse après avoir été informé des risques.

Comme pour les préparations utilisées par voie entérale, les solutions parentérales sont très nombreuses et le choix de celles-ci, parfois complexe, est effectué au mieux par le nutritionniste ou le réanimateur de l'hôpital.

Cancers et dénutrition

Cinq à quinze pour cent des cancéreux sont sévèrement dénutris.

Les raisons de cet amaigrissement, complexes, sont souvent associées :
- la tumeur consomme les nutriments destinés au tissus normaux et certaines tumeurs malignes solides sécrètent des protéines capables de détruire la masse maigre du muscle ;
- les troubles du goût et de l'odorat entraînent souvent une anorexie chez les cancéreux.

Il peut exister des causes mécaniques ou métaboliques, ainsi, en cas de chirurgie, il existe une augmentation du besoin calorico-azoté et une augmentation de la dépense énergétique. En cas d'exérèse du tube digestif on note une mal-absorption par insuffisance anatomique ou fonctionnelle.

La dénutrition peut être enfin liée aux thérapeutiques utilisées.

La dénutrition est chez les cancéreux un *facteur de mauvais pronostic* : un amaigrissement rapide est souvent le témoin d'une tumeur agressive.

Près de 20 % des cancéreux décédés et autopsiés ne présentent pas d'autres causes immédiatement identifiables qu'un syndrome cachectique.

Ce sont les cancers des voies aérodigestives supérieures et les cancers digestifs qui s'accompagnent le plus souvent d'un amaigrissement important.

Chez les cancéreux incapables de s'alimenter, il faut mettre en place une nutrition entérale ou parentérale au long cours pour maintenir l'hydratation et améliorer la survie et le confort.

Dans les tumeurs nécessitant une intervention, il est particulièrement important de corriger la dénutrition dans les semaines précédant la chirurgie. Cette dénutrition est fréquente chez les malades cancéreux du fait des douleurs, de l'anorexie, des obstacles mécaniques sur le tube digestif. Elle est à l'origine de troubles de l'immunité et favorise des complications infectieuses et des troubles de cicatrisation (lâchage de sutures).

En préopératoire, l'administration de la nutrition entérale se fait par sonde nasogastrique ou nasoentérale. *La nutrition parentérale* est réservée aux impossibilités d'utiliser la voie entérale par exemple lors des sténoses œsophagiennes serrées.

Le pronostic *postopératoire* des cancéreux, de même que celui des greffés de moelle, est amélioré par la *qualité* de l'apport alimentaire, d'où l'importance de la nutrition postopératoire.

Parmi les substances ayant un rôle bénéfique sur le plan immunitaire ou métabolique, citons :

- *les acides aminés* (glutamine, arginine, ornithine) ;
- *les corps gras de type oméga-3* dérivés des huiles de poisson. Ces corps gras pourraient de plus potentialiser les effets de la radiothérapie et de la chimiothérapie ;
- *certains micronutriments* aux effets antioxydants (zinc ou vitamine C).

La nutrition parentérale, supplémentée en *glutamine,* sera commencée d'emblée au cours des premières heures postopératoires.

L'apport nutritionnel artificiel sera poursuivi tant que l'administration orale ne sera pas suffisante pour assurer au moins 60 % des besoins caloriques du malade.

La nutrition entérale est, elle, débutée dès le retour des signes cliniques de motricité digestive.

Nutrition artificielle et chimiothérapie

Il faut savoir que la nutrition parentérale est susceptible d'augmenter la fréquence des infections chez les malades soumis à une *chimiothérapie. Elle nécessite une hospitalisation.*

Dans les greffes de moelle par contre, l'intérêt de la nutrition parentérale semble bien établi.

Il est démontré qu'une supplémentation en *glutamine* améliore la balance azotée et diminue les complications infectieuses.

Les acides gras poly-insaturés de type oméga-3 pourraient peut-être enfin sensibiliser la tumeur à la chimiothérapie anticancéreuse.

Dénutrition et broncho-pneumopathie obstructive

La dénutrition est un élément central et péjoratif de l'insuffisance respiratoire chronique.

En effet, plus de 40 % des patients qui perdent du poids meurent dans un délai de 5 ans et, à poids moyen initial identique, la survie à 5 ans est deux fois moindre chez les sujets qui perdent du poids que chez ceux dont le poids est stable.

Près de la moitié des sujets souffrant d'une broncho-pneumopathie chronique obstructive perdent 5 à 10 % de leur poids.

Différents mécanismes sont susceptibles d'expliquer la dénutrition de l'insuffisant respiratoire :

- des apports alimentaires insuffisants car : d'une part la dyspnée est favorisée par l'alimentation et d'autre part l'hypoxie est un facteur anorexigène ;
- des dépenses énergétiques augmentées : la dépense énergétique de repos est accrue de 10 % chez les sujets qui ont une broncho-pneumopathie obstructive ;

- dans les broncho-pneumopathies obstructives, *la fonte musculaire* est due, comme dans la cachexie cancéreuse, à la baisse de la synthèse protéique liée elle-même à l'hypoxie, à la dénutrition et à la diminution progressive de l'activité physique.

Comment améliorer l'état nutritionnel des malades atteints de broncho-pneumopathie obstructive?

Les apports énergétiques doivent être augmentés de façon très importante (20 à 40 %).

Le régime de ces malades sera relativement riche en matières grasses (*45 à 55 %*), pauvre en acides gras saturés et *appauvri en protéines et en hydrates de carbone*. Ce régime est pauvre en hydrates de carbone car chaque molécule d'hydrate de carbone ingérée produit une molécule de CO_2 (le quotient respiratoire des hydrates de carbone est égal à 1, celui des protéines est de 0,8 et celui des lipides de 0,7).

Ce régime est appauvri en protéines car une consommation trop importante de protéines pourrait avoir un effet négatif en augmentant la consommation d'oxygène du fait de son effet thermogène.

Des *suppléments nutritionnels* par voie orale ou entérale sont souvent nécessaires mais, pour éviter que la prise de poids ne se fasse par augmentation de la masse grasse, on peut utiliser, *pour augmenter la masse maigre, l'hormone de croissance et les androgènes.*

On conseille par ailleurs *une activité physique régulière.*

Grâce à ces prescriptions, le poids va augmenter et une amélioration de la musculature respiratoire est alors constatée.

La supplémentation orale est parfois inefficace pour plusieurs raisons :

- la prise de suppléments diététiques peut diminuer la prise alimentaire lors des repas;
- la tolérance digestive des suppléments est parfois médiocre;
- une infection bronchique parfois associée entraîne un hypercatabolisme préjudiciable à la prise de poids;
- la prise alimentaire augmente la dyspnée par aggravation de l'hypoxémie;
- l'apport calorique, bien que souvent normal ou élevé, est insuffisant pour faire face à l'hypermétabolisme de repos des patients atteints de broncho-pneumopathie obstructive.

La nutrition artificielle, lorsqu'elle est indiquée, se fera par voie entérale à l'aide d'une sonde nasogastrique ou d'une gastrostomie réalisée par voie endoscopique.

Cette nutrition artificielle sera discutée systématiquement avant une intervention chirurgicale majeure et sera de courte durée.

Une nutrition artificielle *de plus longue durée* n'a d'indication que lorsque les patients sont très dénutris, et après échec d'une alimentation orale prolongée.

Sida et dénutrition

Dans cette affection, plus que dans toute autre, la dénutrition a des conséquences graves. Elle diminue les fonctions immunitaires : en cas de dénutrition protéique, la taille des populations lymphocytes se réduit, surtout celle des CD4, et le fonctionnement des cellules T « helpers » est altéré, de même que les fonctions des polynucléaires et des macrophages. Cette baisse des fonctions immunitaires peut favoriser la survenue d'infections opportunistes : mycobactéries atypiques, mycoses, infections virales (*Pneumocystis carinii*). Ces surinfections peuvent survenir même après une perte de poids faible (< 5 %). Ce risque de surinfection justifie que le traitement de la dénutrition s'accompagne de conseils d'hygiène stricts.

La dénutrition protéique n'est pas la seule responsable du déficit immunitaire. Les carences en vitamines et en oligo-éléments peuvent également contribuer à ce déficit.

Il faut tenir compte enfin du fait que ces malades, souvent isolés et dépressifs, ont tendance à adopter des habitudes alimentaires irrationnelles, qu'il faut savoir combattre. Heureusement, ils sont aidés par des associations (Aides, Arcat Sida) qui diffusent des brochures de recommandations nutritionnelles très utiles.

• **Dès la séropositivité connue**, il faut informer le patient qu'il *va perdre du poids mais que cette perte de poids pourra être partiellement prévenue* par une intensification et une diversification de l'alimentation; il faut tout faire pour que le sujet séropositif se sente responsable de sa lutte contre la maladie.

L'alimentation sera proche de celle recommandée à l'ensemble de la population mais l'équilibre nutritionnel devra être particulièrement respecté; on évitera à ce stade le recours à des aliments spéciaux. Les recommandations diététiques seront diffusées à l'entourage car l'observance à long terme d'un régime dépend de la répétition des messages. *La surveillance du poids doit être rigoureuse :* une perte de poids limitée à 2-3 kg ne doit pas alarmer, mais si la perte dépasse 3 kg, il faut rechercher la cause de cet amaigrissement (diarrhée, fatigue, stress, infections opportunistes) et donner les conseils nutritionnels suivants :

- fractionner l'alimentation,
- préférer les produits riches de chaque groupe d'aliments,
- les *besoins protéiques* sont augmentés pendant la séropositivité. Le catabolisme musculaire secondaire à cet état infectieux sera prévenu par un apport de l'ordre de 1,2 g de protéines/kg et par jour. Les protéines animales, de meilleure valeur biologique, seront privilégiées (faire penser à la charcuterie, aux friands, quiches et terrines, et faire toujours agrémenter les plats de sauces diverses). Il faut conseiller les protéines lactées (lait entier, fromages à plus de 40 % de matières grasses, petits suisses, desserts laitiers : riz au lait, etc.),
- les *glucides :* au petit déjeuner, conseiller les gâteaux secs et les céréales au lait entier. Aux repas, préférer les frites et les pommes de terre sautées, les pâtes enrichies de sauces. Ne pas oublier les fruits secs, les jus de fruits, les milk-shakes mais rappeler que les calories fournies par l'alcool sont mal utilisées par l'organisme,
- les *lipides,* enfin, sont une source de calories à ne pas négliger, les huiles de poisson d'eau froide pourraient même stimuler la compétence immunitaire. En définitive, la variété des ingesta est la meilleure garantie de la prévention des carences nutritionnelles et la ration quotidienne calorique globale sera augmentée de 30 à 40 % par rapport à celle du sujet sain,
- les *besoins en vitamines* sont augmentés en cas de séropositivité, et particulièrement en cas de troubles digestifs associés : la stéatorrhée, souvent constatée, diminue les réserves en vitamines liposolubles (A, D, E, K). Par ailleurs, les vitamines A, C et E ont des propriétés antioxydantes qui pourraient jouer un rôle dans la qualité de la réponse immunitaire. Un grand déficit en vitamine B_9 ou B_6 peut être une raison de la diminution des fonctions des lymphocytes T. Il est donc logique de prévoir une prescription multivitaminée trois fois par semaine mais il faut lutter contre la tendance de certains malades à consommer des doses parfois considérables et dangereuses de vitamines et d'oligoéléments,
- les *oligoéléments,* cofacteurs critiques de l'immunité, peuvent ne pas être apportés dans l'alimentation en quantité suffisante : des risques de carence existent, d'une part, pour le *zinc* en raison de besoins élevés, et d'autre part, pour le *fer* et le *sélénium,* en raison d'apports alimentaires faibles. De toutes façons, la plupart des préparations multivitaminées du commerce contiennent ces oligoéléments.

La réponse immunitaire est réduite également par une consommation excessive d'alcool. Il convient donc de donner des conseils de tempérance.

- Du fait du **risque de surinfection** chez le sujet séropositif, il convient d'être très vigilant sur les conseils *d'hygiène alimentaire* :
- vérifier la DLC (date limite de consommation),
- ne jamais rompre la chaîne du froid des surgelés,
- se méfier des produits artisanaux (souvent moins contrôlés),
- ne pas garder au réfrigérateur plus de 48 heures les plats cuisinés, et pas plus de 24 heures les préparations fraîches à base de lait ou d'œufs,
- ne pas recongeler un aliment, et ne pas décongeler un plat à la température ambiante. Enfin, pour diminuer les risques de toxoplasmose, il faut toujours bien cuire la viande et ne pas manger de viandes qui n'ont pas été cuites (jambon cru, saucisson, viandes des Grisons, steak tartare, etc.) et laver avec soin les fruits et les légumes crus. Isoler dans le réfrigérateur les viandes, fruits et légumes des autres aliments.
- ***En cas de nausées et d'anorexie,*** il est conseillé de :
- boire en petites quantités des boissons fraîches et gazeuses,
- fractionner les repas,
- prendre de préférence des aliments froids et maigres,
- choisir la texture qui convient le mieux (solide ou liquide, moulinée ou mixée),
- se reposer avant de manger, boire entre les repas, éviter de s'allonger juste après ceux-ci, éviter les aliments à odeur et au goût trop prononcés, manger dans un local aéré et frais et se souvenir que la viande blanche et les volailles ont la même valeur nutritive que la viande rouge et sont généralement mieux tolérées,
- enfin, il faut recourir, si nécessaire, à des thérapeutiques antinauséeuses,
- il est fréquent que des **candidoses buccales ou œsophagiennes**, des **aphtes** ou des **ulcérations buccales** liées à un herpès rendent l'alimentation difficile. On peut alors prescrire des antalgiques, mais il faut aussi conseiller la prise d'aliments plus faciles à absorber : tremper ceux-ci dans un liquide; les mixer; hacher la viande; lubrifier les aliments avec du beurre ou des sauces; conseiller les aliments froids qui permettent d'atténuer la douleur; éviter enfin les aliments épicés.
  S'il devient nécessaire de recourir à une alimentation exclusivement liquide, on peut, si le lait est bien digéré, enrichir celui-ci de deux cuillerées à soupe par verre de lait en poudre. Les solutions nutritives seront prescrites lorsque l'anorexie devient plus importante. Elles ont une teneur calorique de l'ordre de 200 à 300 kcalories pour 250 ml et sont riches en protéines. Elles seront souvent mieux acceptées si elles sont servies fraîches.
- ***En cas de diarrhées,*** il faut rappeler au malade qu'il doit boire beaucoup et qu'il ne doit pas réduire son alimentation mais, au contraire, essayer d'augmenter sa ration, surtout en protéines.
- Les antiprotéases, par leur action spécifique au niveau intestinal, peuvent en partie corriger, la mal-absorption et être intéressants sur le plan nutritionnel. Par contre, certains ***médicaments*** peuvent avoir un effet défavorable sur l'alimentation. Il faut prévenir le malade et lui donner des conseils pratiques :
  . la *rifampicine* sera prise de préférence à distance des repas mais, si des troubles digestifs apparaissent, il peut être conseillé de la prendre au milieu du repas,
  . *l'AZT* sera pris debout avec beaucoup de liquides pour éviter que le médicament ne provoque des douleurs œsophagiennes,
  . la *dalacine* peut entraîner des diarrhées qui peuvent motiver l'arrêt du traitement,
  . *l'interféron* peut entraîner des modifications du goût et des diarrhées,
  . le DDI (*Videx*) sera pris à jeun, une heure avant les repas, la présence d'aliments diminuant l'absorption du produit.

- ***La nutrition entérale et parentérale :*** elle sera justifiée lorsque, malgré les conseils donnés, les apports oraux sont inférieurs à 80 % des besoins évalués, lorsque la perte de poids excède 10 % du poids de forme et lorsque l'anorexie persiste au-delà de dix jours.

La sonde est généralement mise en place à l'hôpital, mais l'alimentation entérale sera poursuivie à domicile dans le cadre d'une HAD ou d'un programme de NEAD (nutrition entérale à domicile). La sonde nasogastrique permet une alimentation liquide (un flacon passe en une à deux heures).

Si l'état de l'œsophage le nécessite, il est possible de recourir à une GPE (sonde de gastrotomie percutanée endoscopique). Cette sonde aboutit directement dans l'estomac ou l'intestin à travers une petite incision faite au niveau de la paroi abdominale.

Les préparations nutritives sont parfaitement adaptées en calories, vitamines et oligo-éléments mais un enrichissement en fibres est souhaitable. La prescription de ces régimes polymériques doit être faite par un praticien hospitalier, mais la surveillance est assurée par le médecin généraliste. Elle est clinique (recherche de douleurs abdominales, de diarrhées, de constipation, de prise de poids insuffisante, d'œdèmes des membres inférieurs) et biologique (ionogramme, albuminémie et fonction rénale).

L'alimentation entérale peut être mise en place la nuit et complétée par une alimentation de jour normale. Si cette alimentation est mal supportée, ou si elle est à l'origine d'une recrudescence de diarrhées, on aura recours à la pose d'un cathéter, dans des conditions d'asepsie requises, en vue d'une *alimentation parentérale.* Les perfusions seront généralement mises en place le soir et retirées le matin, ce qui permet au malade de mener une activité normale dans la journée.

Dénutrition du sujet âgé

Elle résulte soit d'une insuffisance d'apports, soit de situations d'hypercatabolisme.

Les causes de diminution des apports alimentaires deviennent de plus en plus nombreuses avec l'âge :

- *causes orales :* diminution des capacités masticatoires, troubles de la déglutition, sécheresse de la bouche, candidose buccale favorisées par un traitement antibiotique ;
- *causes intestinales :* dyspepsie, constipation ;
- *causes sociales :* revenus insuffisants, veuvage, dépression ;
- *causes iatrogènes :*
  - prescription abusive de régimes : un régime hypocholestérolémiant n'a pas d'intérêt chez le sujet âgé et risque au contraire d'être à l'origine de carences en acides gras essentiels, de carences calciques et vitaminiques,
  - consommation excessive de médicaments à l'origine de troubles du goût, de nausées, de sécheresse de la bouche ;
- *déficits moteurs,* entraînant une perte d'autonomie ;
- *situations d'hypercatabolisme* telles qu'elles ont lieu lors d'infections, de cancers, d'infarctus du myocarde, d'accidents vasculaires ou d'escarres. Dans toutes ces situations, il convient de majorer les apports nutritionnels non seulement lors de la phase aiguë de la maladie mais lors de toute la période de convalescence.

La malnutrition chez la personne âgée entraîne des chutes par faiblesse musculaire, un déficit immunitaire avec lymphopénie et augmentation de la morbidité infectieuse. Il en résulte une mortalité deux à quatre fois plus fréquente chez les personnes âgées dénutries.

Le traitement de la dénutrition nécessite un interrogatoire bien conduit.

Il est important en particulier de savoir qui fait les courses, de connaître les moyens matériels dont dispose la personne âgée. L'achat d'un congélateur ou un service de portage des repas à domicile peuvent constituer des solutions simples à des problèmes considérés à tort comme insolubles.

Il faut envisager :

- toujours une alimentation adaptée au goût du malade et une multiplication du nombre des repas ;
- souvent : une alimentation hachée ou moulinée et un apport de compléments nutritionnels avec un *apport vitaminique suffisant*. En effet, les capacités d'absorption réduites, l'apport alimentaire insuffisant et la consommation accrue de médicaments chez la personne âgée augmentent le risque de déficience vitaminique en particulier *en vitamines* B_1, B_2, B_6 *et* B_{12}.

Grossesse - allaitement

La grossesse ne doit pas être le prétexte d'une démesure diététique tant par excès que par défaut.

Les aberrations jadis observées (restriction caloricolipido-azotée, restriction sodée ou à l'inverse « manger pour deux », laisser libre cours aux « envies ») sont par bonheur écartées au profit du bon sens.

La grossesse est un état physiologique et ses mécanismes d'autorégulation mis en jeu sont tels qu'une alimentation « normale » mais équilibrée est suffisante pour que la gestation soit menée à terme au mieux, pour l'état de la mère et de son enfant. (Toutefois le contrôle d'un apport suffisant en éléments trace est parfois indiqué.)

La grossesse normale chez la femme normale : bases théoriques

Elle ne comporte que quelques règles hygiéniques à rappeler à la future mère, sachant que le temps de gestation est un moment privilégié pour faire de l'éducation nutritionnelle.

a. ***Le besoin énergétique :***

Durant les deux premiers trimestres de la grossesse, le coût calorique de la croissance fœtale reste faible : à 6 mois, le fœtus ne pèse qu'1 kg ; en revanche, lors du dernier trimestre, le fœtus prélève sur les réserves maternelles une partie de l'énergie liée à sa croissance.

La ration journalière, relativement peu augmentée lors du deuxième trimestre, est augmentée *de 200 kcal par jour* lors du dernier trimestre.

Une collation complémentaire au cours de la journée est alors suffisante.

L'adage selon lequel une femme enceinte doit manger pour deux n'est plus de rigueur.

b. ***Le poids de la femme enceinte :***

- doit rester stable le 1er trimestre,
- augmenter de 1,5 kg par mois le 2e trimestre,
- augmenter de 2 kg par mois le 3e trimestre,
- soit 10 à 12 kg pendant les 6 derniers mois, pour assurer la croissance de l'utérus et des seins, l'expansion volémique, l'augmentation du poids fœtoplacentaire et du liquide amniotique, ainsi que la maintenance d'un stock lipidique pris au début de la grossesse.

Cette prise de poids est bien sûr fonction du poids idéal de la femme avant sa grossesse. Le poids idéal en fin de grossesse est estimé à 120 % du poids idéal de la femme non enceinte.

Dans ces conditions, la morbidité maternelle et la mortalité infantile périnatale sont réduites au minimum.

II y a une relation statistique entre l'insuffisance de prise de poids et l'hypotrophie fœtale ainsi qu'entre la prise de poids excessive et la prééclampsie, mais ces variations pourraient ne pas être la cause de ces complications; elles pourraient en être soit la conséquence, soit le marqueur d'une anomalie préexistante.

c. ***Pour assurer cette prise de poids il faut :***

- un régime apportant quantitativement 2 000 à 2 500 Cal par jour,
- enrichi de 200 Cal par jour le 2e trimestre, et de 400 le 3e trimestre,
- équilibré qualitativement comme pour un sujet en bonne santé (voir le chapitre Équilibre alimentaire) c'est-à-dire :

- 15 % de protéines avec un rapport : $\frac{\text{protides animaux}}{\text{protides végétaux}} \geq 1$

- 30 % de lipides avec un rapport : $\frac{\text{lipides végétaux et de poisson}}{\text{lipides totaux}} \geq \frac{2}{5}$

L'apport en acides gras essentiels pourrait avoir une certaine importance durant la grossesse. On sait qu'ils jouent un rôle important dans le développement du fœtus, en particulier pour le développement des membranes et du cerveau. Des auteurs ont montré que la consommation d'huiles de poissons pouvait augmenter le poids de naissance.

- 55 % de glucides avec un rapport : $\frac{\text{calories des sucres solubles}}{\text{calories totales}} \leq \frac{1}{10}$

II est indispensable que la ration glucidique ne soit jamais inférieure à 250 grammes par jour, car il a été démontré qu'un régime pauvre en glucides accroît le risque d'hypotrophie fœtale. Les sucres d'absorption rapide seront limités car ils risquent d'aggraver l'hyperinsulinisme.

. **0 % d'alcool (car l'alcool sous toutes ses formes passe rapidement dans le sang et peut être toxique pour l'enfant.**

Le gain de poids moyen au cours de la grossesse est de 12,5 kg, dont 6 à 8 litres d'eau. Le poids du nouveau-né est corrélé à la masse corporelle d'eau de la mère.

L'oligoamnios, insuffisance du liquide amniotique, peut s'accompagner de graves troubles de développement du fœtus au niveau du poumon, du visage et des membres. La ration hydrique de la femme enceinte sera donc suffisamment importante : les besoins sont de 1,5 à 2 litres d'eau par jour. L'eau contiendra peu de nitrates et sera peu minéralisée.

d. ***Le besoin en substance de protection (besoin plastique) :***

L'alimentation durant la vie fœtale peut avoir des répercussions sur la santé future de l'enfant et de l'adulte. Ainsi :

- des carences nutritionnelles du fœtus aboutissent à des nouveau-nés de petit poids et sont à l'origine de pathologies cardio-vasculaires et de diabète. Ces carences sont parfois également à l'origine d'un déficit *immunitaire chez le nouveau-né et d'un risque accru d'accident vasculaire cérébral;*
- un régime végétarien strict de la mère favorise parfois des malformations génito-urinaires chez le fœtus masculin;

- *L'acide folique* a un rôle fondamental dans la division cellulaire et le développement.

La carence en acide folique durant la grossesse entraîne une anémie mégaloblastique. Cette carence expose à des avortements spontanés, à un retard de croissance intra-utérin, à un accouchement prématuré et surtout à des *malformations du tube neural* (spina bifida).

L'apport recommandé en acide folique est de 400 microgrammes par jour.

Chez les *femmes à risque élevé* : femmes ayant déjà donné naissance à des enfants atteints de spina bifida, femmes prenant un traitement antifolique ou grossesse survenant dans un milieu défavorisé, on conseille la prise de *5 mg d'acide folique*. Ce traitement sera commencé dès qu'une grossesse est envisagée.

- *Le taux de vitamine D* chez la mère est particulièrement important lors de l'allaitement, car les nouveau-nés nourris exclusivement au sein peuvent être carencés en vitamine D, lorsque leur mère l'est du fait d'une carence d'apport ou d'une exposition solaire insuffisante (c'est le cas chez les femmes noires vivant sous nos latitudes). Une dose unique de 200 000 UI de vitamine D peut alors être administrée au 7e mois.
- *Le calcium :* Des études ont montré qu'une supplémentation calcique durant la grossesse pourrait réduire l'incidence de l'hypertension gravidique et de l'accouchement prématuré.
- *La vitamine E :* La vitamine E maternelle est transmise au fœtus essentiellement durant le dernier trimestre de la grossesse, il en résulte que les prématurés naissent souvent avec un taux de vitamine E insuffisant.

L'anémie hémolytique du prématuré est parfois ainsi sensible à l'apport de vitamine E.

On a attribué également à une carence en vitamine E, la survenue chez le prématuré de malformations et de *rétinopathies*.

- *La vitamine A* est contre-indiquée du fait de son effet tératogène.
- *Le fer :* La grossesse consomme à peu près 1 000 mg de fer. Ce fer est consommé par le fœtus (300 mg), le placenta (50 à 75 mg), la masse globulaire (450 mg) et par la perte de sang lors de l'accouchement (200 mg).

Chez la femme enceinte, les besoins en fer sont particulièrement élevés du fait, *dès la fin du premier trimestre*, de l'augmentation de la masse érythrocytaire, de la constitution et du développement du fœtus et de la fabrication du placenta.

L'alimentation seule ne parvient pas toujours à couvrir ces besoins.

Une déficience en fer serait à l'heure actuelle observée chez 60 à 75 % des femmes enceintes en fin de grossesse et est suffisamment intense pour entraîner une anémie chez 10 à 30 % de ces femmes.

L'idéal serait de s'assurer, par une NFS pratiquée avant la 20e semaine de grossesse, un VGM et une ferritinémie, que toute femme en âge de procréer a un *taux d'hémoglobine supérieur à 11 G/dl* (chiffre à interpréter en fonction de l'hémodilution physiologique de la grossesse), *un taux de ferritinémie supérieur à 35 ng/ml et une alimentation suffisamment riche en folates.*

Chez les femmes sans anémie, un apport de 20 mg de fer est utile pendant le troisième trimestre; chez les femmes avec anémie nutritionnelle un apport de 120 à 150 mg est nécessaire.

Une *complémentation médicamenteuse* est souhaitable, en particulier lorsque :

- lors de l'examen prénatal, un dépistage d'une anémie ou d'une carence en fer a été décelé ;
- lors des grossesses de l'adolescente ;
- lors des grossesses multiples ;
- lors de régimes restrictifs prolongés (régimes végétariens) ;
- lors des grossesses survenant dans les milieux défavorisés.

Le café, les antiacides et le son qui empêchent l'absorption de fer sont déconseillés lors de la grossesse, alors que la vitamine C est utile, car elle favorise l'absorption.

Les grossesses normales mais particulières

a. ***Femmes conservant une activité physique importante***

- panvitaminothérapie de soutien,
- élargissement quantitatif de la ration (jusqu'à 2 800-3 000 Cal, parfois plus) qui restera malgré tout qualitativement équilibrée.

b. ***Grossesse gémellaire :***

Une femme portant des jumeaux doit prendre au moins 18 kg pendant la grossesse, à un rythme de 650 g par semaine.
- panvitaminothérapie de soutien,
- apport minéral (calcium, magnésium, fer et oligo-éléments),
- apport protidique animal accru.

c. ***Grandes multipares :***

- lutte contre l'épuisement protidique (protéines animales),
- apport polyvitaminé et polyminéral.

Les grossesses pathologiques

a. ***L'obésité***

La grossesse n'est certes pas le moment pour se livrer à des régimes restrictifs, et il serait plus logique qu'une femme désirant un enfant maigrisse avant d'être enceinte.

En effet, le risque périnatal est multiplié par deux tant chez l'enfant que chez la mère (hypertension, troubles métaboliques, hypertrophie fœtale, dystonies mécaniques).

D'autre part, le destin pondéral de l'enfant se joue très tôt, pendant la vie intra-utérine : un enfant né de mère obèse a plus de chance de devenir lui-même obèse.

Il est donc nécessaire de maîtriser la surcharge pondérale adipeuse. Deux éventualités peuvent se produire :

- *Ou la femme est déjà obèse, avant la grossesse :*
- chez les femmes ayant déjà un surpoids (index pondéral IP de 26 à 29 kg/m^2) il faut que la prise de poids se situe entre 7 et 11 kg alors que chez les femmes très obèses (IP > 29 kg/m^2), la prise de poids doit se situer entre 6 et 8 kg. Une restriction trop importante chez la femme obèse pourrait avoir un effet néfaste sur la croissance fœtale. L'alimentation sera donc modérément restrictive, apportant à peu près 1 800 kcal/jour.
- pendant les 3 premiers mois, essayer d'obtenir un amaigrissement maximal avec les moyens hygiéno-diététiques habituels (voir obésité),
- à partir du 4e mois, être plus libéral :
  . ne pas descendre la ration au-dessous de 1 500 cal,
  . veiller à un apport glucidique (glucides céréaliers) minimum de 120 g pour éviter que le névraxe fasse appel à une néoglucogenèse trop accentuée et aux corps cétoniques.

• *Ou la femme tend à devenir obèse pendant la grossesse :*
- il faut instaurer une régime restrictif suffisamment large pour maintenir la prise prévisionnelle du poids en fin de grossesse au-dessous de 15 kg :
  . en diminuant les sucres simples, les corps gras animaux et, bien entendu, en supprimant l'alcool,
  . en diminuant les sucres céréaliers,
  . en augmentant viandes maigres, poissons, laitages écrémés, légumes verts et salade.
  . en assurant une supplémentation polyvitaminique et minérale,
  . et surtout en faisant appel au sens des responsabilités de la future mère (presque toujours accessible, pendant la grossesse, aux arguments de bon sens).

b. *L'insuffisance pondérale*

Un régime inadapté aux besoins materno-fœtaux peut induire un retard de croissance intra-utérin et une hypotrophie du nouveau-né. Cette hypotrophie exposerait, non seulement aux risques néo-nataux immédiats, mais aussi à l'hypertension artérielle et aux pathologies coronariennes à l'âge adulte.

Dans les pays occidentaux, le problème ne se pose pas souvent en termes économiques, mais surtout psychologiques : certaines femmes refusent de grossir. Dans ce cas aussi une psychothérapie élémentaire faisant appel au bon sens et associée à un rééquilibre de la ration peut être suffisante.

Les femmes commençant leur grossesse avec une insuffisance pondérale (index pondéral < 19,8 kg/m^2) devraient prendre entre 12,5 et 18 kg. Mais il faut savoir que le poids de naissance de l'enfant est plus corrélé au poids de la mère avant la grossesse qu'à la prise de poids au cours de la grossesse.

c. *L'anémie*

L'anémie est le problème nutritionnel le plus fréquent au cours de la grossesse.

On estime que 50 % des femmes des pays développés et 75 % des femmes d'Asie du Sud souffrent d'anémie durant la grossesse.

L'apport recommandé en fer est de 30 mg par jour. Cet apport est difficile à couvrir par le simple apport d'aliments riches en fer. Il faut donc parfois recourir la prise de suppléments médicamenteux.

Une anémie microcytaire suggère une carence en fer, de loin la plus fréquente.

Une anémie macrocytaire est liée à une carence en acide folique.
- Elle est due à une carence martiale.
- Elle fait sa preuve quand l'hémoglobine est au-dessous de 11 grammes et le fer sérique inférieur à 40 γ.
- Elle se rencontre surtout chez :
  . les multipares quand les grossesses sont trop rapprochées,
  . les grossesses gémellaires,
  . les femmes qui ont présenté des ménométrorragies avant et des hémorragies en début de grossesse,
  . les malnutries, rarement pour des raisons économiques, surtout par insuffisance d'éducation diététique.
- Le traitement est basé sur :
  . un régime riche en fer; s'il est insuffisant, on associera des sels ferreux (phosphate, fumarate, citrate, ascorbate, mieux que sulfate et carbonate moins bien utilisés) plutôt que ferriques (moins bien assimilés),
  . un apport protidique d'au moins 1,5 g par kg de poids,

. de la vitamine C (150 mg par jour suffisent),
. les vitamines du groupe B.

- L'anémie mégaloblastique, liée à une carence en acide folique, n'est pas exceptionnelle en Europe. Elle réagit très bien à la thérapeutique martiale et à 400 γ d'acide folique par jour.

d. ***Les troubles digestifs***

- *Les troubles mineurs :* pyrosis, météorisme et constipation trouvent des solutions simples dans la mise en œuvre de la diétothérapie correspondante (voir régime du reflux gastro-œsophagien et des colopathies) et d'une psychothérapie de soutien. Les nausées peuvent réagir à l'administration de vitamine B_6 (50 à 100 mg). Cette vitamine serait pour certains plus active lorsqu'elle est associée à la prise de gingembre (250 mg).
- *Les troubles sévères :* vomissements incoercibles, demandent une hospitalisation pour rééquilibrage hydrovitamino-électrolytique, isolement, repos et psychothérapie de soutien.

e. ***Les cardiopathies***

- Le repos seul est presque toujours suffisant.
- Le régime désodé associé aux diurétiques n'est à prescrire qu'en cas de décompensation.

f. ***Le diabète insulino-dépendant***

Si le diabète est bien équilibré, le régime habituel n'a pas besoin d'être modifié au cours de la grossesse (voir Diabète).

Mais le pronostic fœtal dépend étroitement de la stabilité de la glycémie.

g. ***Les œdèmes isolés***

Ils ne sont pas pathologiques. On a même constaté que le poids des nouveau-nés est plus élevé et le pourcentage de prématurités moins important chez les femmes porteuses d'œdèmes isolés. Il n'y a donc pas lieu de les traiter.

h. ***Toxémie gravidique***

Le régime désodé est encore souvent considéré comme un dogme.

C'est souvent une erreur physiopathologique car l'affection est liée à une hypervolémie que majore le régime désodé, surtout s'il est assorti de diurétiques.

De même sont majorées l'ischémie rénale et l'ischémie placentaire dont le rôle dans la genèse de la toxémie est certain.

La toxémie est beaucoup plus fréquente lorsqu'on instaure à titre préventif régime désodé et diurétiques.

Par conséquent, en cas d'hypertension artérielle, un régime normosodé associé au repos et au décubitus latéral gauche (afin de libérer le rein droit souvent gêné par la masse hépatique et le fœtus) devrait être suffisant. Dans les formes sérieuses, on pourra de plus recourir aux hypotenseurs ou aux bêtabloquants cardiosélectifs tout en prévoyant un accouchement provoqué, à la trente-quatrième semaine dans un centre spécialisé.

Ce n'est seulement que dans certaines circonstances exceptionnelles qu'un régime désodé strict s'impose, associé aux diurétiques et à une rapide évacuation utérine. Ces circonstances sont : hypertension maligne, œdème cérébro-méningé, œdème aigu du poumon, décompensation cardiaque avec augmentation importante de la créatininémie et de l'uricémie, signes de coagulation intravasculaire disséminée. En fait, grâce à une surveillance attentive de ces femmes enceintes hypertendues, grâce aussi à une meilleure attitude diétothérapique, on ne devrait plus voir de toxémie gravidique.

i. *Prévention de la listériose*

Les personnes susceptibles de développer la listériose sont les femmes enceintes mais aussi les personnes âgées et les personnes immunodéprimées (infections à VIH, greffés, sujets traités par corticothérapie, etc.), ou atteintes d'une maladie chronique (diabète, insuffisance rénale, etc.).

On conseille à ces sujets à risque :
- d'éviter la consommation de lait cru et de produits à base de lait cru : les fromages à pâte molle ou persillée et les bleus et éviter de consommer la croûte de ces fromages ;
- d'éviter la consommation de poissons fumés crus et de graines germées crues ;
- de cuire soigneusement les produits d'origine animale ;
- de préférer les produits préemballés aux produits à la coupe pour les charcuteries ;
- de réchauffer soigneusement les restes alimentaires avant consommation immédiate.
- de respecter les règles d'hygiène alimentaire de base car la femme enceinte est exposée également à d'autres infections (salmonellose, toxoplasmose) lourdes de conséquences.

Les conseils d'hygiène alimentaire sont essentiels :
- bien conserver les aliments ;
- bien laver les fruits et les légumes ;
- se laver soigneusement les mains avant toute manipulation d'aliments et avant de passer à table ;
- éviter les fromages non pasteurisés, ainsi que les croûtes de fromage ;
- lors des repas pris hors du domicile, éviter la consommation de crudités ;
- éviter les poissons crus, les graines germées crues ;
- éviter la consommation de viandes marinées, fumées ou grillées ;
- préparer les produits à base d'œufs sans cuisson le plus près possible du moment de la consommation et les maintenir au froid ;
- la toxoplasmose est également redoutable surtout si elle survient en fin de grossesse. La femme enceinte veillera en particulier à bien cuire la viande et tous les aliments d'origine animale.

Les femmes enceintes ou allaitant et les jeunes enfants sont enfin invités à limiter la consommation des poissons les plus *porteurs de mercure* : daurades, thons, espadons, marlins.

j. *Alcool, tabac et boissons nervines (thé et café forts)*

Ils sont incompatibles avec une évolution physiologique de la vie intra-utérine. Il faut donc vivement les déconseiller.

k. *L'allaitement*

Il doit en règle générale être encouragé, sauf bien sûr lors de certaines pathologies (femmes séropositives en particulier).

La production moyenne de lait est, chez une femme bien nourrie, de 750 ml durant les premiers mois de la lactation, ce qui correspond à un besoin calorique accru de *500 à 600 kcal* supplémentaires.

L'allaitement pourrait favoriser la perte de poids en stimulant le catabolisme des graisses gynoïdes.

La boisson tient une place très importante dans la fabrication du lait : une femme qui allaite doit boire au moins 1 litre d'eau par jour et prendre des compléments hydriques (infusions, soupes, jus de fruits).

À la condition que la mère consomme suffisamment de viandes et de poissons, les besoins *en fer* du nourrisson seront couverts par du lait maternel qui contient certes peu de fer mais qui contient une *lactotransferrine* favorisant au mieux l'utilisation du fer. Les bébés nourris au sein sont ainsi moins exposés aux anémies ferriprives que ceux alimentés au lait maternisé.

Pour maintenir une balance calcique équilibrée, l'ingestion de *1 200 mg/jour de calcium* est facilement réalisée par l'apport de produits laitiers et d'eaux minérales riches en calcium (Contrexéville, Vittel, Hépar).

Les acides gras mono-insaturés et saturés ne suffisent pas à eux seuls à la constitution des membranes nerveuses. Compte tenu des faibles réserves dans l'organisme humain, l'alimentation ne doit pas être carencée en *acides gras essentiels* (acides linoléique et alpha-linolénique). C'est pourquoi il est conseillé de manger au moins quatre fois par semaine des poissons gras, tels le saumon, le maquereau, la sardine, le hareng ou la morue.

Les aliments qui donnent du goût sont évités : céleri, ail, oignon...

En cas d'antécédents familiaux *d'atopie familiale*, on recommande aux femmes qui allaitent d'éviter de consommer les aliments les plus sensibilisants tels les œufs, le poisson, les arachides.

I. *Activité physique et grossesse*

Non seulement elle n'est pas contre-indiquée mais conseillée, avec nuance, le plus longtemps possible. Le sport est une première démarche menant à une prise de conscience du schéma corporel que la grossesse va modifier. Il va donc permettre de déboucher sur des méthodes de relaxation plus élaborées comme la relaxation dynamique (globalisme), en vue de préparer la femme à l'accouchement. Et une sportive acquiert bien mieux que les autres, les techniques de préparation à l'accouchement.

CONSOMMATION QUOTIDIENNE MOYENNE RÉGIME DE LA GROSSESSE NORMALE				
Aliments	Quantité	Protides	Lipides	Glucides
Lait demi-écrémé Fromage	500 40	17,5 10	7,5 10	25 –
Viande ou poisson ou œuf	200	40	20	– –
Pain ou biscottes	150	10,5	–	82,5
Pommes de terre ou pâtes ou riz ou légumes secs ou farine	250	5	–	50
Sucre	20	–	–	20
Miel ou bonbons ou confiture ou chocolat ou pâtisseries	40	–	–	30
Légumes verts Fruits	400 300	6 –	– –	28 36
Beurre Huile	15 20	– –	12 20	– –
Boissons hydriques	1,5 l			
Boissons alcoolisées. Pas plus d'un verre de vin par repas.				
Total : 2 100 Cal. dont		90 g = 360 Cal.	70 g = 630 Cal.	271,5 g = 1 090 Cal.
Pourcentage		17 %	30 %	53 %
		N : 15 %	30 %	55 %

RATION TYPE POUR LE RÉGIME DE LA GROSSESSE NORMALE

- **Petit déjeuner :**
  - laitages,
  - pain beurré,
  - éventuellement fruit ou confiture.
- **Déjeuner :**
  - crudités ou légumes cuits,
  - viande ou poisson ou œufs,
  - légumes verts ou féculents (alternés avec le dîner),
  - fromage ou yaourt (alterné avec le dîner),
  - fruit,
  - pain.
- **Goûter :**
  - laitage,
  - pain (à prélever dans la ration journalière).
- **Dîner :**
  - même repas qu'au déjeuner, mais un peu moins copieux.

MENUS TYPES POUR 7 JOURS DE RÉGIME POUR LA GROSSESSE NORMALE

	Lundi	*Mardi*	*Mercredi*	*Jeudi*	*Vendredi*	*Samedi*	*Dimanche*
Petit déjeuner	chocolat au lait pain beurré	semoule au lait abricots pain	1 café noir yoghourt pain beurré gelée de groseilles	chocolat au lait pain beurré	gâteau de riz pêche pain	thé nature 1 verre de lait pain beurré confiture	chocolat au lait brioche avec beurre
Déjeuner	tomates en salade rôti de porc épinards béchamel St Nectaire poire au sirop	melon blanquette veau riz fromage blanc à la confiture de fraises	salade de riz dorade au four tomates provençales Cantal nectarine	carottes râpées au citron steak haricots verts fromage blanc purée de pêches	betteraves en salade rosbeef bettes au gratin édam brugnons	concombre à la crème lapin chasseur pommes en robe yoghourt ananas au sirop	salade de soja épaule d'agneau flageolets plateau de fromages tarte aux prunes
Goûter	fromage blanc	camembert pain	lait grenadine	hollande-pain	yoghourt	lait gélifié à la vanille	crème caramel
Dîner	laitue hachis parmentier yoghourt abricots	macédoine mayonnaise jambon flan au caramel pêche	salade de thon gratin dauphinois yoghourt reines-claudes	foie de volaille grillé aux fines herbes pâtes au gratin yoghourt poire	pommes à l'huile rosbeef froid frisée en salade fromage blanc ananas frais	œufs mollets ratatouille gruyère banane	radis beurre épaule d'agneau mayonnaise salade de haricots verts yoghourt pêche

CONSOMMATION QUOTIDIENNE MOYENNE RÉGIME DE LA GROSSESSE AVEC OBÉSITÉ				
ALIMENTS	QUANTITÉ	PROTIDES	LIPIDES	GLUCIDES
Lait ou yoghourt écrémé Fromage blanc 0 % MG	600 100	21 8	– –	30 3
Viande ou poisson ou œuf	250	50	20	–
Biscottes ou pain Féculents	100 100	7 2	–	55 20
Sucre	10	–	–	10
Légumes verts Fruits	600 300	9 –	– –	35 36
Beurre Huile	15 20	– –	12 20	– –
Boissons hydriques	1,5 l			
Boissons alcoolisées	0			
Total : 1 600 Cal. dont		97 g = 388 Cal.	52 g = 468 Cal.	189 g = 756 Cal.
Pourcentage		24 %	29 %	47 %

RATION TYPE POUR LE RÉGIME DE LA GROSSESSE AVEC OBÉSITÉ

- **Petit déjeuner :**
  - thé ou café légers,
  - lait écrémé ou yaourt ou fromage blanc 0 % M.G.
  - viande ou œuf,
  - biscottes beurrées (1 ou 2).
- **Déjeuner :**
  - crudités ou légumes cuits,
  - viande ou poisson ou œuf,
  - légumes verts,
  - fromage blanc 0 % ou yaourt ou lait écrémé
  - fruit,
  - 1 biscotte
- **Goûter :**
  - fromage blanc à 0 % ou yaourt ou lait écrémé,
  - 2 biscottes
- **Dîner :**
  - crudités ou légumes cuits,
  - viande ou poisson ou œuf,
  - yaourt ou fromage blanc 0 % ou 1 verre de lait,
  - fruit,
  - 1 biscotte.

N.B. : pas plus de 2 fruits,
pas plus de 10 à 15 g de beurre,
pas plus de 15 à 20 g d'huile.

MENUS TYPES POUR 7 JOURS DE RÉGIME POUR LA GROSSESSE AVEC OBÉSITÉ

	Lundi	*Mardi*	*Mercredi*	*Jeudi*	*Vendredi*	*Samedi*	*Dimanche*
Petit déjeuner	thé sucré œuf coque 2 biscottes beurrées 1 yoghourt	1 bol de lait jambon 2 biscottes beurrées	café noir 1 verre de lait 2 biscottes beurrées	thé sucré 1 yoghourt 2 biscottes beurrées	1 bol de lait 1 œuf au plat 2 biscottes 2 biscottes	café noir yoghourt jambon 2 biscottes beurrées	thé sucré blanc de poulet 1 yoghourt 2 biscottes beurrées
Déjeuner	laitue bœuf gros sel avec ses légumes fromage blanc poire pochée 1 biscotte	melon foie poché haricots verts yoghourt compote de pommes 1 biscotte	tomates mimosa rôti de porc ratatouille fromage blanc abricots 1 biscotte	salade niçoise steak grillé jardinière yoghourt brugnons 1 biscotte	concombre au fromage blanc côte de veau tomates provençales fromage blanc nectarine 1 biscotte	radis beurre poulet basquaise yoghourt quetsches 1 biscotte	panier de tomates avec crabe et macédoine bar au fenouil fromage blanc salade de fruits frais 1 biscotte
Goûter	1 bol de lait 2 biscottes beurrées	1 yoghourt 2 biscottes beurrées	lait gélifié au café 2 biscottes beurrées	lait vanillé 2 biscottes beurrées	yoghourt 2 biscottes beurrées	fromage blanc 2 biscottes	yoghourt 2 biscottes
Dîner	artichaut tomate farcie yoghourt reines-claudes 1 biscotte	betteraves rouges salade darne de cabillaud épinards béchamel fromage blanc 1 biscotte	frisée rôti de porc froid chou-fleur en salade yoghourt pomme cuite	haricots verts en salade jambon/ cornichons fromage blanc aux abricots 1 biscotte	cœur de palmier vinaigrette pain de chou-fleur sauce tomate pêche 1 biscotte	salade variée (poulet, œuf dur, tomates, laitue, carotte râpée, cœur de palmier, pamplemousse)	melon jambon d'Auvergne gratin de courgettes ananas frais 1 verre de lait

CONSOMMATION QUOTIDIENNE MOYENNE RÉGIME DE LA GROSSESSE AVEC ANÉMIE				
ALIMENTS	QUANTITÉ	PROTIDES	LIPIDES	GLUCIDES
Lait ou yoghourt demi-écrémé Fromage	600 40	24 10	9 10	30 –
Viande ou poisson ou œuf	280	36	28	– –
Pain ou biscottes Pommes de terre ou pâtes ou riz ou légumes secs cuits ou farine	120 200	8 4	– –	66 40
Sucre ou miel ou bonbons confitures chocolat	35 20	– – 1	– – 5	35 12
Légumes verts Fruits	600 500	9 –	– –	42 60
Beurre Huile	10 15	– –	8 15	– –
Boissons hydriques	1,5 l			
Boissons alcoolisées : Pas plus d'un verre de vin par repas.				
Total : 2 180 Cal. dont		92 g = 368 Cal.	75 g = 675 Cal.	285 g = 1 140 Cal.
Pourcentage		17 %	31 %	52 %

RATION TYPE POUR LE RÉGIME DE LA GROSSESSE AVEC ANÉMIE

- **Petit déjeuner :**
  - café ou thé légers (facultatif),
  - laitage,
  - viande ou œuf,
  - pain beurré.
- **Déjeuner :**
  - crudités ou légumes cuits,
  - viande ou poisson ou œufs,
  - féculents ou légumes verts (alternés avec le dîner),
  - laitage ou fromage,
  - fruit.
- **Goûter :**
  - fromage ou laitage,
  - pain.
- **Dîner :**
  - même repas qu'au déjeuner.

MENUS TYPES POUR 7 JOURS DE RÉGIME POUR LA GROSSESSE AVEC ANÉMIE

	Lundi	*Mardi*	*Mercredi*	*Jeudi*	*Vendredi*	*Samedi*	*Dimanche*
Petit déjeuner	chocolat au lait jambon pain beurré	thé sucré rosbeef froid 1 verre de lait pain beurré	chocolat au lait 1 œuf coque pain	thé sucré jambon fromage blanc pain beurré	café yoghourt rôti de veau froid pain beurré	chocolat au lait œuf au plat pain beurré	chocolat au lait gigot froid pain beurré
Déjeuner	betteraves rouges rôti de bœuf gratin de fonds d'artichauts yoghourt pêche	carottes râpées petit salé lentilles fromage blanc compote de pommes	cresson foie de génisse jardinière carré de l'Est sorbet aux poires	radis beurre épaule de veau chou-fleur à polonaise comté abricots au sirop	tomates vinaigrette moules marinières purée yoghourt à la confiture	cœurs de palmier gigot haricots secs Hollande reines-claudes	salade de crabe lapin aux pruneaux gratin dauphinois plateau de fromages fraises au sucre
Goûter	camembert pain	1 yoghourt pain/chocolat	1 verre de lait	carré de l'Est pain	St-Paulin pain	yoghourt	reblochon pain
Dîner	salade de pissenlits rosbeef froid pommes sautées gruyère poire cuite	salade de lentilles steak haricots verts emmenthal ananas frais	concombre filet de sole à la crème riz pilaf chèvre reines-claudes	pommes à l'huile aubergines farcies flan aux pruneaux	artichaut vinaigrette escalope de dinde épinards banane Hollande	potage de légumes gigot froid salade de laitue Cantal pomme	melon jambon purée de carottes yoghourt banane

CONSOMMATION QUOTIDIENNE MOYENNE RÉGIME EN PÉRIODE D'ALLAITEMENT				
ALIMENTS	QUANTITÉ	PROTIDES	LIPIDES	GLUCIDES
Lait ou yoghourt demi-écrémé Fromage	1 l 40	35 10	15 10	50 –
Viande ou poisson ou œuf	200	40	20	–
Pain ou biscottes Pommes de terre ou pâtes ou riz ou légumes secs ou farine	120 250	8 5	– –	66 50
Sucre ou miel ou bonbons	50	–	–	50
Légumes verts Fruits	600 500	6 –	– –	42 60
Beurre Huile	20 20	– –	16 20	– –
Boissons hydriques	1,5 l			
Boissons alcoolisées	0			
Total : 2 420 Cal. dont		104 g = 416 Cal.	81 g = 729 Cal.	318 g = 1 272 Cal.
Pourcentage		17 %	30 %	53 %

RATION TYPE EN PÉRIODE D'ALLAITEMENT

- **Petit déjeuner :**
  - thé ou café légers (facultatif),
  - chocolat ou entremets ou laitages,
  - pain beurré,
  - confiture (s'il n'y en a pas dans la journée).
- **Déjeuner :**
  - crudités
  - viande,
  - féculents ou légumes verts (alternés avec le dîner),
  - fromage ou yaourt (alterné avec le dîner),
  - fruit,
  - pain.
- **Goûter :**
  - fromage ou laitage.
- **Dîner :**
  - même repas qu'au déjeuner.

MENUS POUR 7 JOURS DE RÉGIME EN PÉRIODE D'ALLAITEMENT

	Lundi	*Mardi*	*Mercredi*	*Jeudi*	*Vendredi*	*Samedi*	*Dimanche*
Petit déjeuner	thé sucré flan à la vanille	chocolat au lait pain beurré	café noir 2 yoghourts à la confiture pain beurré	gâteau de semoule pêche pain	chocolat au lait pain beurré	corn flakes au lait pain beurré confiture	thé sucré fromage blanc à la confiture croissants
Déjeuner	melon langue sauce tomate coquillettes St Nectaire pêches au sucre	radis beurre poulet rôti courgettes provençales fromage blanc à la compote d'abricots	salade de tomates escalope panée spaghettis Comté sorbet aux poires	concombre en salade filets de merlan purée mousseline yoghourt à la confiture	salade de betteraves pot-au-feu yoghourt pêche	salade de coquillettes rôti de porc tomates provençales yoghourt nectarine	pamplemousse au crabe foie de veau à l'orange purée de céleri Emmenthal sorbet aux pêches
Goûter	lait grenadine	pain/gruyère	fromage blanc	fromage des Pyrénées/pain	reblochon/pain	gruyère/pain	2 yoghourts
Dîner	salade de betteraves roulé de jambon aux épinards gratiné yoghourt sucré brugnons	panade poulet froid salade camembert nectarine	salade variée soufflé au fromage compote de pommes	œuf en piperade salade verte gruyère brugnons	bouillon de pot-au-feu dégraissé miroton pommes vapeur Bombel abricots	artichaut vinaigrette rôti de porc froid riz cantonnais Cantal quetsches	assiette anglaise chips salade verte tomme de Savoie poire

Le sujet âgé et le vieillard

Bases physiopathologiques

On admet actuellement qu'un sujet est « âgé » de 65 à 70 ans, un « vieillard » de 70 à 85, un « grand vieillard », au-delà.

Les standards nutritionnels sont très difficiles à élaborer car il existe de nombreuses sortes de vieillards :

- ceux qui sont en bonne santé,
- les malades,
- les vieillards d'hospice.

Il ne faut rien changer à l'alimentation d'un vieillard en bonne santé.

La diétothérapie n'est vraiment utile que chez le vieillard malade ou dénutri.

D'une façon générale, l'ordonnance diététique doit tenir compte d'un certain nombre de facteurs physiologiques, physiopathologiques et socio-économiques spécifiques du 3ᵉ et du 4ᵉ âge :

- diminution du métabolisme de base,
- diminution de la masse protoplasmique (masse maigre),
- augmentation assez fréquente de la masse grasse,
- diminution de l'eau intracellulaire,
- rupture de l'équation anabolisme/catabolisme au détriment du premier,
- diminution des capacités fonctionnelles cardio-vasculaires, pulmonaires et articulaires responsables de l'hypodynamisme et du manque d'activité physique,
- involution des fonctions digestives (digestion et absorption perturbées par baisse des sécrétions) responsable de nombreuses carences,
- diminution de l'excrétion des déchets,
- mauvais état de la denture,
- anorexie ou hyporexie d'ordre psychologique,
- diminution de la libido (au sens large du mot),
- faibles revenus économiques, solitude, monotonie des repas.

Réalisations pratiques

Le vieillard normal, en bonne santé

- Il ne faut rien changer à son alimentation ni à ses habitudes.

- Tout au plus peut-on suggérer la correction de certaines erreurs alimentaires trop grossières :
  . abus des sucres simples, consommés isolément,
  . abus des corps gras d'origine animale,
  . abus du sel ou d'alcool,
  . insuffisance d'apports calciques.

Les protéines. Le sujet âgé a besoin comme le sujet jeune d'un apport quotidien d'au moins 0,8 g par kg de poids corporel idéal et par jour. Il devra consommer des *protéines à la fois d'origine animale et d'origine végétale dans un rapport de 1/1.*

Les glucides. 50 à 55 % de l'apport énergétique, indispensables au fonctionnement des muscles et du cerveau, constituent la source d'énergie la plus rapidement utilisable par l'organisme. Ils interviennent dans l'anabolisme des protéines. Les glucides complexes devront constituer la majorité des apports.

Les lipides. L'apport en lipides chez les personnes âgées doit être normal. Ils sont indispensables pour l'apport en acides gras essentiels et en vitamines liposolubles mais aussi du fait de la texture et de l'arôme qu'ils donnent aux aliments. L'apport sera de 30 à 35 % de l'apport calorique global. Cependant, avec l'âge, certaines enzymes comme les *désaturases* sont moins actives. En conséquence les acides gras essentiels ne sont plus seulement les acides linoléique (tournesol, maïs et arachide) et alpha-linolénique (beurre, huile de colza et de soja) mais aussi leurs dérivés supérieurs normalement obtenus par l'action des désaturases. Il faut apporter acide arachidonique (viandes et œufs) et acide eicosapentaénoïque (poissons gras).

L'obésité

En règle générale, l'obésité risque moins d'entraîner une surmortalité chez les sujets âgés que chez les sujets jeunes.

Il n'est pas prouvé que les régimes prescrits chez les sujets âgés en *surcharge pondérale* soient toujours bénéfiques chez les sujets âgés de plus de 65 ans. Il semble même qu'un amaigrissement de plus de 4 % chez la personne âgée ne présentant pas de pathologie particulière entraîne une augmentation de la mortalité dans les années suivant l'instauration du régime.

Par contre, il reste légitime de faire perdre du poids à la personne âgée présentant les pathologies suivantes :
- arthrose invalidante ;
- diabète non insulino-dépendant chez un obèse androïde ;
- insuffisance cardiaque avec dyspnée d'effort ;
- hypertension artérielle difficile à contrôler ;
- apnée du sommeil ;
- chirurgie programmée notamment chirurgie orthopédique.

Ce régime sera peu restrictif et suffisamment riche en protéines d'origine animale afin de maintenir la *masse maigre*. Il sera adapté aux goûts du patient et à ses habitudes alimentaires. Un taux de lipides de 30 % sera recommandé avec suffisamment *d'acides gras mono-insaturés*, de *sources d'oméga 3*, de *fruits* et de *légumes verts*. Il sera enfin utilement enrichi en vitamines.

L'activité physique sera dans tous les cas conseillée, car si elle n'entraîne pas de perte de poids spectaculaire, elle a du moins l'avantage de réduire le tissu adipeux intra-abdominal, le plus athérogène, et de ralentir la perte de masse maigre liée à l'âge.

La dénutrition

La fréquence de la dénutrition chez les personnes âgées de plus de 65 ans est évaluée à 5 % en France soit près de 450 000 personnes.

Ce pourcentage s'élève entre 40 et 80 % selon les études, lorsque les personnes âgées vivent en institution.

Quelle qu'en soit la cause, il faut s'attacher à proposer un nouvel équilibre alimentaire portant sur :

- Un apport quantitatif, globalement progressif pour aboutir à des rations :
  . de 1 500 à 2 000 pour la femme,
  . de 1 800 à 2 500 pour l'homme.
- Un apport protéique de l'ordre de 13 à 15 % basé surtout sur des protéines de bonne valeur biologique (viandes, produits de la pêche, œufs, laitages). Les sujets âgés ont un besoin accru en certaines acides aminés (lysine, méthionine).
- Un apport lipidique de 30 % :
  . la moitié (15 %) est apportée par les graisses cachées,
  . la moitié restante (15 %) est composée :
  . pour 1/3 (5 %) de beurre (acides gras saturés comportant des acides gras à chaîne courte),
  . pour 1/3 (5 %) d'huile d'olive ou d'arachide (acides gras mono-insaturés),
  . pour 1/3 (5 %) d'huile (ou de margarine) de soja, tournesol, maïs, etc. (acides gras poly-insaturés).
- Un apport de 50 % de glucides :
  . 40 % de glucides complexes (céréales et pommes de terre) de digestion lente,
  . 10 % de sucres solubles au maximum.
- Un apport de 5 % d'alcool (non obligatoire) sous forme de vin, bière, cidre, selon les habitudes.
- Un apport en eau tel qu'une diurèse minimale de 1,5 l soit assurée.

Il faut veiller à une gastronomisation suffisante de l'alimentation pour la rendre appétissante, mais en tenant compte des goûts, des habitudes et des humeurs du sujet. Ne pas hésiter à jouer sur les équivalences.

Si l'alimentation est ainsi équilibrée, si elle est variée, elle apporte, *de facto*, tout l'équipement vitaminique et minéral dont l'organisme a besoin.

Les carences

Elles sont fréquentes, nombreuses et peuvent passer inaperçues.

La diminution des besoins caloriques constatée chez les sujets âgés est liée à la diminution du métabolisme basal mais surtout à la diminution des dépenses liées à l'activité physique. Cette diminution est cependant minime, car le moins bon rendement musculaire et métabolique des personnes âgées nécessite des apports énergétiques supérieurs à ceux des sujets plus jeunes.

Les nouvelles recommandations proposent un apport énergétique équivalent aux dépenses de base multipliées par un facteur compris entre *1,5 et 1,8* pour tenir compte des spécificités du besoin énergétique des personnes âgées.

Plus la ration énergétique est faible, plus il est difficile d'assurer un régime équilibré. Il faut donc encourager le sujet âge *à garder un minimum d'activité* pour augmenter les besoins caloriques et maintenir ainsi l'équilibre énergétique.

Les conseils diététiques seront précédés de questions simples visant à connaître les goûts, le moral, l'appétit, la capacité de mastication et les possibilités d'activité physique de la personne âgée. L'achat d'un réfrigérateur congélateur peut être une solution simple à des difficultés de déplacement.

La personne qui fait les courses et la cuisine doit être identifiée : c'est à elle qu'il convient de donner des conseils.

Il faut garder à l'esprit que les régimes :
- sont suivis parfois trop scrupuleusement par les personnes âgées ;
- ne doivent pas être insipides sous peine d'être à l'origine d'anorexie et de dénutrition ;
- visant à diminuer la cholestérolémie n'ont pas fait la preuve de leur efficacité après 70 ans. Ces régimes risquent par contre d'induire des carences en acides gras essentiels, en calcium et en vitamines.

a. ***Carence protéique***

Souvent latente, elle peut faire sa preuve à l'occasion d'une maladie infectieuse ou d'une affection chirurgicale.

Elle est parfois évidente, à l'occasion d'une suppuration chronique, d'une hémorragie distillante, d'une mal-absorption (achylie, gastrectomie…). Elle survient surtout par carence d'apport :
- facteurs économiques et sociaux,
- hyporexie psychologique, états dépressifs,
- mauvaise denture,
- facteurs iatrogéniques (antidépresseurs, régimes abusifs pour traiter une azotémie à peine plus élevée que la normale…).

Le diagnostic se fait et l'évolution se suit sur :
- le poids, l'aspect, la disparition de l'anémie hypochrome, de l'hyposidérémie,
- l'augmentation de la capacité de fixation de la sidérophiline,
- le retour à la normale de la protidémie, de l'albuminémie, de l'azotémie, de la créatininémie, de la calcémie, toutes abaissées dans la carence protidique.

b. ***Carences vitaminiques***

Les apports en vitamines des personnes âgées sont insuffisants lorsque :
- elles consomment moins de 1 500 kcal/jour ;
- elles consomment peu ou pas de fruits et de légumes ;
- elles consomment beaucoup de médicaments.

Les carences en vitamines B_1, B_3, B_6, B_9, B_{12} *et C* entraînent des troubles du comportement et de l'humeur : anorexie, état dépressif, voire états démentiels.

Les performances des sujets âgés aux tests de mémoire et de praxie sont inversement proportionnelles au taux d'homocystéine dans le sang, or l'apport en vitamine B diminue le taux d'homocystéine.

Un apport insuffisant en vitamine B_6 peut entraîner une *élévation de l'homocystéine*, facteur de risque de l'athérosclérose. Un supplément de 2 mg de vitamine B_6 peut être indiqué chez les personnes âgées.

Pour cette même raison, il faudra également veiller à un apport suffisant *en vitamine* B_9 *et* B_{12}. La carence en vitamine D entraîne hyperparathyroïdie secondaire, ostéomalacie et fractures.

Les carences sont dues à :

- *Vitamine D :*
- essentiellement par manque d'exposition solaire et du fait de régimes monotones,
- traitement simple : 500 UI par jour. Et exposition au soleil.

• *Complexe B :*
- B_1
  . par éthylisme chronique,
  . par abus de sucres raffinés,
  . par manque de diversification dans l'alimentation.
- B_{12}, *acide folique :*
  . les anémies nutritionnelles sont fréquentes, rarement par carence d'apport, surtout par mal-absorption (gastrites atrophiques).

• *Vitamine C :*
- par régimes trop dépourvus de légumes verts et de fruits.

• *Vitamine A :*
- par alimentation trop pauvre en beurre.

c. *Carences minérales*

• *Fer :*

Les supplémentations systématiques en fer sont inutiles d'autant plus qu'un apport excessif pourrait avoir un effet nocif du fait des propriétés oxydantes du fer. Il faut cependant rechercher des carences en fer :
- par saignement distillant (digestif surtout : hernie hiatale, diverticulose, cancer occulte à rechercher; parfois urinaire ou gynécologique),
- par mal-absorption (gastrite atrophique avec hypochlorhydrie),
- par insuffisance d'apport : régime monotone dépourvu de viandes (foie), de légumineuses, de légumes verts, d'œufs, de fruits secs et oléagineux.

• *Calcium :*

L'ostéoporose sénile est très fréquente. Elle est certainement en relation avec des phénomènes multicarentiels, dont le manque de calcium et de protéines induit par des rations insuffisantes en produits laitiers. Les besoins en calcium sont eux rarement couverts par l'alimentation. Une ration calcique quotidienne équilibrée nécessite de consommer un produit laitier à chaque repas.

Certaines eaux minérales sont également une source importante de calcium.

Toutes les sources de calcium doivent être privilégiées mais les produits laitiers assurent la meilleure disponibilité, l'absorptivité du calcium étant protégée par divers ligands organiques. L'apport simultané de phosphore permet de réduire la perte urinaire de calcium et de favoriser son accrétion osseuse.

Bien que l'apport d'aliments phosphocalciques (laitages, fromages) ne fasse pas la preuve évidente de son efficacité, il faut tout de même insister sur la nécessité d'en consommer (les entremets au lait sont toujours très bien appréciés, à défaut de lait et de fromages que le vieillard dit ne pas digérer).

• *Magnésium :* on a longtemps pensé que le magnésium n'était que rarement l'objet d'une carence. En fait, son apport est très souvent insuffisant (troubles neurovégétatifs, paresthésies, troubles de l'humeur...). D'où l'intérêt des céréales, des légumineuses, des oléagineux, du chocolat et des eaux riches en magnésium.

d. *Carences hydriques*

Du fait d'une altération des fonctions rénales de concentration, d'une diminution de la soif et d'une insensibilité à l'hormone antidiurétique, l'apport insuffisant de boissons hydriques entraîne une déshydratation (intra- et extra-cellulaire). Veiller à un apport tel :

- qu'une diurèse minimale quotidienne de 1,5 l soit assurée.

Au total, les états de subcarence sont très fréquents. Ils se traitent essentiellement :

- par la diversification de l'alimentation telle qu'elle est prévue dans le système 421-G.P.L. (p. 11),
- une panvitaminothérapie de soutien des sels ferreux…,
- au besoin une phosphocalcithérapie.

Quelques points particuliers

a. ***Les affections associées :***

Il est bien entendu que la diététique tiendra compte des nombreuses maladies concomitantes dont souffre le vieillard (régime d'épargne intestinale pour une diverticulose, régime hyposodé pour une hypertension ou une insuffisance cardiaque, régime hypolipidique pour une hypercholestérolémie, etc.). Se méfier des régimes sans sel abusivement prescrits, car ces régimes sans sel sont très anorexigènes et responsables de restriction abusives en laitages, fromages, jambons ; ils aggravent la fuite potassique, induite par les diurétiques, avec des conséquences cardio-vasculaires et neuromusculaires.

Mais les régimes stricts, hypocaloriques, hypolipidiques et sans sel doivent être évités chez les personnes âgées sous peine de favoriser les carences nutritionnelles. D'ailleurs, les interventions diététiques et médicamenteuses seront évitées en prévention primaire chez le sujet âgé de plus de 70 ans ayant une hypercholestérolémie. La consommation d'œufs devra plutôt être encouragée chez le sujet âgé car ils apportent des protéines de haute valeur biologique.

b. ***Surveillance de la denture :***

L'insuffisance du coefficient masticatoire amène à ne plus mastiquer, ce qui a pour conséquence :

- abstention de viandes,
- accentuation de l'hypochlorhydrie,
- incitation à la consommation d'aliments mous (panades…), facteurs de déséquilibres.

c. ***Le rythme des repas :***

- 3 repas et un goûter sont souhaitables,
- il faut combattre le dîner insuffisant (un bol de soupe et des sucreries – dont le vieillard est friand – sous prétexte qu'il ne faut pas manger le soir, ce qui est une aberration) ; ce type de repas insuffisant et trop sucré entraîne une hypoglycémie nocturne, majorant très souvent l'insomnie, très fréquente chez les personnes âgées,
- d'où la nécessité de consommer des aliments protidiques au dîner.

d. ***La constipation :*** très fréquente et affectant souvent une allure obsessionnelle :

- elle est liée à une atonie du tractus digestif, à un appauvrissement des sécrétions digestives, à des carences hydriques,
- elle peut être aisément combattue par des fibres non irritantes (légumes verts cuits), les aliments contenant du lactose et du lévulose (pain d'épices, fruits secs…).

e. ***L'hyporexie psychologique*** **:** il faut :

- savoir rendre agréable et convivial le lieu de repas,
- ne pas condamner systématiquement les épices qui, non seulement, rendent les plats appétissants mais aussi sollicitent sécrétions et péristaltisme. Thé et café peuvent être autorisés à midi, les éviter le soir en cas d'insomnie.

f. ***Le vieillard malade*** (à l'occasion d'une affection aiguë) :

• *Le problème de l'eau est capital :*
- Même pour une simple bronchite, la ration d'eau doit être majorée jusqu'à 3 litres (tisanes, jus de fruits, bouillons salés, eau) sous peine de contraction hypertonique (fièvre, collapsus, adynamie, escarre) et surtout risque de maladie thromboembolique.
- Nécessité de surveiller la natrémie : si elle s'élève, réhydrater.
- Augmenter encore la ration d'eau de 300 ml par degré de température rectale au-dessus de 37 °C.

• *Augmenter la ration de protéines :*
- 1,20 g de protéines/kg de poids,
- sous surveillance de la protidémie et de l'albuminémie,
- en cas d'impossibilité d'ingestion par le vieillard, ne pas hésiter à employer une sonde à demeure – ou à passer à l'alimentation parentérale.

En cas d'inappétence, il faut ajouter du beurre, du lait en poudre, du jaune d'œuf dans les potages et les purées ainsi que de la crème fraîche et des biscuits écrasés dans les laitages.

Un déficit d'apport protéino-énergétique chez les personnes âgées s'accompagne d'une altération du système immunitaire, de chutes ou de risques de fracture.

En France, un sujet âgé sur trois manque de protéines et un sur deux est carencé en calcium.

Si la prise alimentaire est insuffisante, des compléments nutritionnels seront prescrits.

La survenue d'une pathologie augmente les besoins de l'organisme. Les personnes âgées malades, incapables d'adapter leur appétit à cette augmentation des besoins, mangent moins et puisent dans leurs réserves. Une fonte musculaire apparaît alors.

Pour éviter la dénutrition, il faut conseiller d'augmenter la ration calorique si possible d'environ 30 % pendant la maladie, puis de 15 à 20 % pendant environ 4 fois le temps de cette affection.

Dans la maladie d'Alzheimer, il a été noté une augmentation de l'incidence de la dénutrition chez ces sujets qui présentent une insuffisance pondérale dès les tout débuts de la maladie, la perte de poids précédant souvent la démence.

g. ***Dans les suites de fracture***

Une alimentation apportant suffisamment de protéines animales permet d'améliorer les suites de fracture chez les personnes âgées ; l'apport d'un supplément nutritionnel sous forme de *20 grammes de protéines d'origine laitière administré pendant 6 mois à des sujets atteints de fracture du col entraîne :*
- une diminution du nombre de complications ;
- une augmentation de la force musculaire ;
- une diminution de la perte osseuse du col fémoral et de la colonne vertébrale ;
- une diminution des marqueurs biologiques de résorption osseuse.

h. *Prévention des maladies oculaires*

La cataracte est secondaire à une opacification progressive liée à l'âge du cristallin. Cette opacification pourrait être due à l'oxydation des protéines du cristallin dont la solubilité diminue.

Les antioxydants et en particulier les caroténoïdes peuvent ralentir l'apparition de la cataracte.

La dégénérescence maculaire liée à l'âge (DMLA), première cause de cécité et de malvoyance chez les sujets de plus de 50 ans, est une affection dont les mécanismes multiples ne sont pas complètement connus.

Les caroténoïdes pourraient avoir un rôle protecteur contre cette maladie en formant un filtre protecteur ou en protégeant la rétine contre le stress oxydatif.

Il existerait une corrélation négative entre la consommation d'aliments riches en lutéine et l'incidence de la DMLA.

> **Au total,** ***l'alimentation du vieillard en bonne santé doit être aussi diversifiée, et aussi équilibrée que possible. Sauf cas d'espèce, elle doit être :***
> ***- quantitativement un peu moins abondante que celle de l'adulte,***
> ***- mais qualitativement identique.***
> ***On peut donc proposer au vieillard les règles du 421-GPL (voir p. 11).***

L'adolescent

L'alimentation des adolescents répond à certaines exigences spécifiques :

- *Besoin d'autonomie* : les jeunes fuient le plus possible la table familiale pour prendre chaque fois que cela est possible les repas avec leurs copains.
- *Manque de moyens financiers* et désir de ne pas consacrer trop de temps et d'argent à une activité vécue comme secondaire. C'est une des raisons du succès des chaînes de restauration rapide avec comme risque une alimentation *hyperlipidique et hyperglucidique.*

  L'excès de boissons sucrées et en particulier de sodas peut entraîner des déséquilibres alimentaires. Les ados remplacent volontiers les aliments, sources de nutriments, par ces boissons. Il peut s'ensuivre des retards de croissance. Les sodas sont par ailleurs très cariogènes du fait de leur apport en sucres mais aussi du fait de leur acidité.
- *L'adolescent juge souvent prioritaire le corps.* Il est prêt à tous les efforts pour développer un corps harmonieux.

  Les messages, s'ils sont suivis, seront importants pour le comportement alimentaire futur de l'adulte. Ces conseils seront d'autant mieux intégrés et observés, qu'ils mettront davantage l'accent sur la préservation d'un corps sain et harmonieux. Les messages de prévention des maladies, pouvant survenir des années plus tard, sont par contre mal compris.
- Une *supplémentation calcique est souvent nécessaire surtout chez l'adolescente.* On déplore des apports en calcium inférieurs à deux tiers des apports nutritionnels recommandés chez plus de 60 % des adolescentes. Or c'est à l'adolescence que la fixation du calcium par l'os est maximale et que se joue la santé future de l'os. L'apport quotidien en calcium devrait chez l'adolescente *avoisiner 1 200 mg par jour. Cet apport évitera le risque d'une ostéoporose ultérieure.* Les deux tiers des apports calciques seront donnés sous forme de laitages.
- Il est actuellement recommandé d'administrer 100 000 à 200 000 unités de vitamine D chaque hiver aux adolescents et aux pré-adolescents.

L'alimentation de l'adolescent diffère sensiblement de celle de l'adolescente. Les troubles du comportement alimentaire y sont moins fréquents. Les garçons s'imposent moins fréquemment que les filles des régimes restrictifs déséquilibrés. Ils ont, par contre, davantage tendance à consommer de l'alcool de façon excessive.

Il faut prendre en compte par un interrogatoire détaillé le mode de vie et les activités physiques habituelles de l'adolescent. Celles-ci peuvent être très variables dans le temps et chez chaque adolescent.

Il faut tout particulièrement veiller à l'alimentation des jeunes sportifs et surtout à l'alimentation des sportives qui risque de ne pas couvrir les besoins caloriques augmentés à cet âge.

Si l'indice de masse corporel n'est plus suffisant, des troubles des règles et également des troubles de la minéralisation osseuse peuvent survenir. Il faut expliquer aux sportives le risque encouru à vouloir perdre trop de poids pour améliorer des performances ou répondre aux critères draconiens de certaines activités (danse, gymnastique). Chez l'adolescente, les sports de compétition, lorsqu'ils entraînent un entraînement excessif, peuvent empêcher l'accroissement normal de la masse graisseuse indispensable au métabolisme des œstrogènes et aux cycles réguliers.

À la fin de la période de croissance, la masse maigre chez le jeune homme est le double de celle des jeunes filles. Il en résulte, du fait de la demande métabolique moins importante de la masse grasse, une moindre demande calorique chez les filles pour une taille identique.

Les apports en *micronutriments* sont souvent insuffisants, surtout lorsque l'adolescente s'impose des régimes hypocaloriques.

Ainsi, un apport insuffisant en calcium pourrait ultérieurement favoriser la constitution d'une *ostéoporose*.

Il faut aussi assurer un apport en viande qui a souvent mauvaise réputation (elle pourrait faire grossir et véhiculerait des substances dangereuses).

Avec les premières règles les *apports en fer* sont souvent inférieurs aux apports recommandés (15 à 18 mg/j). Environ 8 % des adolescentes auraient une anémie ferriprive modérée en raison d'apports faibles mais aussi de besoins élevés liés d'une part à la croissance des tissus d'autre part à l'augmentation de la masse érythrocytaire.

La carence martiale peut être à l'origine d'une moindre résistance aux infections, d'une asthénie, d'un ralentissement de la croissance pondérale et de moins bonnes performances intellectuelles.

Au moindre doute, un dosage de la *ferritinémie* est demandé et un apport supplémentaire en fer est prescrit.

Bases théoriques

Quantitativement

L'adolescent est en pleine croissance :
- son métabolisme basal requiert, pour assurer l'édification de ses tissus, un apport supplémentaire d'environ 50 % supérieur à celui de l'adulte,
- à cet âge, il est encore en général un sportif actif : son activité physique demande un apport complémentaire.

Un élément prévaut : le développement harmonieux ; ce qui suppose une surveillance du rapport poids/taille.

• En cas d'excès pondéral naissant (*a fortiori* en cas d'obésité installée), il faut :
- intervenir le plus tôt possible, surtout dans les familles à risque (obésité, diabète, dyslipoprotéinémie),
- ne pas croire que la « puberté arrangera les choses ». Au contraire : il ne faut pas laisser se développer des voies métaboliques de gaspillage et des conditionnements des conduites alimentaires qui vont s'inscrire de façon, sinon indélébiles, du moins difficiles à infléchir. (Les statistiques des résultats du traitement de l'obésité parapubertaire sont, avec un recul de 10 ans, de très loin supérieures à celles de l'adulte : 80 % contre 20 % de non-rechutes.)

• En cas d'insuffisance pondérale :
- liée à une croissance trop rapide, il faut :
  . s'assurer que la ration est suffisante et bien équilibrée,
  . si l'adolescent est en bonne santé, ne pas intervenir ; à plus forte raison s'il appartient à une famille de maigres longilignes constitutionnels,

- liée à une carence d'apport par manque d'appétit, il faut :
  . identifier la cause (elle est souvent psychologique) et la traiter (se méfier d'une anorexie mentale),
  . ne pas l'obliger à manger : ce qui aggraverait le conflit.

Qualitativement

Il est nécessaire de :
- Diversifier l'alimentation en la gastronomisant, de façon telle que les règles du 421-GPL (p. 11) soient le mieux possible observées.
- Veiller à une bonne répartition des repas :
  . ne pas escamoter le petit déjeuner : proposer chaque jour, à la place du sempiternel café au lait, un petit déjeuner différent,
  . le goûter est indispensable.
- Corriger le « goût du sucré » : veiller à ce que la consommation des sucres « rapides » (sodas, bonbons, pâtisseries) ne soit pas excessive ; en revanche, inciter à la consommation des produits céréaliers.
- Augmenter la ration protidique (jusqu'à 20 % de la ration totale) si l'adolescent est physiquement très actif.
- Promouvoir les légumes verts en les diversifiant (conserves).
- Limiter la consommation des corps gras d'origine animale (beurre et charcuterie, pâtés et rillettes notamment).
- Retarder le plus possible l'introduction des boissons alcooliques et alcoolisées dans l'alimentation.
- Veiller à ce que l'adolescent n'ajoute pas de sel dans ses aliments avant même de les avoir goûtés (supprimer la salière à table).
- Inciter à une consommation hydrique suffisante (entre les repas) de façon à assurer une diurèse minimale d'un litre et demi par jour.
- Corriger le plus tôt possible toutes les foucades alimentaires (consommation abusive et excessive de tel aliment liée à un appétit spécifique).

Insister sur l'intérêt de manger lentement et la nécessité de mastiquer correctement.

En dehors de ces conseils, la diétothérapie veillera également à :
- une bonne hygiène corporelle, dentaire notamment,
- une activité physique et sportive, suffisante pour ceux qui n'en ont pas assez, ou à une diminution raisonnable pour ceux qui en ont trop,
- l'abstention du tabagisme,
- une quantité suffisante de sommeil surtout en périodes d'examens.

N.B. : en périodes d'examens, le travail intellectuel ne requiert *aucune* dépense calorique : il est donc inutile de proposer une suralimentation. On veillera cependant à une bonne répartition des repas et à une diversification dans le choix des aliments.

Bases pratiques

Se référer à la formule 421-GPL (voir p. 11)

Au total, ***l'alimentation de l'adolescent doit :***
- ***quantitativement être plus riche que celle de l'adulte,***
- ***qualitativement : identique (diversifiée et équilibrée).***

Les troubles du comportement alimentaire

Les bouleversements physiques de l'adolescence s'accompagnent d'une transformation psychique avec des troubles du caractère et du comportement et particulièrement des troubles du comportement alimentaire.

Les troubles du comportement alimentaire affectent préférentiellement les adolescentes mais peuvent également se rencontrer chez le jeune homme et chez les adultes.

Chez les adolescentes, surtout dans les milieux urbains et les pays riches, la pratique de régimes pour perdre du poids est très fréquente : 40 % des adolescentes veulent maigrir. Cette pratique peut avoir des conséquences graves sur la santé, entraînant en particulier des *anémies* et une *diminution du capital calcique osseux.*

Ces régimes peuvent enfin être le prélude à des troubles du comportement alimentaire : *boulimie* et *anorexie mentale.*

L'anorexie mentale

Sa fréquence est en augmentation depuis une vingtaine d'années : 1 % des adolescentes sont concernées (dans 9 cas sur 10, les anorexiques sont des filles). La prévalence serait d'environ 5/100 000 en France.

L'anorexie mentale repose sur l'association de *5 critères :*

- une perte de poids de plus de 15 % par rapport au poids initial ;
- un trouble évident du comportement alimentaire ;
- l'absence de toute pathologie organique ou psychiatrique autre ;
- une apparition de la pathologie avant l'âge de 25 ans ;
- la peur intense de prendre du poids ou de devenir obèse.

Il faut ajouter à ces critères classiques l'existence d'au moins *deux autres signes parmi les suivants :*

- aménorrhée (absence de cycle pendant 3 mois si les cycles étaient auparavant réguliers, pendant 6 mois autrement) ;
- lanugo = hyperpilosité dorsale ou thoracique ;
- bradycardie ;
- hypothermie ;
- hyperactivité physique ;
- vomissements ;
- épisodes boulimiques ;

- hypertrophie parotidienne chez les « vomisseuses ».

Tous ces symptômes passent malheureusement souvent inaperçus car ils sont cachés par la patiente. Ils sont par ailleurs trop souvent banalisés par l'entourage.

Lors de la première consultation, *la gravité* de la maladie sera évaluée sur :

- *une potomanie* associée, pouvant entraîner des désordres hydroélectrolytiques ;
- *l'ancienneté* d'apparition des symptômes ;
- *l'âge* tardif ou au contraire très précoce d'apparition de l'anorexie ;
- *la sévérité du déficit pondéral* appréciée par l'indice de masse corporel (en l'absence d'œdème ou d'ascite).

L'anorexie sera considérée comme *modérée* si l'IMC tombe en dessous de *17,5* (la valeur normale de l'IMC est comprise entre 18,5 et 23).

L'anorexie sera considérée comme *sévère* pour une IMC en dessous de *15*

L'anorexie sera considérée comme *dangereuse* sur le plan vital, en dessous de *12,5.*

- *l'importance des perturbations biologiques :* une anémie ferriprive et une hypokaliémie sont symptomatiques de vomissements fréquents ; une créatinine perturbée atteste de la fonte musculaire ; une augmentation des transaminases signe un début de cytolyse ; enfin des troubles hydroélectrolytiques peuvent entraîner une tachyarythmie ventriculaire parfois létale.

L'anorexie est une maladie grave : 1/3 guérit ; 1/3 évolue sur un mode plus ou moins chronique ; 1/3 s'aggrave progressivement.

Le taux de mortalité dans l'anorexie nerveuse non traitée avoisine 15 %, c'est dire que la prise en charge sera aussi précoce que possible.

Cette prise en charge sera à la fois nutritionnelle et psychologique.

La prise en charge nutritionnelle

Un véritable contrat est conclu avec la patiente.

Le comportement alimentaire est évalué d'une part au cours des entretiens, d'autre part à partir du carnet de bord tenu quotidiennement par la malade. Ce carnet permet au thérapeute de juger de la ration alimentaire quantitative et qualitative quotidienne.

Les aliments à forte densité énergétique sont conseillés : les corps gras (beurre et huiles d'assaisonnement), puis les féculents et les farineux sont progressivement introduits dans l'alimentation.

Parallèlement, la nécessité d'une alimentation conviviale est expliquée à la patiente. Cependant, si les repas pris en famille sont trop anxiogènes, il faut, dans un premier temps, conseiller la prise de repas avec des amis ou des parents moins directement impliqués dans la guérison.

Ce contrat prend en compte la nécessité d'une hospitalisation si les objectifs retenus d'un commun accord ne sont pas atteints après trois mois de prise en charge.

L'hospitalisation est par ailleurs systématiquement envisagée en accord avec la patiente :

- si l'IMC est inférieur à 12,5 ;
- si la perte de poids est rapide : plus de 10 kilos en 2 mois ;
- si survient une hypokaliémie sévère, inférieure à 2,5 mEq/l ;
- si des éléments cliniques font craindre le suicide.

À l'hôpital : une phase d'essai d'alimentation spontanée est tentée pendant quelques jours, mais très vite en cas d'échec ou d'aggravation, une nutrition entérale temporaire continue par nutripompe est mise en place.

Ce mode d'administration permet de diminuer la dépense de thermogenèse induite par l'alimentation. Les apports *per os* sont si possible parallèlement poursuivis.

En cas de dénutrition très sévère, il est important d'instituer une renutrition progressive en démarrant avec 20 kcal/kg/j et en surveillant l'état cardiaque.

Il faut en particulier limiter les apports sodés si l'IMC est inférieur à 14 et supplémenter l'alimentation en phosphore, zinc, magnésium et potassium.

On gardera à l'esprit lors de cette réanimation qu'une renutrition trop agressive peut aboutir au syndrome dit de renutrition inappropriée avec expansion trop rapide du secteur extra-cellulaire, induction d'anomalies hydroélectrolytiques et finalement tableau d'insuffisance cardiaque congestive et troubles de la conscience.

Il faut garder à l'esprit que si la guérison nécessite nécessairement une prise de poids, cette prise de poids n'est cependant pas suffisante pour affirmer la guérison.

Grâce au traitement, 50 % des malades au moins récupèrent leurs poids et le cycle menstruel réapparaît.

Cependant les préoccupations de ces malades concernant leur schéma corporel et les troubles du comportement alimentaire peuvent persister et, dans un quart des cas, les patientes développent une boulimie.

Dans tous les cas, un traitement psychothérapique est poursuivi en ambulatoire.

La prise en charge psychologique

La prise en charge psychologique se fait par des entretiens, très réguliers et fréquents au début. Ces entretiens doivent permettre aux malades de verbaliser les conflits et de combattre l'angoisse, le narcissisme et le perfectionnisme si souvent observés chez l'anorexique.

Un dialogue est établi enfin avec les parents, tout particulièrement avec le père, trop souvent absent.

La description de toutes les complications possibles de la maladie ne sera pas trop détaillée pour ne pas aggraver l'angoisse des parents.

Le soutien apporté aux anorexiques et à leurs parents par la constitution de groupes de malades mais aussi de groupes de parents sera encouragé.

Des méthodes telles que relaxation et ergothérapie pourront être associées car presque toujours bénéfiques.

La boulimie

La boulimie, plus fréquente et de pronostic moins sévère que l'anorexie mentale, est souvent plus difficile à soigner.

Dans la boulimie comme dans l'anorexie, la peur de prendre du poids est au premier plan des préoccupations.

La boulimie se définit comme des épisodes répétés et incontrôlables d'alimentation excessive suivis de manifestations d'angoisse et de comportements destinés à perdre du poids.

Selon le DSM-IV, pour pouvoir parler de boulimie, il faut que ces crises obéissent à certains critères :

- les *comportements compensatoires doivent être inappropriés* : emplois abusifs de laxatifs, diurétiques, lavements, vomissements provoqués, jeûne ou exercices physiques excessifs ;
- ces crises doivent survenir au moins *deux fois par semaine* pendant *trois mois* ;

- *l'estime de soi* est influencée de manière excessive par le poids et la forme corporelle.

Selon la fréquence des comportements boulimiques, le sujet sera *obèse*, *normopondéral* ou *maigre*.

La *fréquence* de cette affection au sens strict du terme n'est pas très importante (1 à 3 % des adolescentes et des jeunes femmes, dix fois moins chez les garçons). Mais les crises boulimiques peuvent concerner jusqu'à 28 % d'adolescentes et 20 % d'adolescents âgés de 10 à 19 ans. Il est difficile de ne pas faire de liens entre cette affection et l'anorexie mentale puisque :

- près de 50 % des anorexiques ont des épisodes boulimiques ;
- 20 à 36 % des boulimiques ont des antécédents d'anorexie mentale ;
- l'âge moyen de survenue de la boulimie est proche de celui de l'anorexie.

Comme l'anorexique, le boulimique manifeste des préoccupations excessives pour son poids corporel, mais à la différence du premier, le boulimique cherche à cacher son trouble du comportement alimentaire dont il a une douloureuse conscience.

Enfin, contrairement aux anorexiques qui investissent fortement la sphère intellectuelle, les boulimiques ont souvent des performances scolaires dégradées.

La boulimie peut demeurer méconnue et se révéler seulement alors par des complications :

- *désordres métaboliques* engendrés par la prise de laxatifs ou par les vomissements. L'hypokaliémie souvent associée à une alcalose hypochlorémique peut engendrer des troubles du rythme et des torsades de pointe. La prise de laxatifs, elle, entraîne plus spécifiquement hypomagnésémie et hypophosphatémie.
- des *lésions dentaires*, des *ulcérations gingivales* ou un accroissement de volume des glandes parotides.
- *autres complications digestives :* œsophagite, gastrite, reflux gastro-œsophagien et, plus rarement heureusement, fissure de l'œsophage ou rupture de l'estomac ;
- les boulimiques s'exposent à la survenue de *fausses-routes et de pneumopathies de déglutition ;*
- enfin les troubles boulimiques sont également associés à une hypofertilité et à une perturbation des cycles menstruels.

Le *traitement* des sujets atteints de boulimie est proche de celui des sujets atteints d'anorexie : traiter à la fois le trouble de la conduite alimentaire, la personnalité et les dysfonctionnements familiaux.

Le traitement dépend bien sûr du retentissement de la boulimie. Retentissement *nutritionnel* d'une part – sur le poids (mesure de l'IMC) –, retentissement somatique d'autre part. La recherche puis le traitement des complications sera systématique. L'hospitalisation est demandée chez les patientes très maigres ou chez les patientes ayant des troubles de conduction à l'électrocardiogramme.

Le sportif

Bases théoriques

De deux athlètes d'égale valeur, toutes choses égales ailleurs, celui qui a les meilleurs résultats est celui qui a l'alimentation la plus équilibrée.

La diétothérapie fait partie intégrante de la préparation biologique du sportif. Mais elle n'est vraiment intéressante que dans la mesure où elle est permanente. De surcroît, elle donne à des sujets la possibilité d'acquérir très tôt de bonnes habitudes alimentaires.

Six types de rations :

La ration d'entraînement

De loin la plus importante car elle permet l'organisation tissulaire des matériaux alimentaires apportés pendant la période de préparation.

• *Sur le plan quantitatif :*

Ne pas enfermer le sujet dans des standards quantitatifs. La ration moyenne est de 3 500 Cal pour un homme, 2 800 pour une femme, mais les variations individuelles sont considérables, de 1 800 à 6 000 Cal et plus.

• *Sur le plan qualitatif* (voir Équilibre alimentaire p. 8) :

- protides = 15 % avec un rapport :

$$\frac{\text{protides animaux}}{\text{protides végétaux}} \geq 1$$

- lipides = 30 % avec un rapport :

$$\frac{\text{lipides végétaux et de poisson}}{\text{lipides totaux}} \geq \frac{2}{5}$$

- glucides = 50 % avec un rapport :

$$\frac{\text{calories des sucres raffinés}}{\text{calories totales}} \leq \frac{1}{10}$$

- alcool : 5 % au maximum.

• *Sur le plan plastique :*

- eau : 1 ml par calorie, au minimum.
- vitamines et sels minéraux : si l'alimentation est bien équilibrée, elle apporte, *de facto*, l'équipement enzymatique et minéral utile et nécessaire.

Il faut éviter certains aliments contenant trop d'acide urique ou d'acide oxalique.

Il faut éviter les préparations grasses et indigestes.

Chez les sportives, soumises à des régimes végétariens excessifs ou suivant à tort des régimes amaigrissants, mais aussi chez les coureurs de grand fond, des *ferritinémies basses* et même *des anémies* peuvent se rencontrer. Il convient alors soit de corriger les erreurs diététiques soit de préconiser un apport thérapeutique de fer.

La ration de la semaine précédant la compétition

Contrairement à certaines affirmations, il n'y a aucun intérêt à modifier l'alimentation (notamment en l'enrichissant en glucides) à condition qu'elle soit équilibrée. Les résultats procèdent plus d'une bonne hygiène alimentaire que des débauches d'aliments consommés la veille de la compétition, ce qui n'a pour résultats que de dérégler tous les métabolismes et, par voie de conséquence, d'entraîner la contre-performance.

La ration du jour de la compétition

On doit respecter la loi des 3 heures :

- Le dernier repas précédant la compétition doit être consommé au moins 3 heures avant l'effort, de façon à ne pas créer d'interférences fâcheuses entre la circulation digestive splanchnique et la circulation cardiocérébromusculaire.
- Ce dernier repas doit être équilibré et de digestion facile.

La ration d'attente

Plus on s'élève dans le niveau de la haute compétition, plus on rencontre d'athlètes neurotoniques.

Cette neurotonie anxieuse est responsable, entre autres, d'une hyperglycémie, de phénomènes hyperinsuliniques réactionnels entraînant à leur tour une hypoglycémie au moment où débute la compétition.

La ration d'attente a pour but de pallier ces variations glycémiques préjudiciables non pas aux stocks glycogéniques musculaires qui sont très sectorisés et ne servent guère qu'à l'alimentation de la myofibrille, mais à la maintenance glycémique du névraxe dont le glucose est le seul nutriment.

Elle consiste à apporter des quantités raisonnables d'un sucre de digestion rapide, dilué dans de l'eau, à température ambiante, toutes les demi-heures ou toutes les heures entre la fin du dernier repas précédant la compétition et le début de celle-ci.

Les rations de compétition[1]

Elles varient obligatoirement en fonction du sport pratiqué, de la durée et de l'intensité de l'effort, et de l'environnement dans lequel le sport est pratiqué.

---

1. Il est impossible de les traiter toutes ici. Le lecteur intéressé se reportera au *Manuel pratique de l'alimentation du sportif* par A.F. Creff et L. Berard, Masson, 1980.

La ration de récupération

L'effort entraîne un certain nombre de perturbations biologiques qui demandent à être traitées le plus tôt possible.

Les processus de réparation de l'usure ne peuvent intervenir que dans la mesure où les processus de détoxication sont terminés.

Il en résulte que la ration, les 24 heures suivant l'effort, doit être :

- hypocalorique : l'athlète fatigué n'a pas faim,
- hyperhydrique : pour compenser l'eau perdue par la transpiration et réaliser une véritable cure de diurèse destinée à éliminer les métabolites de fatigue,
- hypoprotidique pour ne pas ajouter l'azote alimentaire à l'azote résultant des processus d'usure (urée, acide urique, ammoniac),
- isolipidique,
- isoglucidique (ou hyperglucidique, si la compétition se déroule pendant plusieurs jours, pour reconstituer les stocks glycogéniques).

Les ergogènes

Un produit ergogène se définit comme un produit améliorant la performance sportive.

Parmi ces produits, on distingue ceux qui proviennent de notre alimentation et ceux qui proviennent de la pharmacopée. Ces derniers sont le plus souvent des produits dopants interdits (amphétamines, produits anabolisants, etc.). Au contraire, les ergogènes alimentaires sont autorisés, à l'exception de l'alcool utilisé par les tireurs et de la caféine qui, à forte dose, est considérée comme substance dopante.

La L-carnitine. La lysine et la méthionine, ainsi que la vitamine B_2, la vitamine B_6 et le fer participent à son élaboration. Une synthèse autonome quotidienne de l'ordre de 16 à 20 g par jour se déroule à l'intérieur de nos tissus. L'alimentation, et notamment les produits animaux, en fournit un complément beaucoup plus faible. Un apport supplémentaire de L-carnitine avait été proposé sur l'argument, qui s'est révélé erroné, que la L-carnitine pouvait être un brûleur de graisses. Le rôle de la L-carnitine dans un meilleur recyclage possible de l'acide lactique demande également confirmation.

Bases pratiques du régime pour sportif

Voir tableaux suivants.

TYPES DE REPAS PROPOSÉS (RATION D'ENTRAÎNEMENT)

- **Petit déjeuner :**
  - céréales au lait, ou viande froide, ou œufs, ou jambon, ou laitage,
  - pain grillé ou biscottes,
  - compote ou confiture,
  - jus de fruit ou fruit,
  - beurre.
- **Déjeuner :**
  - 1 crudité ou 1 légume cuit en vinaigrette,
  - 1 viande (rôtie ou grillée) ou 1 poisson (au four, grillé, ou au court-bouillon),
  - 1 légume farineux ou 1 légume vert (de préférence cuit à l'anglaise avec beurre cru),
  - 1 fromage : 40 g de fromage ou 1 yoghourt ou 2 petits suisses ou la moitié d'un demi-sel,
  - 1 fruit cru ou cuit (suivant la nature du hors-d'œuvre autant que possible).
- **Goûter :**
  - thé ou café légers, ou 1 yoghourt ou 1 verre de lait,
  - pain grillé ou biscottes ou biscuits secs.
- **Dîner :**
  - 1 potage aux légumes passés avec tapioca ou vermicelle,
  - 1 viande ou 1 poisson ou du jambon ou des œufs,
  - 1 légume farineux ou 1 légume vert (suivant le menu du déjeuner),
  - 1 salade ou 1 fruit cru mûr,
  - 1 fromage ou 1 entremet.

Remarque : Il est possible de remplacer le plat de céréales du petit déjeuner par la viande ou du jambon ou des œufs. Dans ce cas, on supprimera la viande au repas du soir, et on ajoutera un entremets avec lait et céréales.

- **Boissons :**
  - vin rouge : 0,250 l par jour au maximum,
  - eau du robinet; jus de fruit frais,
  - eau minérale non gazeuse : Volvic, Évian, Vittel Grande Source.

LA RATION D'ENTRAÎNEMENT

► **Recommandations générales :**

- Manger lentement en mastiquant chaque bouchée.
- Éviter de boire pendant les repas : ne pas boire dans la demi-heure qui précède ou les deux heures qui suivent les repas. De toute façon, boire au moins 2 litres de liquide par jour.
- Au petit déjeuner, éviter de mélanger le lait au café, au thé ou au chocolat.

► **Aliments à éviter** (surtout en périodes de compétition) :

- Potages : bouillons de viande, soupe de poisson, potages à base de légumes interdits.
- Viandes : porc (sauf rôti dégraissé et froid), mouton (sauf morceaux très maigres), viandes faisandées ou marinées, salées, fumées, viandes en conserve, abats, oie, canard d'élevage, escargots.
- Charcuteries : toutes sauf jambons (Paris, Parme, Bayonne, York) et saucissons secs en éliminant les grains de poivre.
- Produits de mer : poissons salés, fumés; anchois, sardines, harengs (frais et conserves).
- Corps gras : graisses cuites, sauces, ragoûts, mayonnaise, fritures.

- Légumes : asperges, bettes, choux-fleurs, courges, concombre, épinards, oseille, oignons et échalotes crus, ail, navets, salsifis, céleri, champignons.
- Pain : pain frais, pain chaud, pain de mie frais, mie de pain, pain complet.
- Pâtisseries : pâte feuilletée, gâteaux à la crème.
- Épices : toutes sauf thym, laurier, fines herbes, persil.
- Boissons : vin blanc, bière, cidre, alcools, apéritifs. Boissons gazeuses, y compris les eaux gazeuses. Eaux de Vichy, Vals, Fougues. Vin rouge au-delà des quantités autorisées.

► **Aliments conseillés**

- Lait : 0,350 l par jour pour un adulte, et 0,500 à 0,750 l pour un adolescent. Si le lait ordinaire est mal toléré, on peut le remplacer par du lait écrémé. Sinon, augmenter la consommation de fromage.
- Fromages fermentés : pas plus de 2 à 3 fois par semaine.
- Œufs : 4 à 5 par semaine, cuits à la coque, ou mollets ou durs ou dans des entremets.
- Pain : 300 g par jour en moyenne, sous forme de pain rassis, ou pain grillé, ou croûte de pain.
- Pommes de terre, ou pâtes ou riz : comme légumes à l'un des repas.
- Légumes secs : en remplacement des précédents, 1 fois par semaine.

RÉGIME DE LA VEILLE, DU JOUR, ET DES TROIS JOURS SUIVANT LA COMPÉTITION

► **La veille de la compétition :** ne rien changer à l'alimentation habituelle.

► **Le jour de la compétition :** trois éventualités peuvent se produire :

A. *Ou bien la compétition a lieu l'après-midi :*

a. 1 tasse de thé ou de café sucré (2 morceaux) doit être prise à l'heure habituelle,

b. à 11 heures au plus tard, *un repas servant de déjeuner* doit être consommé. Ce repas doit comporter :
   . un plat de féculents type : pâtes, riz, semoule, céréales,
   . 1 viande, hachée immédiatement avant la cuisson, reconstituée sous forme de steak très salé, dans lequel on incorpore un jaune d'œuf, cuit à la poêle avec le minimum de corps gras ou viande tendre, ou jambon,
   . 1 salade crue à l'huile (maïs ou tournesol de préférence) et au citron,
   . 1 ou 2 fruits frais, ou au sirop,
   . 1 ou 2 biscottes avec confiture ou miel,
   . 1 tasse d'infusion ou de café sucré (2 morceaux), si le sujet en a l'habitude,

c. Puis, jusqu'à l'heure précédant la compétition, il est recommandé de boire toutes les demi-heures, 1/8 ou 1/4 de litre d'un mélange à parties égales d'eau et de jus de fruits, additionné de 20 g de fructose ou de miel, de façon à absorber entre 1/4 de litre et 1/2 litre de cette préparation avant le début de l'épreuve. Arrêter de boire une demi-heure avant le début de la compétition.

B. *Ou bien la compétition a lieu le matin :*
Dans ce cas, remplacer le petit déjeuner habituel par le repas « b » du paragraphe précédent (A). Ce repas devra être, si possible, pris au moins 3 heures avant la compétition. Il conviendra alors de se lever suffisamment tôt pour l'absorber en respectant ce délai. Par exemple, si la compétition a lieu à 9 heures, il faudra se lever à 6 h 30, et en conséquence se coucher très tôt la veille, pour compenser la perte de sommeil, quitte à provoquer l'endormissement en prenant un inducteur de sommeil. Puis, ce repas, pris très tôt, sera suivi des mêmes recommandations prévues au chapitre « c » du paragraphe (A).

C. *Ou bien la compétition a lieu non seulement le matin, mais aussi l'après-midi (séries) :*
- Respecter les indications prévues au paragraphe B.

- Boire abondamment immédiatement après la série du matin (1/4 ou 1/2 litre selon la soif d'eau minéralisée : Perrier, Vichy ou Vittelloise).
- 1/2 heure après l'ingestion de cette eau, prendre un repas équilibré :
  . soit sous forme de repas familial – quand on a le temps de rentrer chez soi entre les 2 séries – (repas prévu pour la période d'entraînement),
  . soit sous forme de repas apporté sur le lieu de la compétition dans un récipient isothermique,
  . soit sous forme de rations conditionnées.
- Respecter de toute façon un intervalle de 3 heures entre ce repas et la série de l'après-midi. Si cela est impossible, le repas devra être très léger et de préférence liquide.
- Puis, entre la fin de ce repas et le début de la série de l'après-midi, respecter les indications prévues au chapitre « c » du paragraphe (A).

► **Immédiatement après la fin de l'épreuve :**

- Il est utile d'absorber 300 g d'eau gazeuse bicarbonatée sodique type Vichy, complétée d'une cuillère à soupe de gluconate de potassium.
- Ensuite, après le bain ou la douche, et le massage, absorption d'un quart de litre de lait écrémé de préférence.
- Une demi-heure avant le dîner : 1/4 ou 1/2 litre de plus (selon la soif) d'eau faiblement minéralisée (Volvic, Évian, Vittel Grande Source, eau du robinet).
- *Au dîner, si la compétition n'a lieu qu'un seul jour :*
  . 1 bouillon de légumes salé,
  . 1 plat de pâtes ou de riz ou de pommes de terre, salé, cuit à l'eau, servi avec un morceau de beurre frais (15 g),
  . 1 salade verte, à l'huile et au citron, avec un œuf dur,
  . 1 ou 2 tranches de pain,
  . 1 ou 2 fruits mûrs et des abricots ou raisins secs cuits, (ou des pruneaux secs cuits si le sujet présente une tendance à la constipation après les compétitions), ou des dattes,
  . à la fin du repas : 1 verre de vin rouge léger (facultatif),
  . au coucher, 1/2 litre de lait écrémé (ou 1/2 écrémé s'il est bien toléré).

► **Le lendemain :**

- *Au petit déjeuner :*
  - 1 tasse de thé léger ou de café noir léger sucré (2 ou 3 morceaux),
  - pain ou biscottes avec confiture ou miel.
- *Dans la matinée :* 1/4 de litre d'un mélange à parties égales d'eau et de jus de fruits frais.
- *Au repas de midi :*
  . 1 légume cru, salé, à l'huile et au citron,
  . 1 plat de pâtes ou riz + beurre + fromage râpé,
  . 1 ou 2 tranches de pain,
  . 1 ou 2 fruits crus mûrs,
  . 1 verre de vin rouge léger (facultatif).
- *A 16 heures :*
  . 1 grande tasse de thé sucré ou 1/4 de litre de jus de fruits ou 1/4 d'eau faiblement minéralisée (Volvic, Vittel Grande Source, Évian ou eau du robinet).
- *Au dîner :*
  . viande ou poisson (cuits simplement),
  . 1 ration de fromage,
  . 1 fruit ou entremet ou pâtisserie sans crème.

► **Le surlendemain :** les quatre repas doivent être copieux :

- *Petit déjeuner :*
  . 1 bol de farine de céréales au lait sucré (3 morceaux),
  . 1 œuf dur,

. 1 tranche de jambon ou de veau froid,
. 3 biscottes,
. beurre, miel, confitures
. 1 tasse de thé ou de café.

- *10 heures :*
  1/4 ou 1/2 litre d'eau.
- *Déjeuner :*
  . 1 légume cru à l'huile et au citron (salade, carottes, tomates, poireaux jeunes),
  . 1 viande rouge grillée ou rôtie,
  . 1 fromage à pâte dure ou demi-dure (gruyère, Hollande, Port-Salut),
  . 1 bouillie de semoule cuite au lait ou 1 gâteau de riz,
  . 2 fruits,
  . 1 plat de pommes de terre ou pâtes ou riz,
  . 1 verre de vin rouge léger (facultatif).
  . 1/4 de litre de lait, 2 biscottes,
  . 20 g de gruyère,
  . 1 fruit.
- *Dîner :*
  . 1 potage avec tous les légumes,
  . 1 viande blanche (volaille grillée ou rôtie sans sauce ou veau) ou 1 part de poisson au court-bouillon,
  . 1 plat de pommes de terre, pâtes ou riz,
  . 1 fromage à pâte dure (gruyère, Port-Salut, par exemple),
  . 1 compote de fruits frais.
- *Coucher :*
  1/4 d'eau.

► **À partir du 3e jour et les jours suivants :**

- sera consommée la ration habituelle d'entraînement.

► **Si la compétition doit durer plusieurs jours :**

- Le dîner en fin de journée de compétition devra être plus copieux :
  . 1 potage de légumes au vermicelle,
  . 1 salade crue à l'huile et au citron avec un œuf dur,
  . 1 tranche de viande de 150 à 180 g remplacée un jour sur 3 par une tranche de 150 g de foie de veau,
  . 1 plat de pâtes ou de riz à l'eau additionnée de beurre frais,
  . 1 ration de fromage, 100 à 150 g de pain,
  . 1 pâtisserie (tartelette aux fruits de préférence), des fruits secs : abricots, dattes, pruneaux, figues,
  . 2 fruits frais,
  . 1 verre de vin à boire au moment du fromage ou après le dîner,
  . le soir au coucher, 150 g de jus de fruits sucré.
- Au dernier jour de la compétition, le dîner sera léger, identique à celui prévu pour une seule journée de compétition.

Alimentation et prévention

Alimentation et prévention du cancer

L'alimentation peut avoir une double influence sur le développement du cancer : elle peut apporter des facteurs cancérigènes par eux-mêmes ou par leurs métabolites mais elle peut aussi être la source de facteurs protecteurs.

Les résultats récents ont montré qu'une supplémentation en vitamines et en minéraux antioxydants réduit le risque de cancers et la mortalité globale chez les hommes.

La réduction porte sur la plupart des localisations de cancers puisque aussi bien les cancers digestifs, ORL, respiratoires et cutanés sont diminués. Cette diminution de taux de cancers n'a pas été retrouvée chez les femmes, peut-être parce qu'elles consomment davantage de fruits et de légumes.

Il ressort aussi des travaux de ces dernières années que les acides gras poly-insaturés pourraient avoir une action sur le développement tumoral.

Les AGPI n-6 qui sont à l'origine de l'acide arachidonique sont considérés comme favorisant la croissance tumorale. *Les AGPI n-3* à longue chaîne, en limitant la synthèse de l'acide arachidonique, s'opposeraient à cette croissance tumorale.

a. *Alimentation et cancer rectocolique*

Les populations dont la ration calorique contient un taux élevé de lipides (plus de 35 %) présentent un taux de mortalité élevé de cancer rectocolique.

Il ne semble pas s'agir d'un risque génétique puisque les Japonais, dont le risque de cancer colique est faible dans leur pays, vont, lorsqu'ils émigrent aux États-Unis, contracter en dix ou vingt ans les mêmes risques de cancer que les habitants de leur nouveau pays. La consommation de graisses provenant des viandes paraît être en cause (bœuf, porc et agneau). Chez l'animal, il a été prouvé que les graisses provoquent une augmentation du taux des acides biliaires ; or, ceux-ci se sont avérés être des promoteurs de la carcinogenèse colique. Aucune corrélation n'a été établie par contre entre le risque de cancer colique et la consommation de graisses provenant des produits laitiers ; par contre la consommation de charcuteries pourrait augmenter ce risque. Enfin, la consommation de volailles et de poisson a été corrélée à une réduction du risque.

Une consommation importante de fruits et de légumes semble avoir une action protectrice vis-à-vis du cancer, sans que l'on sache si cette action bénéfique est due à la présence de fibres ou d'autres substances.

Il semble également qu'une surcharge pondérale augmente le risque de *cancer rectocolique. À l'inverse une activité physique importante réduirait ce risque.*

b. *Alimentation et cancer du sein*

Le dogme de la corrélation entre consommation de graisses et cancer du sein est battu en brèche par les dernières études épidémiologiques : il n'y aurait pas de lien direct entre cancer du sein et consommation lipidique. Mais certaines études ont montré que la consommation excessive de viandes rouges multipliait par deux le risque de cancer du sein. Ceci pourrait s'expliquer par le fait que la consommation de viande augmente le taux d'œstradiol lié à l'albumine, lui-même corrélé positivement au risque de cancer. Dans ce cancer également, le rôle de l'alcool (au-delà de 15 grammes d'alcool par jour) a été mis en évidence.

• Les régimes riches en fibres et en fruits et légumes auraient un effet protecteur sur la survenue du cancer du sein, peut-être en augmentant le taux de la *Sex Hormone Binding Globulin* qui, elle, est corrélée négativement au risque du cancer du sein. Il a été démontré également une augmentation du taux d'œstrogènes fécaux chez les femmes, grandes consommatrices de fibres, et la présence de phyto-œstrogènes dans certaines catégories de fibres alimentaires. Les phyto-œstrogènes, présents dans les végétaux, ont un rôle protecteur par effet de compétition avec les œstrogènes naturels.

Un travail récent a noté qu'une plus forte proportion de cancers du sein est observée dans les pays industrialisés. L'incidence du cancer du sein est 8 fois plus fréquente chez les Américaines que chez les Congolaises et 4 fois plus élevée que chez les Népalaises.

Ce travail suggère que l'incidence plus forte des cancers du sein dans ces pays pourrait s'expliquer par *une concentration en progestérone* plus forte des femmes des pays riches liée à l'apport énergétique. Il a été montré en effet un lien entre le taux de progestérone et l'apport énergétique moyen des populations. Le lien entre l'incidence du cancer du sein et le statut nutritionnel d'une population se ferait par l'intermédiaire de l'incidence hormonale de la surcharge alimentaire.

C'est par le même mécanisme inversé de l'influence de l'activité physique sur le taux hormonal que l'on constate chez les femmes pratiquant un sport de compétition une diminution de l'incidence du cancer.

L'activité physique pourrait jouer un rôle protecteur également en modifiant le taux hormonal. Les femmes qui pratiquent un sport de compétition ont un faible risque de cancer du sein.

Certaines graisses pourraient avoir un rôle protecteur : on observe moins de cancers du sein en Grèce et en Espagne, peut-être lié au fait que les habitants de ces pays consomment beaucoup d'huile d'olive, riche en acide oléique.

• Les caractéristiques staturo-pondérales sont enfin déterminantes. Chez les femmes encore réglées, le risque de cancer est accru chez les femmes grandes et maigres alors que chez les femmes ménopausées, ce sont les obèses qui courent le plus grand risque.

• Au cours de l'évolution de la maladie cancéreuse, il a été démontré que les femmes ayant une concentration tissulaire en acides gras poly-insaturés oméga 3 moins élevée ont un risque métastatique plus important.

c. *Les cancers des voies aériennes, digestives et de la vessie*

On connaît le rôle capital de la consommation abusive d'alcool dans la genèse de ces cancers. La répartition géographique de ces cancers est extrêmement bien corrélée aux régions où l'alcoolisme sévit : Bretagne, Normandie, Nord et Est de la France. Il a été calculé que si, pour un sujet abstinent, le risque d'avoir un cancer est égal à un, le risque est multiplié par 8 pour un fumeur et par 15 pour quelqu'un qui fume et qui boit plus d'un litre de vin par jour.

• La formation des nitrosamines à partir des nitrites et des aminés contenus dans l'eau et les aliments est à l'origine du risque accru des cancers de l'estomac dans certaines régions du Japon et du Nord de la Chine (la vitamine C pourrait d'ailleurs inhiber la formation des nitrosamines). Le fait que les végétariens qui consomment pourtant trois fois plus de nitrates que les omnivores aient moins de cancers de l'estomac plaide en faveur du rôle protecteur des légumes et des fruits frais vis-à-vis du cancer. Dans les pays européens, le cancer de l'estomac a beaucoup régressé, peut-être du fait des méthodes de conservation par le froid et de l'abandon progressif des procédés de fumaison et de salaison. La cancérisation du tube digestif peut aussi avoir pour origine les agressions physiques provoquées par l'ingestion de boissons trop chaudes consommées, par exemple chez les esquimaux.

• Les goudrons formés à la surface des aliments cuits au charbon de bois sont extrêmement cancérigènes, d'où les mises en garde faites aux utilisateurs réguliers des barbecues.

• Certaines substances ont une action anticancérigène chez l'animal mais leur efficacité chez l'homme n'est pas encore pleinement démontrée. Ces composés, surtout présents dans les végétaux sont : les caroténoïdes des légumes et des fruits, les dithiolthiones et les isothiocyanates des légumes de la famille des crucifères, les inhibiteurs des protéases (présents dans les haricots, soja), les tanins contenus dans le vin, le café et le thé, enfin les sulfures d'allyle des alliacées (ails, oignons, poireaux).

d. *Le cancer de la prostate*

Le cancer de la prostate pourrait être favorisé par l'abus de produits laitiers, de viandes, de graisses saturées et par un apport calorique excessif.

La consommation de poissons gras pourrait réduire le risque de cancer de la prostate (les acides gras essentiels contenus dans le poisson inhibent *in vitro* et *in vivo* la croissance des cellules cancéreuses prostatiques).

Des arguments épidémiologiques renforcent cette hypothèse. Un pourcentage élevé de poissons dans le régime alimentaire est associé à une diminution de la fréquence de la tumeur prostatique. Les acides gras oméga 3 agiraient en modifiant la concentration des prostaglandines qui favorisent la croissance tumorale.

Le lycopène, notamment contenu dans les tomates, pourrait également avoir une action protectrice vis-à-vis de ce cancer.

• S'il n'existe vraisemblablement pas de prévention purement alimentaire du cancer, il existe sûrement des facteurs diététiques qui ne peuvent s'exprimer qu'en fonction de facteurs génétiques et de mode de vie. Ainsi, il paraît utile de diffuser les mesures simples conseillées par le *National research council*.

- ► Réduire les apports en graisses saturées et insaturées.
- ► Enrichir l'alimentation en fibres et en vitamines (bêtacarotène, vitamine C et E), en encourageant la consommation de fruits, de légumes et de produits céréaliers complets.
- ► Réduire la consommation d'aliments conservés par salaison, fumaison ou macération dans le vinaigre.
- ► Avoir une consommation modérée d'alcool.
- ► Conserver un poids corporel idéal.
- ► Avoir un régime varié.

Rôle de l'alimentation dans la genèse et la prévention des maladies cardio-vasculaires

Les facteurs de risque alimentaires

Parmi les facteurs de risque alimentaires les plus fortement corrélés positivement aux cardiopathies ischémiques on relève d'abord le *cholestérol alimentaire*. Plus précisément, c'est le *LDL cholestérol* qui, oxydé, est pris par les macrophages et est déposé dans la plaque athéromateuse. Un apport suffisant en *antioxydants*, en inhibant l'oxydation, peut prévenir la progression de la plaque athéromateuse.

Le taux de cholestérol est corrélé avec la surcharge pondérale, il est élevé par les acides gras saturés (S) et abaissé par les acides poly-insaturés (P). Un rapport P/S bas, aux alentours de 0,2, est associé à une incidence de maladies cardio-vasculaires élevée et à un taux élevé de cholestérol alors qu'un taux élevé (P/S = 0,8) est associé comme c'est souvent le cas dans les pays méditerranéens à un risque abaissé d'athérome.

Le HDL cholestérol est un facteur protecteur. Il est peu influencé par l'alimentation, encore que les grands consommateurs de poissons ont des taux de HDL plus élevé que les végétariens ou les consommateurs de viandes.

Une faible consommation d'alcool serait également à l'origine d'une élévation du taux de HDL cholestérol.

L'*hypertriglycéridémie* est associée à un risque accru de cardiopathies ischémiques si s'y associe un HDL cholestérol abaissé. Les facteurs nutritionnels influençant le taux de triglycérides sont essentiellement l'obésité et l'absorption d'alcool.

La *lipoprotéine A, Lp (a)*, qui est une association de LDL et d'apolipoprotéine (a) est corrélée indépendamment des autres facteurs avec les cardiopathies ischémiques. Le seul facteur qui pourrait avoir une influence sur son taux est le niveau de consommation d'acides gras insaturés de type trans.

Le *diabète et les anomalies de la tolérance glucidique* sont des causes classiques de cardiopathies. Les facteurs génétiques sont certes en cause mais la surcharge pondérale et des apports caloriques trop élevés favorisent certainement ces anomalies.

L'hypertension artérielle. Il y a une relation certaine entre les chiffres de la tension artérielle systolique, diastolique et les cardiopathies.

Les facteurs nutritionnels de l'hypertension sont, rappelons-le : l'obésité, la consommation excessive d'alcool, l'excès d'acides saturés, de sodium, de café et de viandes ainsi qu'une absorption insuffisante de potassium et de calcium. Ces erreurs diététiques, importantes à corriger, permettent parfois d'éviter le recours à des médicaments.

Les facteurs de prévention

Le médecin tiendra donc compte de toutes ces constatations.

Il luttera contre l'obésité, tentera de faire baisser le cholestérol total, le LDL cholestérol et les triglycérides.

Il tentera de normaliser les chiffres de la tension artérielle et gardera présent à l'esprit le rôle du stress oxydatif et de l'agrégation plaquettaire.

a. *Les vitamines*

La *vitamine E* agit dans la protection contre l'oxydation des LDL. Elle diminue par ailleurs l'agrégabilité et l'adhésion des plaquettes et serait capable d'inhiber la proliferation musculaire lisse artérielle. L'action de la vitamine E contre le stress oxydatif peut se faire même si la vitamine E est utilisée isolément.

Des études ont d'ailleurs montré l'existence d'une relation inverse entre le taux de vitamine E et l'incidence de l'athérosclérose d'une part, et d'autre part, un effet protecteur d'une supplémentation de 400 à 800 UI par jour de vitamine E. Cet effet a été démontré dans l'étude CHAOS avec une diminution significative du nombre d'infarctus mortel (47 %) et non mortel (77 %).

La prévention consiste à adopter une alimentation riche en vitamine E (huiles végétales comme l'huile de tournesol). Pour prévenir les maladies cardio-vasculaires, un apport de 50 à 100 UI par jour est recommandé. Dans un but thérapeutique, les doses doivent être égales à 500 à 1 200 UI par jour.

• L'activité antioxydante de la vitamine C, comme de la vitamine E et du bêtacarotène explique que ces substances protectrices contre les radicaux libres aient une action dans la prévention de l'athérosclérose, comme dans la prévention de certains cancers.

b. *Les antioxydants*

De façon générale, on peut se poser la question de savoir s'il ne faut pas enrichir le régime en antioxydants. Les vitamines ne sont pas les seuls *antioxydants* présents dans l'alimentation. Les polyphénols (flavonoïdes, anthocyanes et tanins), contenus notamment dans le vin, les caroténoïdes, l'acide caféique contenus dans le miel, les herbes aromatiques, les épices, les fruits, l'huile d'olive et le vin ont également une action antioxydante. Parmi les épices, le clou de girofle aurait l'activité antioxydante la plus prononcée. Il est suivi de la cannelle, du poivre, du gingembre, de l'ail, de la menthe et de l'oignon. Par contre, l'*alcool* à forte dose pourrait avoir un action défavorable sur l'effet antioxydant car la teneur plasmatique en vitamine C est plus basse chez l'alcoolique que chez un consommateur modéré d'alcool.

c. *Les acides gras*

D'autres aliments peuvent avoir une action préventive cardio-vasculaire par d'autres mécanismes : les *acides gras de type N-3* (acide alpha-linolénique) diminuent l'agrégation plaquettaire et réduisent la formation de thromboxane A2 agrégante). C'est pourquoi, au Groenland, où l'on consomme beaucoup d'acides gras N-3, la mortalité est très basse en dépit d'une consommation de cholestérol et de matières grasses importante. Ces acides gras ont un effet *antithrombogénique* puissant : ils facilitent la production de prostacycline, elle-même puissant inhibiteur de l'agrégation.

Il en est de même des acides gras mono-insaturés. Les acides gras *poly-insaturés de type N-6* ont un effet antithrombotique moindre que les acides gras de type N-3. Les acides gras essentiels de la famille oméga 3, dont l'acide linolénique est le chef de file, sont contenus dans les huiles de colza, de soja et de noix ainsi que dans certains poissons. Des études ont montré que le risque de décès par infarctus du myocarde est réduit de 38 % pour les formes subites et de 45 % pour les formes non subites, chez les hommes consommant plus de 35 g par jour de poisson par rapport à ceux n'en consommant pas. Cette consommation n'est pas difficile à réaliser : elle correspond en effet à 2 rations hebdomadaires de poisson. Les acides gras essentiels de la famille Oméga 6 (acide linoléique) sont contenus surtout dans les huiles de pépins de raison, de maïs et de tournesol ainsi que dans les margarines fabriquées à partir de ces huiles.

• La consommation modérée d'alcool peut réduire aussi l'agrégation plaquettaire, de même que la consommation d'ail et d'oignon.

• À partir de ces données, on peut légitimement envisager une *prévention primaire :* amélioration de l'alimentation chez des sujets indemnes d'affection cardio-vasculaire. Les dernières études statistiques ont confirmé que *l'alimentation méditerranéenne* enrichie en acide oléique et en acide alpha-linolénique avait des effets préventifs aussi bien en *prévention primaire que secondaire*.

Les principales caractéristiques du modèle méditerranéen sont :

- l'abondance des végétaux avec des céréales pauvres en graisses et sources majeures de glucides complexes et de protéines ;
- des fruits et des légumes apportant non seulement eau et glucides mais aussi des *micronutriments* utiles : polyphénols et flavonoïdes ;
- des légumineuses riches en fibres et minéraux ;
- des noix, des olives (riches en acides gras mono- et poly-insaturés), de l'ail et des herbes aromatiques (riches en composés phénoliques) ;
- de *l'huile d'olive* en abondance, source d'acide oléique, et de *microconstituants* tels les tocophérols, les phénols, les composés aromatiques ;
- des laitages en quantité modérée.
- du poisson et de la volaille, consommés de préférence à la viande rouge ;
- du vin consommé avec modération.

Enfin, les sujets ayant des taux plasmatiques élevés d'*homocystéine* ont un risque plus important de développer des coronaropathies.

La *déficience en acide folique* pourrait être aggravée par la consommation de tabac et d'alcool et la moindre fréquence des maladies cardio-vasculaires observée dans le sud de la France pourrait s'expliquer aussi par le fait que l'alimentation y est plus riche en folates.

S'il est encore trop tôt pour proposer une supplémentation à doses supra-physiologiques d'antioxydants, il est tout à fait raisonnable, dans l'état actuel de nos connaissances, de recommander le régime méditerranéen classique caractérisé par l'abondance des végétaux.

• La *prévention secondaire* (chez des populations coronariennes) a déjà donné des résultats probants. Le régime méditerranéen riche en acide linolénique, prescrit après un premier infarctus du myocarde, a diminué la mortalité et la morbidité cardiaque. De même, dans une étude indienne, un régime végétarien asiatique (très pauvre en graisses et enrichi en légumes et en certains fruits, notamment les noix), introduit dès l'arrivée à l'hôpital s'avéra bénéfique.

• *Le paradoxe français :* l'absorption, généralement importante, de corps gras athérogènes ne provoquerait pas trop de maladies cardio-vasculaires du fait, d'une consommation modérée d'alcool, mais aussi d'une alimentation variée comprenant fruits, légumes, ail, oignons et un grand usage d'épices, d'herbes et de plantes aromatiques. Enfin, la moindre fréquence d'obésité dans notre pays par rapport aux pays anglo-saxons n'est sûrement pas étrangère à ce paradoxe.

Il peut donc être conseillé systématiquement, même chez les patients n'ayant pas de facteurs de risque lipidique, de suivre les recommandations suivantes, qui sont celles d'un régime équilibré :

- ▶ Fromage permis en quantités modérée.
- ▶ Éviter le beurre et la crème.
- ▶ Consommer exclusivement des huiles d'olive et de colza (le chauffage est possible mais ne pas les faire fumer).
- ▶ Préférer les poissons aux viandes et les viandes blanches aux viandes rouges.
- ▶ Centrer chacun des repas sur le pain, les céréales et les légumes (frais et secs).
- ▶ Consommer largement des fruits (frais et secs).
- ▶ Consommer modérément du vin, de préférence rouge, au moment du repas.

Alimentation et médicaments

La prise des médicaments au moment des repas présente un double avantage : une meilleure observance liée à moins d'oublis et une meilleure tolérance digestive, surtout pour les médicaments irritants pour l'estomac, à savoir entre autres : l'aspirine, l'indométacine, la phénylbutazone, les anti-inflammatoires non stéroïdiens, la prednisone, les composés ferreux, le potassium et la doxycyline.

Cependant, certains médicaments tels que les pénicillines orales, les ampicillines, l'érythromycine, la tétracycline, l'isoniazide et la rifampicine doivent être pris *de préférence une demi-heure à une heure avant les repas* car les aliments et le pH gastrique compromettent leur absorption.

L'efficacité des médicaments peut être modifiée au moment des prises alimentaires par différents mécanismes :

- l'arrivée du bol alimentaire *augmente le pH gastrique* et de ce fait modifie l'absorption des médicaments : les acides faibles tel l'acide acétylsalicylique sont moins bien absorbés alors que les bases faibles comme les amphétamines et les dérivés quinidiques sont mieux absorbées ;
- la prise d'aliments, en *diluant les médicaments*, *retarde généralement* l'accès des principes actifs à leurs sites d'absorption ;
- toutefois, certains médicaments (propanolol, nitrofurantoïnes, ciclosporine et dicoumarol) sont *mieux absorbés* lorsqu'ils sont pris avec les repas.

Le fer est mieux absorbé lorsqu'il est pris simultanément à des jus de fruits ; en revanche, son absorption est entravée par l'acide tannique du thé.

Les inter-réactions alimentaires avec les *antirétroviraux* sont particulièrement importantes à connaître.

Les aliments diminuent la biodisponibilité de la *Didanosine* de 50 %, en raison d'une augmentation de l'hydrolyse en milieu acide et du retard à la vidange gastrique. Il est donc recommandé de prendre ce médicament, soit 30 minutes avant les repas soit deux heures après ceux-ci.

La prise d'aliments tend à réduire ou à rendre imprévisible le taux d'absorption de la *Zidovudine*. Il est donc recommandé de prendre l'AZT à jeun et, si ce médicament est mal toléré, de le prendre en tout cas avec un repas pauvre en graisses et de préférence debout avec beaucoup de liquide.

L'Indinavir a une absorption diminuée par un repas gras. Il doit être pris à jeun ou après un repas léger et avec suffisamment d'eau car il expose aux coliques néphrétiques.

Les aliments agissent aussi en modifiant la concentration plasmatique des protéines de transport. Les protéines de transport des médicaments fixent les acides gras libres. Ces derniers diminuent après les repas et s'élèvent à jeun. Les acides gras libres étant augmentés à jeun, on observe à jeun une diminution de la fixation albuminique des médicaments par phénomène de compétition avec les acides gras libres.

Il en résulte que :
- en cas de dénutrition protéino-énergétique, la diminution de l'albuminémie augmente la fraction libre des médicaments, majorant ainsi les risques de surdosage et d'interaction médicamenteuse ;
- les médicaments à forte affinité pour l'albumine (salicylates, méthotrexate, indométacine, pénicillines, clofibrate) exposent davantage à ce risque de surdosage ;
- le maniement des médicaments à marge thérapeutique étroite tels les antivitamines K et les digitaliques sera ainsi très prudent en cas de dénutrition ;
- les sujets âgés, souvent polymédicamentés et dénutris, sont très exposés aux risques de surdosage et d'interaction médicamenteuse ;
- l'alimentation interfère avec la Dopa : les parkinsoniens soumis à un régime pauvre en protéines ont moins de périodes « Off ». C'est par leur transporteur que les acides aminés et la Dopa entreraient en compétition.

Interactions particulières de médicaments et d'aliments

Les *aliments riches en vitamine K peuvent diminuer l'effet* des *antivitamines K.* Ainsi les épinards, les navets, les choux, les avocats et le thé vert devront être consommés en très petites quantités par les malades sous *anticoagulants.*

L'association de *vitamine A* et de *tétracyclines* peut être responsable de céphalées et de signes d'hypertension intracrânienne.

Les *aliments riches en tyramine ou en histamine* tels que le fromage, peuvent provoquer, avec des *IMAO non sélectifs,* une hypertension artérielle paroxystique ou des flushs. Ces symptômes qui s'observent également avec les *amphétamines et l'isoniazide* sont liés au fait que ces médicaments induisent une diminution du catabolisme de la tyramine ou de l'histamine.

On observe les interactions suivantes entre *l'alcool et les médicaments* :
- l'alcool accroît l'hépatotoxicité de beaucoup de médicaments (acétaminophène en particulier) ;
- il favorise l'absorption des médicaments liposolubles (benzodiazépines par exemple) et potentialise les effets des hypnotiques et des hypoglycémiants ;
- il peut y avoir un effet antabuse avec certains médicaments : disulfirame, metronidazole, sulfamides et tout particulièrement le *Diabinese.*

Les malades prenant ces médicaments doivent s'abstenir de prendre de l'alcool, y compris à petites doses dans les plats.

Les fibres alimentaires peuvent interférer avec l'action de certains médicaments en modifiant leur absorption et leur métabolisme splanchnique. C'est notamment le cas avec les cardiotoniques, les hypoglycémiants et les anticoagulants.

Modifications de l'état nutritionnel par les médicaments

Actions sur l'appétit

Certains médicaments *augmentent* l'appétit : l'insuline, les corticoïdes les sulfamides hypoglycémiants, les psychotropes, le lithium, les antihistaminiques.

D'autres *le diminuent* : les produits de lest (gomme guar, méthylcellulose), le glucagon, l'indométacine, la morphine et la digitaline.

Actions sur le métabolisme glucidique, lipidique et des sels minéraux

Sur le métabolisme glucidique :

Les uns donnent une hyperglycémie : diurétiques, benzothiazidiques, probenecide, phénytoïnes, coumariniques.

Les autres peuvent provoquer une hypoglycémie : sulfamides, aspirine, bêtabloquant, inhibiteurs de la MAO, phénylbutazone, barbituriques.

Sur le métabolisme lipidique : les contraceptifs oraux, les corticoïdes, l'hormone de croissance, la vitamine D, le thio-uracile et l'éthanol peuvent augmenter les lipides plasmatiques.

Sur le métabolisme des minéraux :

La prise de laxatifs ou de diurétiques entraîne une hypokaliémie. La consommation de réglisse ou de la glycyrrhizine des pastis sans alcool est responsable de rétention sodique avec possibilité d'œdèmes, mais aussi d'hypokaliémies avec troubles de la contractilité musculaire, hypertension et migraines.

Les dérives cortisoniques et, dans une moindre mesure, les œstroprogestatifs et la phénylbutazone, provoquent souvent une rétention hydrosodée.

Les contraceptifs oraux entraînent parfois un abaissement des taux plasmatiques de zinc.

Enfin, certains sulfamides (phénylbutazone et lithium) peuvent interférer avec le métabolisme de l'iode.

Parmi les polyphénols, les tannins chélatent certains minéraux : fer, calcium, cuivre. Cette chélation peut provoquer, lorsque la consommation de thés noirs est trop importante, l'élimination de grandes quantités de fer à l'origine d'anémies sévères.

Actions sur le statut vitaminique

Des doses importantes de *progestatifs* peuvent occasionner une symptomatologie *dépressive,* par le biais d'un trouble du métabolisme du *tryptophane*. Cette symptomatologie est souvent améliorée par la prise de pyridoxine.

L'isoniazide, antagoniste de l'acide nicotinique et de la pyridoxine, entraîne parfois des signes neurologiques par carence vitaminique.

Les *anticonvulsivants* peuvent entraîner une carence en *vitamine D*.

De nombreux médicaments provoquent des carences en *folates*. Les principaux responsables sont, bien sûr, les *antifoliques,* mais aussi *la sulfadiazine, les antiépileptiques tels les hydatines et à un moindre degré le phénobarbital.*

Les *contraceptifs oraux,* eux, ne sont responsables d'une carence folique que si les utilisatrices présentent déjà des risques de carence du fait d'une *malnutrition*, d'une *maladie cœliaque* ou de la consommation d'un médicament affectant le métabolisme des folates. Dans tous ces cas, un enrichissement de la ration alimentaire en folates et bien souvent une supplémentation médicamenteuse seront nécessaires.

Les onze points d'une stratégie élémentaire pour une prévention de masse

► **Article I**

Diminuer la consommation de sel (ou, tout au moins, ne pas saler les aliments avant de les avoir goûtés).

► **Article II**

Diminuer la consommation des corps gras d'origine animale (viandes grasses, charcuterie, lard, saindoux). Pas plus de 30 g de beurre par jour. Pas plus de 5 œufs par semaine. Augmenter la consommation des corps gras d'origine végétale :

- huiles d'olive et d'arachide,
- huiles de maïs, tournesol, soja, colza, pépins de raisins. Augmenter la consommation des huiles marines (poissons, et particulièrement poissons gras des mers froides),

► **Article III**

Diminuer la consommation des sucres de digestion rapide (sucres d'ajout, bonbons, chocolat, pâtisserie...).

Augmenter la consommation des glucides de digestion lente (pain, pâtes, riz, farines, pommes de terre).

► **Article IV**

Augmenter la consommation des « fibres » : légumes verts, crus, cuits ou en conserve, fruits.

► **Article V**

Augmenter la consommation d'eau : assurer une diurèse minimale de 1,5 l par jour quelles que soient les conditions climatiques.

► **Article VI**

Diminuer la consommation de boissons alcooliques ou alcoolisées : un verre de vin à chaque repas est suffisant.

► **Article VII**

Équilibrer et diversifier l'alimentation. De tout un peu ; de peu assez.

Éviter la monotonie. Rendre les repas variés et appétissants. Gastronomiser les menus.

- **Article VIII**

  Ne pas escamoter le petit déjeuner.

- **Article IX**

  Manger calmement en mastiquant correctement.

- **Article X**

  Éviter de fumer. En tout cas ne pas fumer plus d'une cigarette pour 10 kg de poids.

- **Article XI**

  Faire du sport. Ne serait-ce que dix minutes de sauts à la corde tous les jours.

Index

401346 - (VI) - (1) - CSB-G100°

Elsevier Masson S.A.S.
62, rue Camille-Desmoulins
92442 Issy-les-Moulineaux cedex
Dépôt légal : juin 2011

Achevé d'imprimer sur les presses de L.E.G.O.
via Galileo Galilei, 11
Lavis (Trento)
juin 2011

Imprimé en Italie